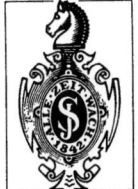

# Schulter-
# endoprothetik

Herausgegeben von
R. Kölbel, B. Helbig und W. Blauth

Mit 94 Abbildungen und 31 Tabellen

Springer-Verlag Berlin Heidelberg GmbH

Professor Dr. R. Kölbel
Osterstraße 61, 2000 Hamburg 20

Oberarzt Dr. B. Helbig
Orthopädische Universitätsklinik
Klaus-Groth-Platz 4, 2300 Kiel

Professor Dr. med. W. Blauth
Orthopädische Universitätsklinik
Klaus-Groth-Platz 4, 2300 Kiel

CIP-Kurztitelaufnahme der Deutschen Bibliothek
*Schulterendoprothetik* / hrsg. von Reinhard Kölbel ...

ISBN 978-3-662-09823-3  ISBN 978-3-662-09822-6 (eBook)
DOI 10.1007/978-3-662-09822-6

NE: Kölbel, Reinhard [Hrsg.]

Das Werk ist urheberrechtlich geschützt. Die dadurch begründeten Rechte, insbesondere die der Übersetzung, des Nachdrucks, der Entnahme von Abbildungen, der Funksendung, der Wiedergabe auf photomechanischem oder ähnlichem Wege und der Speicherung in Datenverarbeitungsanlagen bleiben, auch bei nur auszugsweiser Verwertung, vorbehalten. Die Vergütungsansprüche des § 54, Abs. 2 UrhG werden durch die „Verwertungsgesellschaft Wort", München, wahrgenommen.

© by Springer-Verlag Berlin Heidelberg 1987
Ursprünglich erschienen bei Springer-Verlag Berlin Heidelberg New York 1987
Softcover reprint of the hardcover 1st edition 1987

Die Wiedergabe von Gebrauchsnamen, Handelsnamen, Warenbezeichnungen usw. in diesem Werk berechtigt auch ohne besondere Kennzeichnung nicht zu der Annahme, daß solche Namen im Sinne der Warenzeichen- und Markenschutz-Gesetzgebung als frei zu betrachten wären und daher von jedermann benutzt werden dürften.

Produkthaftung: Für Angaben über Dosierungsanweisungen und Applikationsformen kann vom Verlag keine Gewähr übernommen werden. Derartige Angaben müssen vom jeweiligen Anwender im Einzelfall anhand anderer Literaturstellen auf ihre Richtigkeit überprüft werden.

Satz: Appl, Wemding.
2124/3020-543210

# Vorwort

Unter den zahlreichen Kunstgelenken, die in den letzten 2 Jahrzehnten entwickelt und implantiert worden sind, spielen Schultergelenkendoprothesen noch eine vergleichsweise geringe Rolle. Dies hängt v.a. mit den anatomischen, biomechanischen und funktionellen Besonderheiten des Schultergelenks zusammen.

Nur an wenigen Kliniken liegen im deutschen Sprachraum bisher größere Erfahrungen mit der Schulterendoprothetik vor. Sie beziehen sich hauptsächlich auf Patienten mit Gelenkzerstörungen nach schweren Unfallfolgen, Knochentumoren, rheumatoider Arthritis oder degenerativen Schultererkrankungen. So wird vielleicht verständlich, warum das Thema „künstlicher Schultergelenkersatz" auf unseren Kongressen und Symposien bisher kaum zur Sprache kam.

Es lag deshalb nahe, die 35. Jahrestagung Nordwestdeutscher Orthopäden im Juni 1985 in Kiel zum Anlaß zu nehmen, den gegenwärtigen Stand der Schulterendoprothetik einmal ausführlich darzustellen und zu diskutieren. Dazu wurden viele der führenden Spezialisten aus dem europäischen Ausland, aus Übersee und dem deutschen Sprachraum eingeladen, um über ihre Erfahrungen zu berichten.

Die Veranstaltung erstreckte sich über 2½ Tage, die Teilnehmerzahl war auf etwa 100 begrenzt.

Eine hervorragende Simultanübersetzung durch Frau Dr. med. *A. Beisel*, Heidelberg (Leitung), Mrs. *K. Band* und Herrn Dipl.-Volksw. *E. Feldberg*, alle Konferenzdolmetscher A.I.I.C., sorgte für einen lebendigen Gedankenaustausch aller Teilnehmer, der in keiner Weise zeitlich eingeschränkt war.

In der vorliegenden Monographie sind sämtliche Beiträge und die wesentlichen Diskussionsbemerkungen zusammengefaßt.

Wir danken dem Springer-Verlag für die hervorragende Zusammenarbeit bei der Planung, Herstellung und Gestaltung des Buches, das in der Reihe der Monographien im Zusammenhang mit dem Kieler Kongreß als letztes erscheint, und von dem gleichzeitig auch eine englische Übersetzung angefertigt wird.

Den Kollegen Dr. *K. Harten* und Dr. *A. Waubke* von der Orthopädischen Universitätsklinik Kiel danken wir für ihre Hilfe bei der Bearbeitung der englischsprachigen Manuskripte.

Kiel, 1986                                                                           Die Herausgeber

# Mitarbeiterverzeichnis

Bergmann, G., Dr.-Ing.
Freie Universität Berlin, Orthopädische Klinik (Oskar-Helene-Heim) Biomechanik-Labor, Clayallee 229, D-1000 Berlin 33

Bousquet, G., Prof.
Centre Hospitalier Régional et Universitaire de St. Etienne, F-42023 Saint Etienne

Braatz, D., Dr. med.
Orthopädische Abteilung Rheumaklinik, D-2357 Bad Bramstedt

Burri, C., Prof. Dr. med.
Abteilung für Unfallchirurgie, Hand-, Plastische und Wiederherstellungschirurgie, Universität Ulm, D-7900 Ulm

Cofield, R. H., M. D.
Mayo Medical School, Consultant in Orthopedic Surgery, Mayo Clinic, Rochester, Minnesota 55905, USA

Engelbrecht, E., Dr. med.
Endo-Klinik, Holstenstr. 2, D-2000 Hamburg 50

English, E., M.D., B.A., F.R.C.S. (C)
Orthopaedic Surgery Reconstructive Foot Care, Two Park Centre, 895 Don Mills Road, Suite 108, Don Mills, Ontario M3C 1W3, Canada

Gazielly, D., Dr.
Centre Hospitalier Régional et Universitaire de St. Etienne, F-42023 Saint Etienne

Heinert, D., Dr. med.
Endo-Klinik, Holstenstr. 2, D-2000 Hamburg 50

Jolles, C. W., Dr. med.
Orthopädische Universitätsklinik, Meibergdreef 9, NL-1105 Amsterdam-Zuidoost

Kölbel, R., Prof., Dr. med.
Osterstr. 61, D-2000 Hamburg 20

Knahr, K., Doz., Dr. med.
Orthopädisches Krankenhaus Wien-Gersthof, Wielemannsgasse 28, A-1180 Wien

Laumann U., Priv.-Doz. Dr. med.
Ltd. Arzt der Orthopädischen Abteilung, St.-Marien-Hospital, Am Boltenhof 7, D-4280 Borken/Westf.

Lettin, A., B.Sc., M.S., F.R.C.S.
St. Bartholomew's Hospital, The Middlesex Hospital and Royal National Orthopaedic Hospital, 45-51 Bolsover Street, GB-London W1P 8AQ

Lim, T.E., Dr. med., Oberarzt
Orthopädische Universitätsklinik, Meibergdreef 9, NL-1105 Amsterdam-Zuidoost

Marti, R., Prof. Dr. med., Direktor
Orthopädische Universitätsklinik, Meibergdreef 9, NL-1105 Amsterdam-Zuidoost

McElwain, J.P., M.B., F.R.C.S. (I), Tralee General Hospital, Kerry, Ireland

Pahle, J.A., M.D., Director
Orthopaedic Surgery, Oslo Sanitetsforening, Rheumatism Hospital, Akkersbakken N-27, Oslo 1

Raunio, P., Prof. Dr. med.
Rheumatism Foundation Hospital, SF-18120 Heinola 12

Rehder, U., Dr. med.
Universitätskrankenhaus Eppendorf, Orthopädische Klinik, Martinistr. 52, D-2000 Hamburg 20

Salzer, M., Prof. Dr. med.
Vorstand des Orthopädischen Krankenhauses Wien-Gersthof, Wielemannsgasse 28, A-1180 Wien

Salzer-Kuntschik, M., Prof., Dr. med.
Orthopädisches Krankenhaus Wien-Gersthof, Wielemannsgasse 28, A-1180 Wien

Sekera, J., Dr. med.
Orthopädische Krankenanstalt Wien-Gersthof, Wielemannsgasse 28, A-1180 Wien

Tillmann, K., Prof. Dr. med.
Leiter der Orthopädischen Abteilung, Rheumaklinik, D-2357 Bad Bramstedt

Watson, K.C., M.D.
1100 West Dannon, Fort Worth, Texas 76104, USA

Welsh, R.P., M.B., Ch.B., F.R.C.S. (C), F.A.C.S.
Orthopedic and Arthritis Hospital, University of Toronto, Toronto, Ontario, Canada

Wolff, R., Dr. med., Oberarzt
Orthopädische Klinik und Poliklinik der Freien Universität Berlin, Oskar-Helene-Heim, Clayallee 229, D-1000 Berlin 33

# Inhaltsverzeichnis

**Historie**

Geschichte des künstlichen Schultergelenks (R. Wolff und R. Kölbel) . . . . . . 3

**Grundlagen**

Entwicklungsgeschichte und vergleichende Anatomie der Schulter (U. Rehder) 17

Kinesiologie des Schultergelenks (U. Laumann) . . . . . . . . . . . . . . . . 23

Biomechanik und Pathomechanik des Schultergelenks im Hinblick auf den künstlichen Gelenkersatz (G. Bergmann) . . . . . . . . . . . . . . . . . . . 33

**Alternative Verfahren und Indikationen**

Ergebnisse der Resektionsarthroplastik und Doppelosteotomie nach Benjamin (K. Tillmann und D. Braatz) . . . . . . . . . . . . . . . . . . . . . . . . . 47

Indikation, Technik und Ergebnisse der Schulterarthrodese (P. Raunio) . . . . 51

Indikationen für den Gelenkersatz an der Schulter (patient selection) (R. Kölbel) . . . . . . . . . . . . . . . . . . . . . . . . . . . . . . . . . . 55

**Technik**

Der totale Schultergelenkersatz - operative Technik, postoperative Nachsorge und funktionelle Beurteilung (R. P. Welsh und C. R. Constant) . . . . . . . . . . 65
*Diskussion* . . . . . . . . . . . . . . . . . . . . . . . . . . . . . . . . . 73

**Langzeitergebnisse**

Ergebnisse nach partiellem und totalem Schultergelenkersatz (R. H. Cofield) . 79

Mehr als 10jährige Erfahrungen mit unverblockten Schulterendoprothesen (E. Engelbrecht und K. Heinert) . . . . . . . . . . . . . . . . . . . . . . . 85
*Diskussion* . . . . . . . . . . . . . . . . . . . . . . . . . . . . . . . . . 92

Totaler Schultergelenkersatz - eine Langzeitstudie (K. C. Watson) . . . . . . . 95

**Schultergelenkersatz bei rheumatoider Arthritis**

Totaler Schultergelenkersatz bei rheumatoider Arthritis (A. Lettin) . . . . . . . 103
*Diskussion* . . . . . . . . . . . . . . . . . . . . . . . . . . . . . . . . . 110

Schulterersatzarthroplastik (J. A. Pahle) . . . . . . . . . . . . . . . . . . . . 113
*Diskussion* . . . . . . . . . . . . . . . . . . . . . . . . . . . . . . . . . 123

Bemerkungen zum Schultergelenkersatz bei rheumatoider Arthritis
(R. H. Cofield) .................................................. 125
*Diskussion* ..................................................... 127

**Schultergelenkersatz bei Unfallfolgen, Arthrosen und Arthropathien**

Indikationen und besondere Hinweise zum Schultergelenkersatz bei
Unfallfolgen (K. C. Watson) ...................................... 131
*Diskussion* ..................................................... 133

Zur Behandlung der subkapitalen Humerustrümmer- und Luxationsfrakturen.
Osteosynthese oder Prothese (R. Marti, T. E. Lim, C. W. Jolles) ... 137
*Diskussion* ..................................................... 149

Polyacetalharzschulterprothesen bei posttraumatischen Zuständen und
Arthrosen (C. Burri) ............................................. 151
*Diskussion* ..................................................... 158

Schultergelenkersatz: Prognose in Abhängigkeit von der Diagnose
(R. H. Cofield) .................................................. 161
*Diskussion* ..................................................... 166

**Schultergelenkersatz bei Knochentumoren**

Indikation und Ergebnisse der Resektionsbehandlung von
schultergelenknahen malignen Knochengeschwülsten
(K. Knahr, M. Salzer und M. Salzer-Kuntschik) .................... 171
*Diskussion* ..................................................... 181

Funktionelle Ergebnisse nach endoprothetischem Ersatz des proximalen
Humerusendes (J. Sekera, M. Salzer) .............................. 183

Tumorprothesen an der Schulter (C. Burri) ........................ 187
*Diskussion* ..................................................... 193

Stabilisierung der Schulter bei Knochen- und Muskeldefekten (R. Kölbel) ... 195

**Neuere Prothesenentwicklungen für das Schultergelenk und Frühergebnisse**

Radiologische und klinische Einschätzung des totalen Schultergelenkersatzes
nach MacNab-English mit porös strukturierter Oberfläche
(J. P. McElwain und E. English) .................................. 205
*Diskussion* ..................................................... 213

Totaler Schultergelenkersatz mit Fixation durch Einwachsen von Knochen
(R. H. Cofield) .................................................. 217
*Diskussion* ..................................................... 220

Rekonstruktion des Glenoids beim totalen Schultergelenkersatz
(P. Welsh, D. Gazielly, G. Bousquet) ............................. 221
*Diskussion* ..................................................... 224

**Namenverzeichnis** ............................................. 225

**Sachverzeichnis** .............................................. 227

# Historie

# Die Geschichte des künstlichen Schultergelenks

R. Wolff und R. Kölbel

Die Indikation zur endoprothetischen Versorgung an der Schulter wird wesentlich zurückhaltender gestellt als z. B. an der Hüfte. Arthrodese und Resektions-/Interpositionsplastik sind auch heute durchaus gebräuchliche operative Verfahren, obwohl der Gelenkersatz - bei gewissen Indikationen - den Anforderungen des Patienten an Schmerzfreiheit, Stabilität und Funktion eher gerecht wird.

Die erste Schultergelenkendoprothese wurde bereits am 11. März 1893 vom französischen Chirurgen J. E. Péan (1830-1898) in Paris implantiert. Für einen 37jährigen Patienten mit einem destruktiven tuberkulösen Prozeß im Bereich des Humerus (einschließlich Schultergelenk) wurde eine formschlüssige Prothese aus Hartgummi und Platin angefertigt, da er die zunächst vorgeschlagene Exartikulation ablehnte. Die alleinige Resektion des proximalen Humerus ließ wegen der Ausdehnung des knöchernen Befalls kein befriedigendes Resultat erwarten. Ein Gelenk aus Elfenbein hielt Péan wegen der Resorbierbarkeit des Materials für nicht geeignet. Die Wunde wurde mit Einzelknopfnähten aus Pferdehaar verschlossen und eine Gummidrainage eingelegt. Der Patient erholte sich gut und konnte bereits 21 Tage nach der Operation auf der Station umhergehen. Postoperativ kam es jedoch zur Fistelbildung, die trotz weiterer Eingriffe nicht zur Abheilung gebracht werden konnte. Nach 2 Jahren wurde die Prothese entfernt.

Die Prothese (Abb. 1) bestand aus einem Platinschaft und einer Kugel aus Hartgummi, die mit 2 zueinander orthogonalen Nuten versehen war. 2 Metallstreifen aus Platin umgriffen diese Nuten: Ein Streifen wurde am Schaft, der andere an der Skapula fixiert.

Hartgummi ist sicher als Implantat nicht geeignet; auch läßt die Konstruktion Zweifel an der Haltbarkeit aufkommen - ein Anfang war jedoch gemacht.

1914 ersetzte der Marburger Chirurg F. König [23] den proximalen Oberarm durch eine Prothese aus Elfenbein.

Neben Tuberkulose führen auch Tumor und Fraktur zur Zerstörung des proximalen Humeruskopfs. Die prothetische Versorgung mit einer Acrylharzprothese (Abb. 2) [1, 11, 42, 47] blieb jedoch auf wenige Patienten beschränkt, da die Ergebnisse funktionell schlecht waren und das Material und seine Verankerung keinen dauerhaften Erfolg gewährleisten konnten.

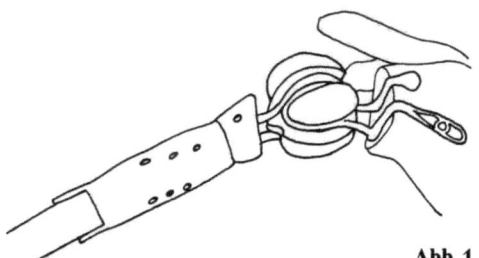

Abb. 1. Schultergelenkprothese nach J. E. Péan [35]

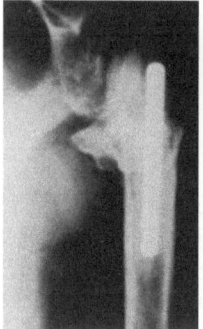 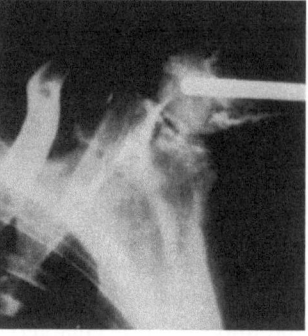

**Abb. 2.** Acrylharzprothese nach Judet [42]

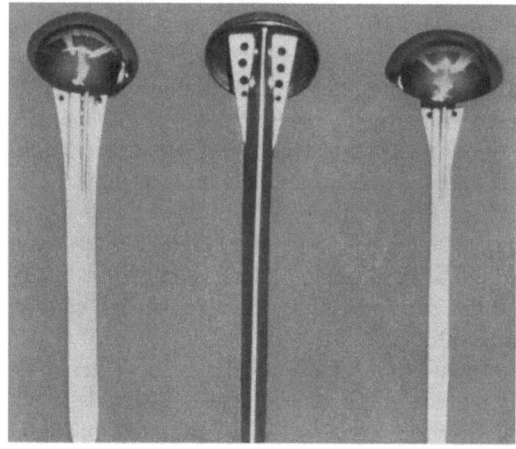

**Abb. 3.** Kopfprothese nach Neer [31]

Krueger gab 1951 [24] eine Kopfprothese aus Vitallium an. Ein Fenster im Prothesenstiel sollte von Spongiosa durchwachsen werden und damit eine stabile Verankerung garantieren.

Venable konstruierte 1952 [48] eine Prothese zum Ersatz des proximalen Humerus. De Anquin veröffentlichte 1953 [7] Erfahrungen über Prothesenimplantation nach Humeruskopffrakturen (1952 Acrylharz, ab 1956 Metall) [8].

Über eine größere Anzahl (n = 12) implantierter Kopfprothesen berichtete erstmals Neer [30]. Er wandte sein Modell bei Humeruskopffrakturen an, dehnte die Indikation dann auf degenerative Erkrankungen aus [31].

Bei der von Neer angegebenen Prothese (Abb. 3) ist die Gelenkfläche wie beim normalen Humeruskopf geformt, der obere Rand jedoch abgeflacht, so daß die Prothese im Bereich des Tuberculum majus besser sitzt und ein Anschlag am Akromion vermieden wird. Die ursprüngliche Form wurde nach den ersten Implantaten abgeändert. Dreieckförmige Ausziehungen im Halsbereich der Prothese verbesserten Fixation und Rotationsstabilität. Ein Loch im Hals der Prothese ermöglicht, daß Fragmente des Tuberculum majus über eine Drahtcerclage zusammengehalten und Knochenfragmente mit der Prothese verbunden werden können. 11 der ersten 12 Patienten wurden schmerzfrei.

1964 berichtete Neer [31] über 45 Patienten. Eine Indikation zur Prothese sei nur selten gegeben. Degenerative Veränderungen seien möglichst lange konservativ zu behandeln, gewisse Luxationsfrakturen seien aber frühzeitig prothetisch zu versorgen, da nach dem 3. Tag die spätere Gefahr periartikulärer Verkalkungen zunehme. Das Implantat wurde durch Perforationen im oberen Anteil des Schafts weiter modifiziert, um das Einwachsen von Knochen zu ermöglichen (alle Prothesen wurden zementfrei implantiert!).

In Europa fand die Polyazetalprothese von Mathys [28, 29] schnell kommerzielle Verbreitung bei unterschiedlicher Indikation (Fraktur, Tumor, rheumatoide Arthritis). Die Kopfprothese wurde 1970 entworfen und später durch Pfannen aus Polyäthylen (einzementiert) ergänzt.

Unterschiedliche Prothesengrößen ermöglichen eine exakte Einpassung in den Schaft. Die Implantate verlaufen am Übergang Stiel-Schaft leicht konisch und verstärken so einerseits die Prothese, verbessern andererseits den Kraftfluß zwischen Knochen und Prothese. In Vertiefungen des Prothesenstiels soll Knochen einsprossen, Längsnuten dienen zur Aufnahme von Drehkräften, zirkuläre Rillen zur Verankerung gegen axiale Beanspruchung. Löcher im Kopfbereich ermöglichen die Reinsertion der Rotatoren. Eine zusätzliche Schraube sorgt für primäre Rotationsstabilität. Burri et al. [6] bezeichnen in einer Sammelstudie (80 Patienten aus 30 Kliniken!) die Frühergebnisse (Nachkontrolle 3-60 Monate, im Mittel 12 Monate) als befriedigend, 1983 berichtet Burri [5] bereits über 166 Implantationen.

Bis 1970 wurden im wesentlichen nur Kopfprothesen implantiert, das Modell von Neer dürfte dabei die weiteste Verbreitung erfahren haben. Die Verankerung des Schafts gelingt hier meist recht sicher, wesentliche Voraussetzung für den Erfolg ist jedoch eine intakte Schultermuskulatur - insbesondere eine Rotatorenmanschette, die den Kopf in der Pfanne zentriert. Ist die Gelenkpfanne ebenfalls verändert, liegt es nahe, auch sie zu ersetzen.

Dieser Weg wurde zuerst von Lettin u. Scales [26] bei der Stanmore-Schulter, dann von Reeves et al. [41], Zippel [54] sowie von Neer und Mathys - durch Ergänzung ihrer Prothesen - beschritten:

1969 Scales u. Lettin (Stanmore)
1971 Reeves u. Jobbins (Leeds)
1972 Zippel
1972 Kölbel
1973 Neer
1973 Post
1973 Kessel
1975 Engelbrecht u. Stellbrink
1975 Beddow u. Elloy (Liverpool).

Diese kraftschlüssigen und teilweise auch formschlüssigen Modelle sollen in chronologischer Reihenfolge kurz vorgestellt werden.

Bei Ausfall oder Schädigung der das Schultergelenk stabilisierenden Muskeln sowie der steuernden sensiblen Rezeptoren in Sehnen und Kapseln wird das Gelenk nicht nur von Normalkräften belastet. Die von einem stabilen künstlichen Gelenk übertragenen Kräfte wirken sich am Punkt der Fixation nicht nur als Druck, sondern auch als Zug, Schub und Biegung aus. An die Verankerung, insbesondere an der Skapula, werden besondere Anforderungen gestellt. Dem steht entgegen, daß an der Skapula relativ wenig Knochenmaterial für die Verankerung zur Verfügung steht [21]. Die Fixation der Skapulakomponente bietet daher besondere Probleme, die Forderung nach Stabilität hat ihre Grenzen in der Leistungsfähigkeit der Verankerung des Implantats am Knochen.

Die im folgenden zu besprechenden Prothesen haben alle ein Kugelgelenk, wobei ein Metallkopf gegen eine Polyäthylenpfanne artikuliert. Potentieller Nachteil der Kugelgelenke, insbesondere wenn die Kugel umfaßt wird, ist, daß bei Extrembewegungen eine Anschlagskraft wirkt. Ferner werden Zugkräfte übertragen. Da dieses Gelenk bei Schultern indiziert ist, wo die Rotatorenmanschette zerstört ist, läuft der resultierende Kraftvektor mehr vertikal [49]. Unterschiedlich sind im wesentlichen die Methoden zur Fixation der glenoidalen Komponente, wobei Kopf und Pfanne gegenüber der physiologischen Anordnung teilweise vertauscht wurden.

## Stanmore-Schulter und Leeds-Schulter

Die Stanmore-Schulter (Abb. 4) besteht aus einem Humerusteil, das dem femoralen Anteil der Hüftprothese ähnelt. Es wird mit Zement im Humerus verankert. Die Pfanne - ebenfalls aus einer Kobalt-Chrom-Legierung - ist mit Spornen zur Verankerung in der Fossa glenoidalis versehen. Die Fossa glenoidalis und der Skapulahals werden durch Auslöffeln der Spongiosa vertieft. Das Gelenkzentrum wird nach medial verlagert, was für die Effektivität des M. deltoideus bedeutsam sein mag. (Die schlechte Beweglichkeit ist damit nicht allein zu erklären.)
 Bei der formschlüssigen Leeds-Schulter von Reeves et al. [41] (Abb. 5) entspricht das Gelenkzentrum der normalen anatomischen Lage. Das momentane Bewegungszentrum der Stanmore-Schulter ist - in Übereinstimmung mit den normalen Verhältnissen des menschlichen Schultergelenks nach Poppen u. Walker [36] - konstant. Nach Wallace [50] ist es jedoch wahrscheinlicher, daß der Humeruskopf normalerweise beim Heben und Senken des Arms in der Pfanne auf und ab gleitet (bei Patienten unter 30 Jahren bis zu 10 mm). Die Abduktion des Arms führt ferner zu einer Außenrotation, was insbesondere bei der Konstruktion der noch zu besprechenden formschlüssigen Prothese oft nur unzureichend berücksichtigt wird und möglicherweise ebenfalls einer der Gründe für ihre schlechte Funktion ist [50].
 Bei der Weiterentwicklung wurde die Stanmore-Pfanne mit einem inneren Plastikring zur Erhöhung der Stabilität („semiconstrained") versehen und der Schaft etwas gekürzt [27]. Die Ergebnisse von 50 Schulterendoprothesen, die zwischen 1969 und 1977 implantiert wurden, werden recht kritisch beurteilt [25, 27]. 9 Prothesen mußten entfernt werden, die Lockerungsrate der Pfanne war relativ hoch. Letzteres wird u. a. auf die geringe Knochenmasse der Skapula zurückgeführt. Die Aushöhlung des subglenoidalen Knochens hinterläßt oft nur noch einen Ring von Exophyten, so daß keine stabile Verankerung möglich ist.
 Zippel [51-54] entwickelte 1970 ein luxationssicheres Prothesenmodell mit fixiertem Drehpunkt. In der Polyäthylenpfanne ist der Metallkopf durch einen Sprengring gesichert. Die Prothese wurde klein dimensioniert, um mit einem Modell auszukommen und um den implantierten Fremdkörper klein zu halten. Bei Luxationssicherheit ist die Beweglichkeit eines Kugelgelenks bis zum Anschlag abhängig vom Verhältnis von Kugelkopf- zu Halsdurchmesser. Der Halsdurchmesser wurde mit 4,5 mm für ausreichend gehalten, der Kopfdurchmesser (hier 30 mm) läßt sich aus anatomischen Gründen nicht beliebig vergrößern. Zippel gibt seine Frühergebnisse bei 11 Patienten mit gut an [54], es seien jedoch bei andernorts implantierten Prothesen 4 Brüche am Prothesenhals aufgetreten. Er wurde deshalb um 1 mm verstärkt, bleibt nach Zippel aber weiterhin Schwachstelle der Prothese. Zur Aufnahme der

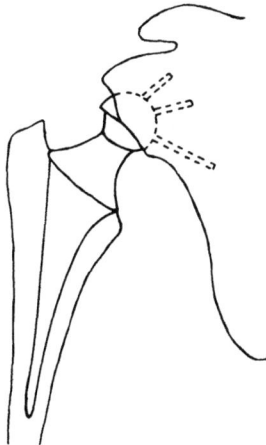

**Abb. 4.** Stanmore-Schulter von Lettin u. Scales [26] (hergestellt seit 1969)

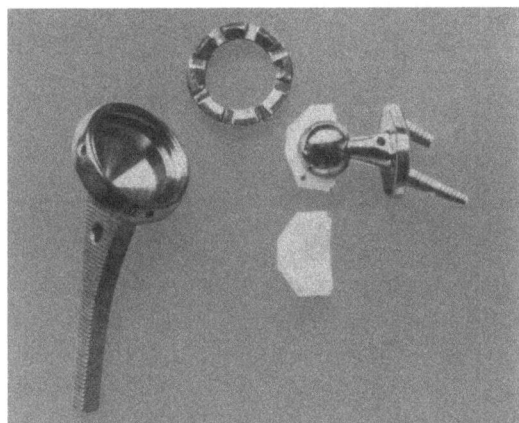

**Abb. 5.** Leeds-Schulter von Reeves et al. [41]

Pfanne – sie wird einzementiert und mit 2 Schrauben gesichert – muß die Cavitas glenoidalis sparsam ausgefräst werden, was ebenfalls eine potentielle Lockerungsgefahr beinhalten dürfte. Das Modell wird heute nicht mehr verwendet.

Bei der Prothese von Kölbel [19-22] werden 2 Wege zum Schutz der Skapulaverankerung beschritten: Eine Begrenzung der Übertragung von Momenten durch die Möglichkeit der Luxation beim Überschreiten eines gewissen Moments (hier 9 Nm = Newtonmeter) und Ausdehnung der Basis der Befestigung auf kortikale Strukturen. Damit werden die Wirkungen von Spitzenmomenten auf die Verankerung eliminiert und die Beanspruchung bei jeder Belastung reduziert. Der Skapulaanteil trägt die Kugel und den Hals auf einem Bolzen, der in das Glenoid zementiert wird. 2 gabelförmige Ausläufer umfassen beidseits die Spina scapulae und werden durch eine transfixierende Schraube – durch ein Bohrloch im kortikalen Knochen der Basis der Spina – dicht mit dem Knochen verklammert. Der Humerusanteil besteht aus Polyäthylen und wird in den Schaft einzementiert. Der Kopf der Prothese wird durch einen Klemmring gesichert (Abb. 6). Das Gelenk erlaubt einen Bewegungsumfang von 90° und die Rotation des Humerus um die Längs-

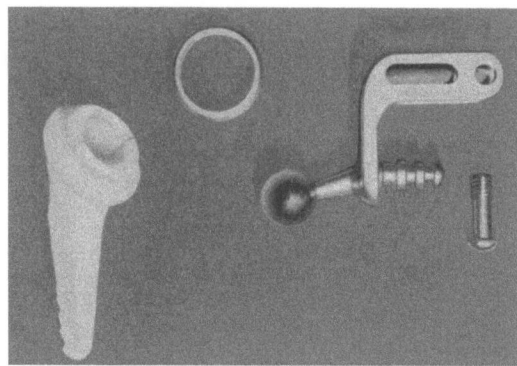

**Abb. 6.** Schultergelenkprothese von Kölbel u. Friedebold [21]

achse. Die Prothese wird nur noch modifiziert zur Stabilisierung von Defektschultern benutzt [19].

1972 konstruierte Neer 3 Prothesen mit fixiertem Drehpunkt, erzielte aber keine befriedigenden Ergebnisse. 1973 erfolgte die Entwicklung der glenoidalen Komponente aus Polyäthylen, die in den folgenden Jahren nur leicht modifiziert wurde, um eine bessere Verankerung zu erreichen. An ein Implantat stellte Neer folgende Anforderungen:
1. anatomische Form, um maximale Beweglichkeit zu ermöglichen;
2. minimale Entfernung von Knochen bei der Implantation;
3. Vermeidung mechanischer Blockierungen und Anschläge;
4. *Rekonstruktion und Rehabilitation der Weichteile* (Rotatorenmanschette).

Eine spezielle Pfanne („semiconstrained"), die dachartig nach oben ausgezogen ist, verhindert bei gewissen Indikationen ein Hochgleiten des Kopfs. Der Schaft wurde mit Nuten versehen und wird i. allg. heute einzementiert. Von 1973 bis 1981 wurden 273 dieser Totalprothesen (261mal „unconstrained") implantiert, wobei die Ergebnisse zu mehr als 75% sehr gut und gut sind [34]. Wesentliche Voraussetzung für die guten Ergebnisse von Neer dürfte die sorgfältige Rekonstruktion der Weichteile (Rotatorenmanschette) und die damit vergleichsweise günstige Belastung der Glenoidkomponente sein (kaum Scherkräfte) („It is the careful soft-tissue reconstruction which is the key to successful total shoulder replacement, not the device itself") [32]. 1984 berichtete Neer [33] bereits über 500 Implantate.

Kessel [2, 18] meidet bewußt eine Fixation der Skapulakomponente mit Zement. Der metallische Kopf (Durchmesser 15 mm) seiner seit 1973 angewandten Prothese trägt einen Zapfen mit Gewinde, der (ohne Zement) in die Fossa glenoidalis geschraubt wird. Der Polyäthylenschaft enthält die Pfanne, in die die Kugel einschnappt. Er wird in den Humerusschaft zementiert. Das Gelenkzentrum ist nach distal verlagert. Dadurch wird der Abstand zwischen dem Akromion und dem proximalen Humerus vergrößert, die deltapektorale Muskulatur wird leicht gedehnt und ihre Effektivität damit erhöht [9]. Bei 36 implantierten Prothesen und einem Beobachtungszeitraum von 6 Monaten bis 7 Jahren ist das Ergebnis zu 80% gut – gemessen an Funktion und Schmerzfreiheit.

Post implantierte 1973 erstmals sein Modell, ab 1976 verwendete er eine verbesserte Ausführung [37–40]. Prothesenkopf und Schaft sind aus Metall (Humerusanteil). Die Pfanne besteht aus einem Kunststoffsockel aus Polyäthylen mit entsprechender Höhlung. Der Durchmesser der peripheren Lippe ist leicht geringer als der

Kugeldurchmesser. Der Sockel wird von einer metallischen, abgeschrägt-zylinderförmigen Glenoidkomponente aufgenommen, die mit einem Zapfen zur Fixation an der Skapula versehen ist. Der Metallzylinder samt Zapfen wird einzementiert und mit 2 zusätzlichen Schrauben (ebenfalls einzementiert) gesichert. Ein Klemmring hält den Kopf in der Pfanne und ermöglicht die Luxation bei Überschreiten eines Grenzmoments. Der Kugelkopfdurchmesser betrug zunächst 15 mm, der Halsdurchmesser 4 mm. Wegen Materialfehler (Bruch, Biegung; vgl. Prothese von Zippel) wurden die Prothesen der II. Serie ab 1976 aus Kobalt-Chrom-Legierung hergestellt, der Kopfdurchmesser auf 22 mm und der Halsdurchmesser auf 8 mm vergrößert. Post legt großen Wert auf ein erhaltenes Glenoid (damit eingeschränkte Verwendbarkeit!). Das Glenoid enthält gewöhnlich genug spongiösen Anteil zur Befestigung der metallischen Glenoidkomponente. Die subchondrale Platte unter dem Glenoid – hier ist die Trabekelstruktur am dichtesten – und die unterliegenden Trabekel sind zu erhalten. Sie sollen als Stoßdämpfer dienen und erlauben eine gute Verzahnung des Zements mit dem Knochen.

Von 1973 bis 1975 wurden 24 Prothesen des I. Typs implantiert, wobei 11 Prothesen revidiert werden mußten (Dislokation, Fraktur des Halses, Verformung nach Trauma). Von der II. Serie wurden von 1976 bis 1982 78 Prothesen bei 74 Patienten (Alter 31–80 Jahre) eingesetzt. Insgesamt wurden zu 73% gute, zu 18% befriedigende und zu 9% schlechte Resultate erzielt. Bei 50% der Prothesen war nach 2 Jahren röntgenologisch ein Resorptionssaum um den Schaft, die Schrauben und den zentralen Pfeiler nachweisbar.

Bei der seit 1975 verwendeten Liverpool-Schulter [4] ähnelt der Kopfteil einer Hüftprothese (Abb. 7). Die Skapulakomponente aus rostfreiem Stahl wird in der Markhöhle der Skapula (Margo lateralis) versenkt (Kopfdurchmesser 20 mm). Die mit Nuten versehene Polyäthylenpfanne wird in den proximalen Humerusschaft zementiert. Die Dislokation des Kopfs wird durch 2 gegenüberliegende Ausziehungen der Pfanne, die den Kopf über seinen Halbmesser hinaus umfassen und durch einen Metallbügel zusammengepreßt werden, verhindert. Ein Prototyp wurde bereits 1969 konstruiert. Das Zentrum des Gelenks bleibt am anatomischen Ort erhalten, ein Anstoßen vom Tuberculum majus am Akromion bei der Abduktion wird verhindert.

Von 19 implantierten Prothesen konnten 16 nach einem Verlauf bis zu 5 Jahren ausgewertet werden. 11 Patienten waren nahezu schmerzfrei, bei 4 Patienten hatte sich der Skapulateil gelockert [4].

Weitere kraftschlüssige Prothesen wurden u. a. von O'Leary-Walker sowie Engelbrecht u. Stellbrink angegeben:

Die Endoprothese „St. Georg" wurde von Engelbrecht u. Stellbrink [12, 13] aus der Neer-Prothese entwickelt und ab 1971 implantiert. Kopf und Schaft bestehen aus einer Chrom-Kobalt-Legierung (Kopfdurchmesser 39 mm, Schaftlänge 105 mm), die Pfanne aus Polyäthylen umgreift den Kopf zu ¼ oder ist wahlweise dachförmig ausgezogen, um eine Luxation nach kranial zu verhindern. Seit 1974 wurden 28 Prothesen mit gutem Ergebnis implantiert [45, 12].

Weitere Prothesentypen mit konstruktiven Besonderheiten wurden angegeben von Fenlin [14], Swanson [46], Gristina [17] (trisphärische Prothese) und Grammont [16] (Acropole-Prothese).

Swanson [46] konstruiert eine Art Doppel-Cup-Prothese. Das Gelenk füllt die Schulterhöhlung aus und verhindert ein Anstoßen des Tuberculum majus gegen das Akromion, es bringt sich selbst in günstige Position. Die Glenoid-Komponente

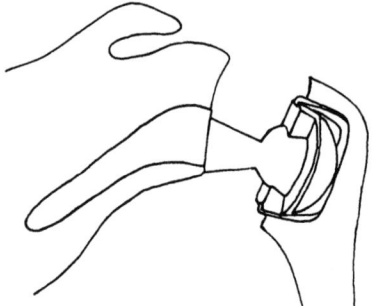 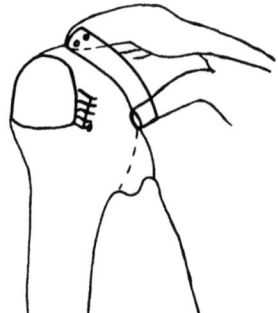

**Abb. 7.** Liverpool-Schulter von Beddow u. Elloy [3]

**Abb. 8.** Acropole-Prothese von Grammont [15]

muß nicht fixiert werden. Da die Bewegung an zwei Flächen erfolgt, sei der Bewegungsumfang vergrößert und der Abrieb geringer [46]. Die Prothese wurde 1962 entwickelt und vom Autor zwischen 1976 und 1981 15mal mit gutem Ergebnis implantiert.

In der Erwartung, den Bewegungsumfang eines formschlüssigen Gelenkes durch ein zweites zu vergrößern, wurde von Gristina [17] eine Endoprothese mit doppeltem Kugelgelenk angegeben. Es wurde dabei übersehen, daß aktive Bewegung unter Belastung nur stattfinden kann, wenn eines der beiden Gelenke in der Anschlagstellung ist. Die Ergebnisse der klinischen Erprobung waren schlecht. Eine ähnliche Konstruktion wurde bereits von Reeves et al. [41] erwogen und verworfen.

Die Acropole-Prothese von Grammont [15, 16] (Abb. 8) besteht aus 2 Komponenten: einer akromiokorakoidalen Fläche aus Metall, die als Hohlzylinderausschnitt geformt und mit 3 Verankerungsstiften versehen ist (einem für das Korakoid und 2 weiteren für das Akromion: Fixation mit Zement). Das Tuberculum majus wird mit einer Polyäthylenprothese ersetzt, die bei Abduktion mit der Metallgleitfläche artikuliert [15]. Die Prothese soll verwendet werden, wenn eine Wiederherstellung der subakromialen Gleitfläche erforderlich ist (z.B. bei rheumatoider Arthritis und erheblicher, irreparabler Schädigung der Rotatorenmanschette). Das Prinzip war schon von Clayton angewendet worden, als er ein MacIntosh-Tibiaplateau unter das Akromion implantierte, um bei defekter Rotatorenmanschette das Höhertreten des Oberarmkopfs zu verhindern (Gschwend 1976, persönliche Mitteilung).

## Ausblick

Das Schultergelenk stellt aufgrund seiner funktionellen Anatomie besondere Anforderungen an den endoprothetischen Ersatz. Bei vielen Modellen zeigten sich erst nach der Implantation konstruktive Mängel, die letztlich auf unzureichende Kenntnis biomechanischer Zusammenhänge zurückzuführen sind. Dennoch läßt sich heute angeben, bei welcher Indikation der Teil- oder Totalersatz dem Patienten über einen längeren Zeitraum Schmerzfreiheit, Funktion und Stabilität mit ausreichender Sicherheit gewährleisten kann.

Mit der Prothese wird jedoch nicht gleichzeitig die Funktion implantiert – eine ausreichende Muskulatur ist Voraussetzung für ein gutes funktionelles Ergebnis.

Bezüglich des Ersatzes größerer Defekte und der Verankerung sind auf der Grundlage biomechanischer Untersuchungen noch weitere Verbesserungen zu erwarten:

Salzer – er wird darüber berichten – verwendet Keramikprothesen als Platzhalter nach der proximalen Humerusresektion bei Schultertumoren, in der Mayo-Klinik konnten von Rock et al. [43] mit speziell angefertigten Titanprothesen (Modul-System) auch nach radikaler Tumorchirurgie (Chondrosarkom, Osteosarkom, Fibrosarkom) noch ein funktionell befriedigendes Ergebnis erreicht werden.

Eckardt et al. [10] (University of California) berichteten 1985 auf dem jährlichen Treffen der amerikanischen Schulter- und Ellbogenchirurgen über den Skapulaersatz bei 6 Patienten (gefensterte Vitalliumprothese mit einer Dana-Polyäthylenpfanne). Kölbel [19] berichtete 1984 über den Skapulateilersatz mit seiner modifizierten Prothese.

Durch Verbesserung des Knochenzements (Kohlefaserverstärkung, Bioaktivierung mit Apatitbeigabe) sowie verbesserte Implantationstechnik kann der Gelenkersatz beim älteren Menschen weiter optimiert werden. Neer hält eine zementfreie Implantation seiner Prothese nicht für erforderlich – entsprechende Experimente wurden von ihm eingestellt – da bei den von ihm implantierten Glenoidkomponenten bisher keine Revision notwendig war [33]. Insbesondere sollte die postoperative Rehabilitation nicht durch ein Implantat gestört werden, das spezielle Vorsichtsmaßnahmen oder eine Immobilisierung erfordert.

Die Kraftwirkung auf die Prothese bzw. ihre Verankerung läßt sich durch Meßprothesen oder im rechnerischen Modell (Methode der finiten Elemente) [44] ebenfalls weiter optimieren, wobei das Geschehen in der Grenzzone Implantat-Knochen bzw. Zement-Knochen bis heute unter funktionellen Bedingungen nicht erfaßbar ist.

Das erste künstliche Schultergelenk wurde bereits 1893 von Péan [35] implantiert. Erst 60 Jahre später erfolgten Versuche mit Kopfprothesen aus Acrylharz, dann aus Vitallium, wobei sich insbesondere das Implantat von Neer mit seiner Weiterentwicklung bis heute durchsetzen konnte. Ab 1970 wurde die Pfannenoberfläche ebenfalls ersetzt. Bei funktionsunfähiger Rotatorenmanschette ist eine formschlüssige Prothese erforderlich. Eine Anzahl Prothesen unterschiedlicher Konstruktion wurde am Anfang der 70er Jahre entwickelt. Es handelt sich meist um Kugelgelenke, die sich hauptsächlich in der Art der Skapulaverankerung unterscheiden. Welche Modelle sich durchgesetzt haben, wird in den folgenden Vorträgen zu hören sein.

Die Schulterprothese hat heute in der Therapie ihren festen Platz. Alleiniges Abwarten, wie es Voltaire den damaligen Medizinern vorwirft: „Die Kunst des guten Arztes ist es, den Patienten bei Laune zu halten, bis die Natur ihn heilt", ist nicht mehr gerechtfertigt.

## Literatur

1. Baron R, Sevin L (1951) Acrylic prosthesis for the shoulder. Presse Med 59: 1480
2. Bayley JIL, Kessel L (1982) The Kessel total shoulder replacement. In: Bayley J, Kessel L (eds) Shoulder surgery. Springer, Berlin Heidelberg New York
3. Beddow FH, Elloy MA (1982) Clinical experience with the Liverpool shoulder replacement. In: Bayley J, Kessel L (eds) Shoulder surgery. Springer, Berlin Heidelberg New York

4. Blauth W, Donner K (1979) Zur Geschichte der Arthroplastik. Z Orthop 117: 997
5. Burri C (1983) Isoelastische Schulterprothesen bei posttraumatischen Zuständen. Hefte Unfallheilkd 170
6. Burri C, Rüter A, Spier W (1977) Isoelastische Prothesen des Schultergelenkes - Ergebnisse. In: Burri C, Rüter A (Hrsg) Aktuelle Probleme in Chirurgie und Orthopädie, Bd 1, Teil I. Huber, Bern
7. De Anquin CE (1953) Fracturas de la extremidad superios del humero. Symposium 2° Congreso Latinoamericano de Ortopedia y Traumatologia. Rio de Janeiro Sao Paulo
8. De Anquin CE, de Anquin CA (1982) Prosthetic replacement in the treatment of serious fractures of the proximal humerus. In: Bayley J, Kessel L (eds) Shoulder surgery. Springer, Berlin Heidelberg New York
9. De Palma AF (1983) Surgery of the shoulder. Lippincott, Philadelphia Mexico City New York St. Louis Sao Paulo Sydney
10. Eckardt J, Eilber F, Jinnah R (1985) Endoprosthetic replacement of the scapula and shoulder joint for malignant tumors of the scapula: A preliminary report. American Shoulder and Elbow Surgeons, Annual Meeting (im Druck)
11. Edelmann G (1951) Immediate therapy of complex fractures of the upper end of the humerus by means of acrylic prosthesis. Presse Med 59: 1777
12. Engelbrecht E (1984) Ten years of experience with unconstrained shoulder replacement. In: Bateman JE, Welsh RP (eds) Surgery of the shoulder. Mosby, St. Louis Toronto London
13. Engelbrecht E, Stellbrink G (1975) Total shoulder replacement - design St. Georg. Preliminary report. Scand J Rheumatol [Suppl] 4/8
14. Fenlin JM jr (1975) Total glenohumeral joint replacement. Orthop Clin North Am 6: 565-583
15. Grammont PM (1984) The Acropole prosthesis. In: Bateman JE, Welsh RP (eds) Surgery of the shoulder. Mosby, St. Louis Toronto London
16. Grammont PM, Lelaurin G (1981) Die Scapula-Osteotomie und Acropole-Prothese. Orthopäde 10/3
17. Gristina AG, Webb C (1982) The trispherical total shoulder replacement. In: Bayley J, Kessel L (eds) Shoulder surgery. Springer, Berlin Heidelberg New York
18. Kessel L, Bayley J (1979) Prosthetic replacement of shoulder joint: Preliminary communication. J R Soc Med 72
19. Kölbel R (1984) Stabilization of shoulders with bone and muscle defects using joint replacement implants. In: Bateman JE, Welsh RP (eds) Surgery of the shoulder. Mosby, St. Louis Toronto London
20. Kölbel R, Boenick U (1974) Biomechanische Probleme der Implantatchirurgie. Orthopäde 3: 153-163
21. Kölbel R, Friedebold G (1972) Möglichkeiten der Alloarthroplastik an der Schulter. Arch Orthop Unfallchir 76: 31-39
22. Kölbel R, Friedebold G (1975) Schultergelenksersatz. Z Orthop 113: 452-454
23. König F (1914) Über die Implantation von Elfenbein zum Ersatz von Knochen und Gelenkenden. Bruns Beitr Klin Chir 85: 613
24. Krueger FJ (1951) A vitallium replica arthroplasty on shoulder: A case report of aseptic necrosis of the proximal end of the humerus. Surgery 30: 1005
25. Lettin A (1982) Taking stock - ten years experience of shoulder arthroplasty. In: Bayley J, Kessel L (eds) Shoulder surgery. Springer, Berlin Heidelberg New York
26. Lettin AW, Scales JT (1972) Total replacement of the shoulder joint. Proc R Soc Med 65: 373
27. Lettin AWF, Copeland SA, Scales JT (1982) The Stanmore total shoulder replacement. J Bone Joint Surg [Br] 64: 1
28. Mathys R (1973) Stand der Verwendung von Kunststoffen für künstliche Gelenke. Aktuel Traumatol 3: 253
29. Mathys R, Mathys R jun (1977) Isoelastische Prothesen des Schultergelenkes. Werkstoffe - Instrumentarium - Prothesenmodelle. In: Burri C, Rüter A (Hrsg) Aktuelle Probleme in Chirurgie und Orthopädie, Bd 1, Teil I. Huber, Bern
30. Neer CS II (1955) Articular replacement of the humeral head. J Bone Joint Surg [Am] 37: 215
31. Neer CS II (1964) Articular replacement for the humeral head. J Bone Joint Surg [Am] 46: 7

32. Neer CS II (1970) Displaced proximal humeral fractures. J Bone Joint Surg [Am] 52: 6
33. Neer CS II (1984) Unconstrained shoulder arthroplasty. In: Bateman JE, Welsh RP (eds) Surgery of the shoulder. Mosby, St. Louis Toronto London
34. Neer CS II, Watson KC, Stanton FJ (1982) Recent experience in total shoulder replacement. J Bone Joint Surg [Am] 64/3: 319-337
35. Péan JE (1894) Des moyens prosthetiques destinés a obtenir la reparation de parties osseuses. Graz Hôp Paris 67: 291 (Nachdruck in: Clin Orthop 94)
36. Poppen NK, Walker PS (1976) Normal and abnormal motion of the shoulder. J Bone Joint Surg [Am] 58: 195-201
37. Post M (1978) The shoulder. Lea & Febiger, Philadelphia
38. Post MD, Jablon M (1983) Constrained total shoulder arthroplasty. Long-term follow-up observations. Clin Orthop 173: 109-116
39. Post M, Jablon M, Miller H, Singh M (1979) Constrained total shoulder replacement. A critical review. Clin Orthop 144: 135-149
40. Post M, Haskell SS, Jablon M (1980) Total shoulder replacement with a constrained prosthesis. J Bone Joint Surg [Am] 62/3: 327-335
41. Reeves B, Jobbins B, Dowson D, Wright W (1971) The development of a total shoulder joint endoprosthesis. Conference on Human Locomotor Engineering, Sept 1971. Institution of Mechanical Engineers, London, pp 108-122
42. Richard A, Judet R, Rene L (1952) Acrylic prosthetic construction of the upper end of the humerus for fracture luxations. Z Chir 68: 537
43. Rock MG, Franklin HS, Chao ES (1984) Limb salvage procedures for primary bone tumors of the shoulder region. In: Bateman JE, Welsh RP (eds) Surgery of the shoulder. Mosby, St. Louis Toronto London
44. Rohlmann A, Mößner U, Eberlein R, Bergmann G, Kölbel R (1983) Spannungsanalyse am Schulterblatt nach Schultergelenkersatz. Biomed Tech (Berlin) 28: 224-234
45. Siegel A, Engelbrecht E (1977) Schultergelenkendoprothese „St. Georg". In: Burri C, Rüter A (Hrsg) Aktuelle Probleme in Chirurgie und Orthopädie, Bd 1, Teil I. Huber, Bern
46. Swanson AB (1984) Bipolar implant shoulder arthroplasty. In: Bateman JE, Welsh RP (eds) Surgery of the shoulder. Mosby, St. Louis Toronto London
47. Van der Ghinst M, Houssa P (1951) Acrylic prosthesis in fractures of the head of the humerus. Acta Chir Belg 50: 31
48. Venable CS (1952) Shoulder prosthesis. Am J Surg 83: 271
49. Walker PS (1982) Some bioengineering considerations of prosthetic replacement for the glenohumeral joint. In: Inglis AE (ed) Symposium on Total Joint Replacement of the Upper Extremity. Mosby, St. Louis Toronto London
50. Wallace WA (1982) The dynamic study of shoulder movement. In: Bayley J, Kessel L (eds) Shoulder surgery. Springer, Berlin Heidelberg New York
51. Zippel J (1973) Arthroplastik des Schultergelenkes. Orthopäde 2: 107-109
52. Zippel J (1975) Der endoprothetische Ersatz des Schultergelenkes. Therapiewoche 28
53. Zippel J (1975) Luxationssichere Schulterendoprothese Modell BME. Orthop Praxis 11: 343
54. Zippel J (1977) Luxationssichere Schulterendoprothese Modell BME. In: Burri C, Rüter A (Hrsg) Aktuelle Probleme in Chirurgie und Orthopädie, Bd 1, Teil I. Huber, Bern

# Grundlagen

Grundlagen

# Entwicklungsgeschichte und vergleichende Anatomie der Schulter

U. Rehder

## Ontogenese

Die embryologische Entwicklung der Extremitäten wird ab der 4. Entwicklungswoche sichtbar; dann sprossen die paarig angelegten Extremitätenknospen seitlich am Rumpf und ventral der Somitenleiste aus.

Die Extremitätenknospen liegen zunächst im Halsbereich knapp hinter der Abgangsstelle des N. hypoglossus und verlaufen kaudal gerichtet parallel zum Rumpf. Sie entfernen sich durch proximales Wachstum vom Rumpf und stehen dann senkrecht zur Körperlängsachse.

In der folgenden Entwicklung erfährt die gesamte Extremitätenanlage eine Adduktion zum Rumpf hin. Danach folgt eine 90°-Außenrotation. Durch diese Rotation kommen präaxiale Muskelgruppen wie Flexoren, Pronatoren und Adduktoren von medial nach ventral und postaxiale Muskeln wie Extensoren und Supinatoren von lateral nach dorsal. Die Extremitätenverschiebung nach kaudal erfolgt ab dem 2. Entwicklungsmonat.

Innerhalb der Extremitätenknospe, der epidermalen Protrusion, findet sich eine Mesenchymmasse, die zunächst weitgehend homogen ist. Mit fortschreitender Entwicklung kondensiert das Mesenchym, wird zentral konzentriert und beginnt, die zukünftigen Skelettstrukturen des Schulter-Arm-Bereichs zu bilden.

Das Mesenchym wird langsam kompakter und formt dann einen Vorknorpel aus, der in der weiteren Entwicklung in den Knorpel übergeht.

Die Verknöcherung des menschlichen Skeletts beginnt in der 5.–6. Embryonalwoche im Zentrum der Klavikula. Die Verknöcherung von Humerusschaft und Skapulahals beginnt in der 8. Woche. Der Humerus verknöchert von 8 Kernen aus, ebenso die Skapula. Die Klavikula hat 4 Knochenzentren: je eines an den Enden sowie 2 konfluierende im Schaft.

Im frühen Stadium der Entwicklung der Gelenkkapsel dient die Fortsetzung des Perichondriums der Skapula auf den Humerus als Kapsel. Sie umschließt das Gelenk aber nicht vollständig, sondern fehlt im vorderen oberen Anteil.

Die extrakapsulären Bänder treten schon frühzeitig als Zellverdichtungen auf. So etwa das Lig. coracoclaviculare und das Lig. coracoacromiale in der 6. Woche.

## Phylogenese

Zur Phylogenese der Extremitäten gibt es verschiedene Theorien, die bisher aber alle noch nicht vollständig überzeugen können.

Die *Kiemenbogentheorie* von Gegenbaur (1865) lehnt die selbständige Neubildung von Skeletteilen am Ort ab und befürwortet die Entstehung der Extremitäten aus bereits bekannten Skelettelementen. Dabei wird das Skelett der paarigen Extremitäten von den Viszeralbögen abgeleitet:

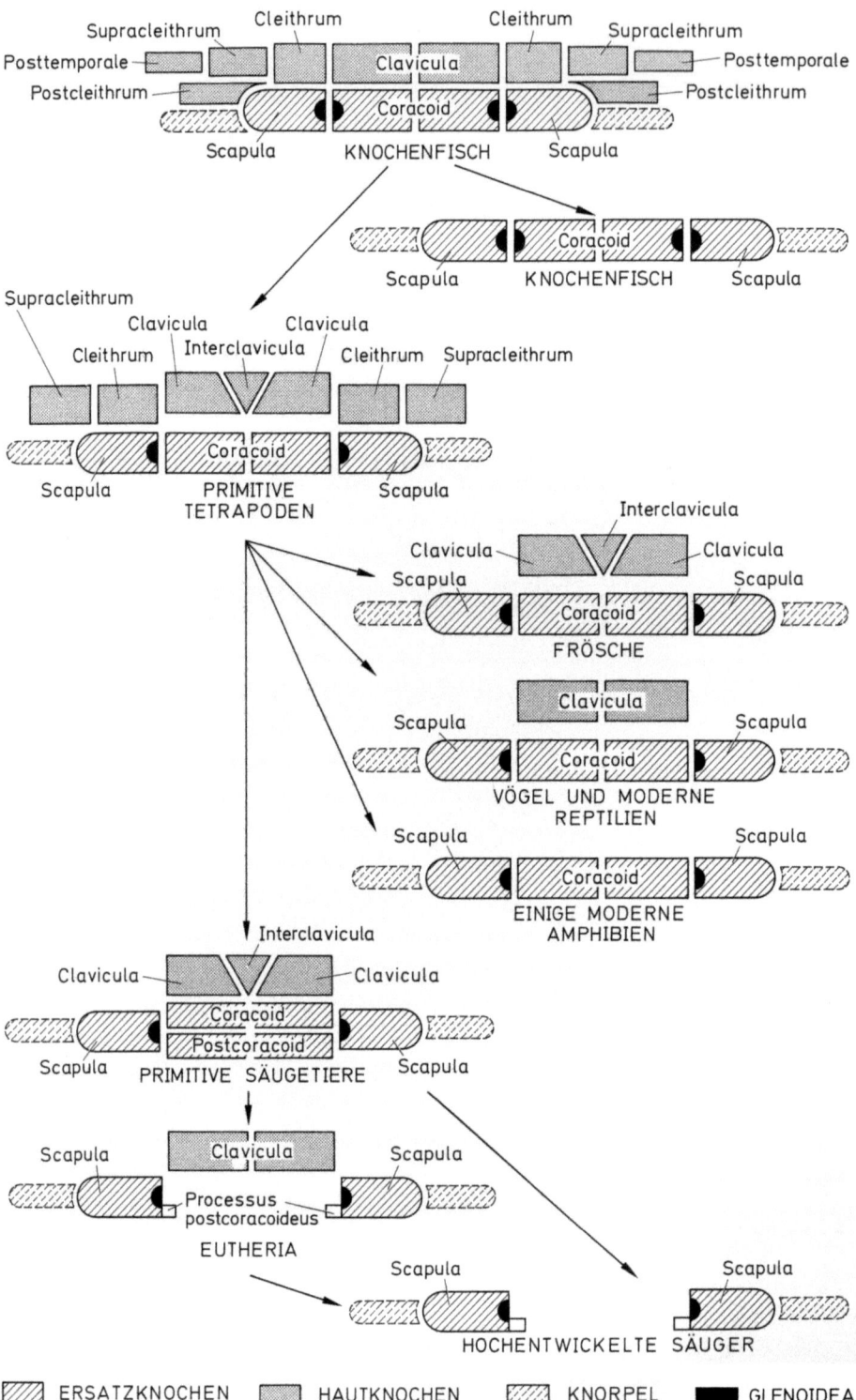

**Abb. 1.** Evolution des Schultergürtels (schematisch), Ventralansicht. (Aus Remane et al. Fischer-Verlag, Stuttgart 1976)

So entsprechen nach den Vorstellungen von Gegenbaur Schulter- und Beckengürtel jeweils einem Viszeralbogen. Das eigentliche Skelett der freien Extremität soll aus Kiemenstrahlen entstanden sein.

Als Einwand gegen die Kiemenbogentheorie wird vorgebracht, die starke Kaudalverschiebung des Beckengürtels sei unwahrscheinlich und die Muskulatur der Gliedmaßen sei nicht viszeraler, sondern somatischer Herkunft. Diese Auffassung werde durch die spinale Innervation gestützt.

Außerdem müßte die primäre Stellung der Extremitätenanlage nach ontogenetischen und paläontologischen Befunden horizontal gewesen sein und nicht vertikal, wie man annehmen muß, wenn die Extremitäten von Kiemenbögen abstammten.

Eine weitere Theorie zur Phylogenese des Extremitätenskeletts, die von vielen Autoren immer wieder aufgegriffen worden ist, ist die *Seitenfaltentheorie*.

Sie steht im scharfen Gegensatz zu den verschiedenen Hypothesen, die das Extremitätenskelett von Kiemenbögen ableiten. Sie legt Nachdruck auf die Entstehung des Skeletts der freien Gliedmaßen am Ort, unabhängig von anderen Skelettteilen. Das Gürtelskelett soll dann von peripher nach zentral in die Rumpfwand hinein durch Anwachsen vom Skelett der freien Extremität aus entstehen.

Keine dieser Theorien kann jedoch bisher alle Fakten ausreichend erklären.

Die Evolution des Schultergürtels ist durch das Auftreten und die Veränderung zweier Skelettelemente gekennzeichnet. Genau wie der Schädel enthält auch der Schultergürtel zweierlei Knochen aus der dermalen und chondralen Ossifikation (Abb. 1).

Die Deckknochen verlieren sich in der Evolution immer mehr, d. h. der Hautpanzer wird mit zunehmender Beweglichkeit immer mehr abgebaut.

Als Deckknochen bleibt bei den Säugern noch die Klavikula erhalten. Aber auch sie verschwindet beispielsweise bei Huftieren und Walen.

Umgekehrt verhält es sich mit den Ersatzknochen im Schultergürtel. Der dorsale Teil, die Skapula, und der ventrale Teil, das Korakoid, sind sehr beständig in der Evolution. Sie verschwinden eigentlich nur, wenn auch die ganze vordere Extremität verschwindet, etwa bei den Schlangen.

Es ist noch darauf hinzuweisen, daß das Korakoid der Säuger nicht mit dem der Amphibien, Reptilien und Vögel homolog ist. Deswegen wird es bei den Säugern häufig auch das Postkorakoid genannt. Nur bei den Monotremen, den Ameisenigeln, existieren Korakoid und Postkorakoid zusammen.

Bei den primitiven Reptilien stehen die Gliedmaßen in stark angespreizter Stellung zum Rumpf; hierdurch ist die Beanspruchung des Schultergürtels beträchtlich (Abb. 2). Der dorsale Teil des Schultergürtels ossifiziert als Skapula; dieser Skapula

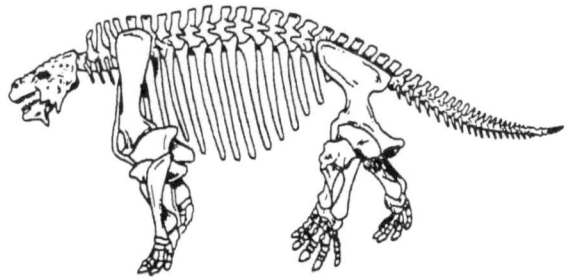

**Abb. 2.** Skelettrekonstruktion von Scutosaurus. (Aus Kuhn-Schnyder u. Rieber Thieme-Verlag, Stuttgart 1984)

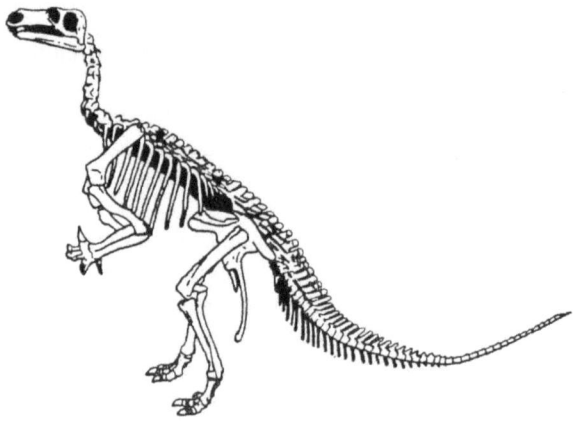

**Abb. 3.** Skelett von Iguanodon. (Aus Kuhn-Schnyder u. Rieber Thieme-Verlag, Stuttgart 1984)

fehlen allerdings noch die Spina und das Akromion. Die Ventralplatte ossifiziert als Gesamt-Korakoid.

Mit der Umstellung der Fortbewegungsweise ändert sich auch die Konstruktion des Schultergürtels. Die vorwiegende bipede Fortbewegungsart der pflanzenfressenden Saurier führt zu einer vollständigen Rückbildung des dermalen Schultergürtels. Klavikula und Interklavikula fehlen, Prokorakoid und Skapula können verschmelzen. Die Skapula steht nicht rein vertikal, sondern ist von ventral-kranial nach dorsal-kaudal geneigt. Das Sternum ossifiziert nur unvollständig (Abb. 3).

Beim Übergang zur schwimmenden Bewegungsform ändert sich auch wieder die vordere Extremität beträchtlich. Die freie vordere Extremität ist beim Ichthyosaurus zu Schwimmflossen umgeformt. Der Humerus ist nur noch sehr kurz. Am Schultergürtel erkennt man Skapula, Klavikula, Interklavikula, Korakoid und Sternum.

Bei den Vögeln stellt der Erwerb des Flugvermögens neue Anforderungen an die Konstruktion des Brust-Schulter-Skeletts. Die Prokorakoide sind zu langen Knochen umgeformt und stützen sich gelenkig an dem stark ausgebildeten Sternum ab. Die Scapulae sind relativ schmal und synarthrotisch mit den Prokorakoiden verbunden. Die Furkula entspricht den Claviculae (Abb. 4).

Eine Zwischenform zwischen Reptil- und Säugerschultergürtel findet man beim Ameisenigel. Es sind hier 2 Korakoide vorhanden, das Pro- und das Metakorakoid. Außerdem existiert noch eine Interklavikula, also ein weiterer Deckknochen.

Bei den Säugetieren findet sich eine völlig neue Konstruktionsweise des Schultergürtels, die im Zusammenhang mit einer neuen Fortbewegungsweise steht. Die Extremitäten drehen sich dabei unter den Rumpf, d.h. der Rumpf hängt nicht mehr zwischen den Extremitäten wie bei den Reptilien, sondern er ruht auf den Extremitäten und ist ganz vom Boden abgehoben.

Bei den Reptilien wird ein Durchsinken des Körpers zwischen den Extremitäten durch einen sehr kräftigen M. supracoracoideus verhindert, der an der Korakoidplatte seinen Ursprung hat und am Humerus ansetzt (Abb. 5).

Bei den Säugern mit ihren unter den Rumpf gestellten Extremitäten verliert dieser Muskel seine Bedeutung, und er verlagert sich deshalb in der Phylogenese von der Korakoidplatte auf die Skapula.

Entwicklungsgeschichte und vergleichende Anatomie der Schulter

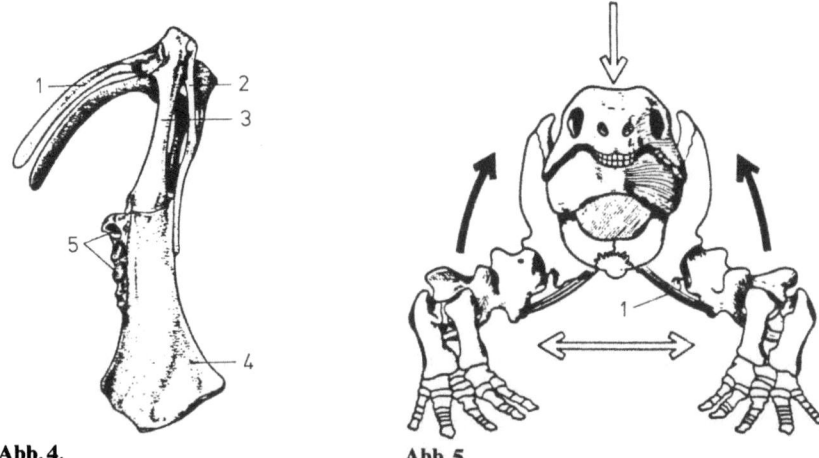

**Abb. 4.** **Abb. 5.**

**Abb. 4.** Sternum und Brustschultergürtel vom Schopfhuhn (Opisthocomus cristatus). *1* Skapula, *2* Furkula, *3* Korakoid, *4* Crista sterni, *5* Rippenansätze. (Aus Starck Springer-Verlag 1982)

**Abb. 5.** Diadectes (Cotylosauria) von vorne. Körperlast *(vertikaler weißer Pfeil)* und Verspannung des Schultergürtels durch den M. supracoracoideus *(1)*. (Aus Starck Springer-Verlag 1982)

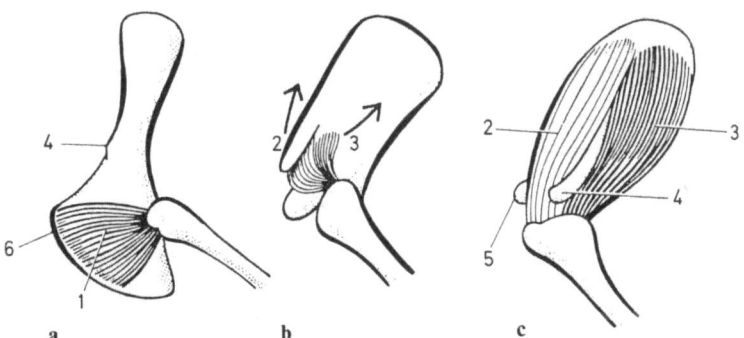

**Abb. 6 a-c.** Umkonstruktion der Schulterregion vom Reptil zum Säuger. **a** Lacerta. M. supracoracoideus *(1)*. **b** Didelphys (Embryo). Als Derivate des M. supracoracoideus schieben sich M. supraspinatus *(2)* und M. infraspinatus *(3)* auf die Skapula vor. **c** (Didelphys (Adult). Akromion *(4)*, Proc. coracoideus *(5)*, Korakoid *(6)*. (Aus Starck Springer-Verlag 1982)

Diesen Vorgang kann man auch in der Ontogenese von Säugern beobachten, z. B. bei der Entwicklung der supra- und infraspinalen Muskulatur beim Opossum (Didelphys) (Abb. 6 a-c).

Hieraus ergibt sich, daß die beiden Fossae keine gleichwertigen Bildungen sind. Die Fossa infraspinata entspricht der alten Skapulaplatte, und die Spina scapulae entspricht deren vorderem Rand.

Die Spina selbst ist ebenso wie die Fossa supraspinata eine Neubildung der Säugetiere. Man kann also die Knochenplatte, die den Boden der Fossa supraspinata bildet, als eine Muskelapophyse auffassen.

In der Entwicklung des Schultergürtels ist dieses ein seltenes Beispiel für den Satz von Haeckel, daß die „Ontogenese eine Rekapitulation der Phylogenese" sei. Allgemein läßt sich diese Hypothese bei der Betrachtung der Embryologie und Paläozoologie des Schultergürtels nicht belegen.

## Zusammenfassung

Die phylogenetische Entwicklung des Schultergürtels ist dadurch charakterisiert, daß sich der Anteil der Deckknochen am Skelettaufbau immer weiter vermindert, während die Ersatzknochen in der Evolution sehr beständig sind.

Der spezielle Aufbau der vorderen Extremität - dieses wird in der vergleichenden Anatomie deutlich - wird wesentlich durch die Fortbewegungsweise, also durch die Art der mechanischen Beanspruchung beeinflußt.

## Literatur

Bolk L, Göppert E, Kallius E, Lubosch W (1938) Handbuch der vergleichenden Anatomie der Wirbeltiere, B 5. Urban & Schwarzenberg, Berlin Wien
Gardner E (1973) The early development of the shoulder joint in staged human embryos. Anat Rec 175: 503
Gardner E, Gray DJ (1953) Prenatal development of the human shoulder and acromioclavicular joints. Am J Anat 92: 219-276
Grasse' PP (1967) Traite' de Zoologie, Tome XVI. Masson, Paris
Kuhn-Schnyder E, Rieber H (1984) Paläozoologie. Thieme, Stuttgart New York
Lanz T v, Wachsmuth W (1959) Praktische Anatomie, Bd I, Teil 3 (Arm) Springer, Berlin Göttingen Heidelberg
Müntener M (1981) Funktionelle Anatomie des Schultergürtels. Helv Chir Acta 48: 523-532
Nelson OE (1953) Comparative embryology of the vertebrates. Blakiston, New York Toronto
Razek HA (1978) Atlas der Embryologie. Tabellenband. Enke, Stuttgart
Remane A, Storch V, Welsch U (1976) Systematische Zoologie. Stämme des Tierreichs. Fischer, Stuttgart
Romer AS (1971) Vergleichende Anatomie der Wirbeltiere. Parey, Hamburg
Starck D (1982) Vergleichende Anatomie der Wirbeltiere. Bd I-III. Springer, Berlin Heidelberg New York

# Kinesiologie des Schultergelenks

U. Laumann

## Einleitung

Die Kinesiologie als Teilgebiet der Bewegungsphysiologie beschreibt und analysiert Bewegungsabläufe am *lebenden* Objekt. Sie hat sich im Bereich des Schulter-Arm-Komplexes mit Translations- und Rotationsbewegungen von Klavikula, Skapula und Humerus zu befassen und untersucht die Kräfte, die über eine zahlreich vorhandene Muskulatur in dieses Bewegungssystem eingeleitet werden.

Im Gegensatz zur unteren Extremität, bei der die Bewegungen weitgehend engrammatisch gespeichert und somit relativ leicht identisch reproduzierbar sind, sind Bewegungen an der oberen Extremität stets willkürlich und zielgerichtet und damit nahezu unendlich variabel. Um zu vergleichbaren, reproduzierbaren Ergebnissen zu kommen, ist es daher notwendig, die Oberarmbewegungen in erzwungenen, festgelegten Richtungen ablaufen zu lassen, etwa in der Frontal-, der Sagittalebene und der Winkelhalbierenden zu beiden Ebenen, der sog. Skapulaebene. Für die räumliche Erfassung dieser Bewegungen ist ein dreidimensionales Aufnahmesystem notwendig. Wir verwandten für unsere Studien die Stereophotogrammetrie. Die auftretenden Muskelaktivitäten wurden mit der Elektromyointegration im Computer-on-line-Verfahren aufgezeichnet.

## Ergebnisse

### Gleichgewichtslage des Schultergürtels

Ausgangspunkt und Bezugsgröße für kinesiologische Untersuchungen am Schultergelenk ist die Schultergürtelgleichgewichtslage bei Ruhehaltung. Da der Schultergürtel nur über das Sternoklavikulargelenk mit dem Rumpf knöchern verbunden ist, im übrigen aber in einem Muskelschlingensystem höchst beweglich aufgehängt ist, kann eine einheitliche Ruhegleichgewichtslage nicht unbedingt vorausgesetzt werden. Wir haben daher an einem Kollektiv von 40 gesunden Probanden stereophotogrammetrisch bei Ruhehaltung die Stellung der Schulterblätter vermessen und kamen dabei in der Zusammenfassung zu folgenden Ergebnissen:

Die Ruhelage des Schultergürtels ist haltungsabhängig variabel, bestimmte Grenzbereiche jedoch werden nicht überschritten.

In dem von uns untersuchten Kollektiv war im Mittel der Margo medialis scapulae um 3° (+/−3°) kranial rotiert ($\sphericalangle \alpha$) und um minus 18,9° (+/−10,0°) anteflektiert ($\sphericalangle \beta$); d.h. der Angulus inferior scapulae weicht um diesen Betrag aus der Frontalebene nach dorsal ab.

Die Spina scapulae war um 30,8° aus der Frontalebene nach ventral gerichtet ($\sphericalangle \gamma$) und die mittlere Distanz der medialen Spina-scapulae-Begrenzung zur Lotlinie der Wirbelsäule betrug 89,2 mm (Dist.) (vgl. Abb. 2).

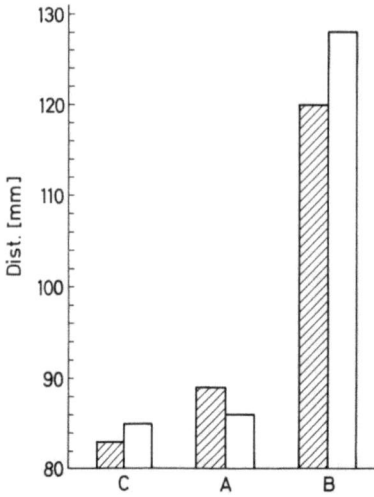

**Abb. 1.** Mittlere Distanz der medialen Spina scapulae zur Lotlinie von C7 *(Dist.)* bei Ruhehaltung der Arme und unter Gewichtsbelastung am hängenden Arm ($\bar{x} = 8$ kp beim gesunden Kollektiv). *A* Gesunde, *B* Trapeziusparesen, *C* Serratus-anterior-Paresen, *gestrichelte Säulen* Ruhehaltung, *leere Säulen* Gewichtsbelastung

Zur Aufrechterhaltung dieser Gleichgewichtslage ist keine aktive Muskelleistung erforderlich, die Kontrolle erfolgt ausschließlich über die Kapsel-Band-Verbindungen der zwischengeschalteten Gelenke und den Ruhetonus der einwirkenden Muskulatur. Die Bedeutung des Ruhetonus für die Schultergürtelgleichgewichtslage darf dabei nicht unterschätzt werden und läßt sich am Beispiel einer Trapeziusbzw. Serratus-anterior-Parese verdeutlichen.

Die isolierte Trapeziusparese führt zur Dislokation des Schultergürtels aus der oben beschriebenen Ruhegleichgewichtslage in ventrokaudaler Richtung, d. h. bei Verlust der dorsalen Zügelung folgt der Schultergürtel gleichsam der Eigenschwere des Arms. Dabei wird die Skapula lateralisiert, dreht sich vermehrt in eine Parasagittalebene und richtet den Gelenkfortsatz kaudalwärts. Die Klavikula stellt sich entsprechend vermehrt in eine Frontalebene ein. Bei der isolierten Serratus-anterior-Parese, bei der entsprechend die ventrale Zügelung des Schultergelenks verloren geht, erfolgt die Dislokation in entgegengesetzter Richtung, die Skapula wird vermehrt medialisiert, der Schulterblattkörper vermehrt in eine Frontalebene gedreht, entsprechend verkürzt sich die Skapuladistanz (Abb. 1).

Unter physiologischen Bedingungen muß die Schultergürtelgleichgewichtslage jedoch als recht stabil angesehen werden. Wir haben dies durch Gewichtsbelastungen am hängenden Arm überprüft, wobei die Gewichte, ausgehend von 1 kp bis 20 kp gesteigert wurden. Dabei fanden wir, daß auch bei Gewichten von 20 kp, die über 1 min gehalten wurden, keine signifikaten Abweichungen der Skapularotation vom Ausgangswert auftraten.

Die gleichzeitig durchgeführten elektromyographischen Untersuchungen weisen hierzu aus, daß durch entsprechende Anspannung der Pars descendens des M. trapezius und der Pars convergens des M. serratus anterior der Schultergürtel im Gleichgewicht gehalten wird. Der Gelenkschluß im Glenohumeralgelenk wird durch die Muskeln der Rotatorensehnenmanschette gewährleistet und nicht, wie man erwarten könnte, durch den M. deltoideus.

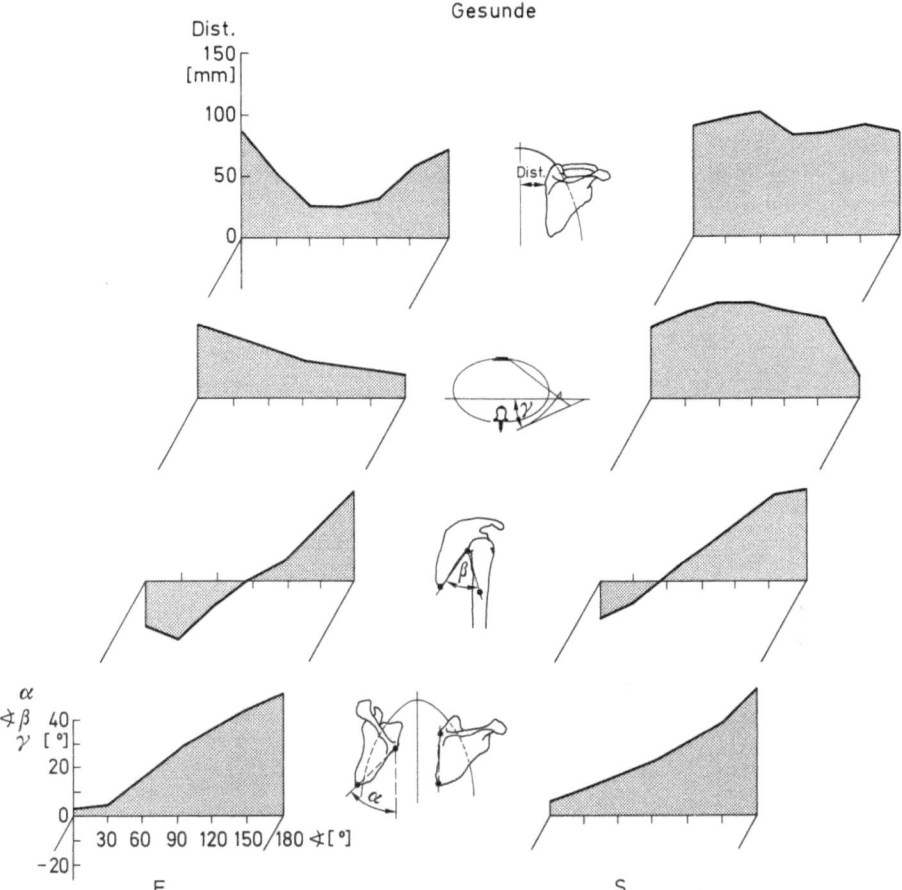

**Abb.2.** Stereophotogrammetrische Bestimmung der Skapularotation um die 3 Raumachsen während einer Armhebung von 0°–180° in der Frontal- *(F)* und Sagittalebene *(S)* (n=40). α Skapularotation in Projektion auf die Frontalebene, β Skapularotation in Projektion auf die Sagittalebene, γ Skapularotation in Projektion auf die Horizontalebene; *Dist.* Distanz zwischen der Lotlinie von C7 und der medialen Spina-scapulae-Begrenzung)

## Dynamik des Schulter-Arm-Komplexes

Werden Muskelkräfte in dieses Bewegungssystem eingeleitet, so wird die relativ stabile Schultergürtelgleichgewichtslage aufgegeben: Humerus, Skapula und Klavikula werden beschleunigt und bewegen sich gegenüber dem Rumpf, aber auch gegeneinander. Wir haben die Skapulabewegungen bei der Oberarmelevation in vorgegebenen Bewegungsebenen stereophotogrammetrisch verfolgt und zusätzlich die auftretenden Muskelaktivitäten quantitativ und in ihrer zeitlichen Abgrenzung registriert und konnten dabei folgende Befunde erheben:

Bereits während der ersten 30° einer Armhebung folgt die Einstellung des Schultergürtels aus seiner Ruhegleichgewichtslage in die vorgegebene Bewegungsebene. Dies erfolgt noch recht ungeordnet, erkennbar daran, daß die Richtung der Skapularotation bei den einzelnen Probanden recht unterschiedlich, teilweise gegenläufig ist. Die Untersuchungen lassen weiterhin erkennen, daß diese sog. *Einstellphase* wesentlich deutlicher ausgeprägt und länger andauernder ist bei einer Abduktionsbewegung des Arms als bei einer Anteflexion, i. e. eine Elevationsbewegung in der Sagittalebene. Im Anschluß an diese Einstellphase ist bei weiterer Elevation des Arms die Skapularotation determiniert und ändert sich bei der Abduktionsbewegung nicht mehr. Bei der Anteflexionsbewegung ist eine gewisse gegenläufige Schlußrotation erkennbar (Abb. 2).

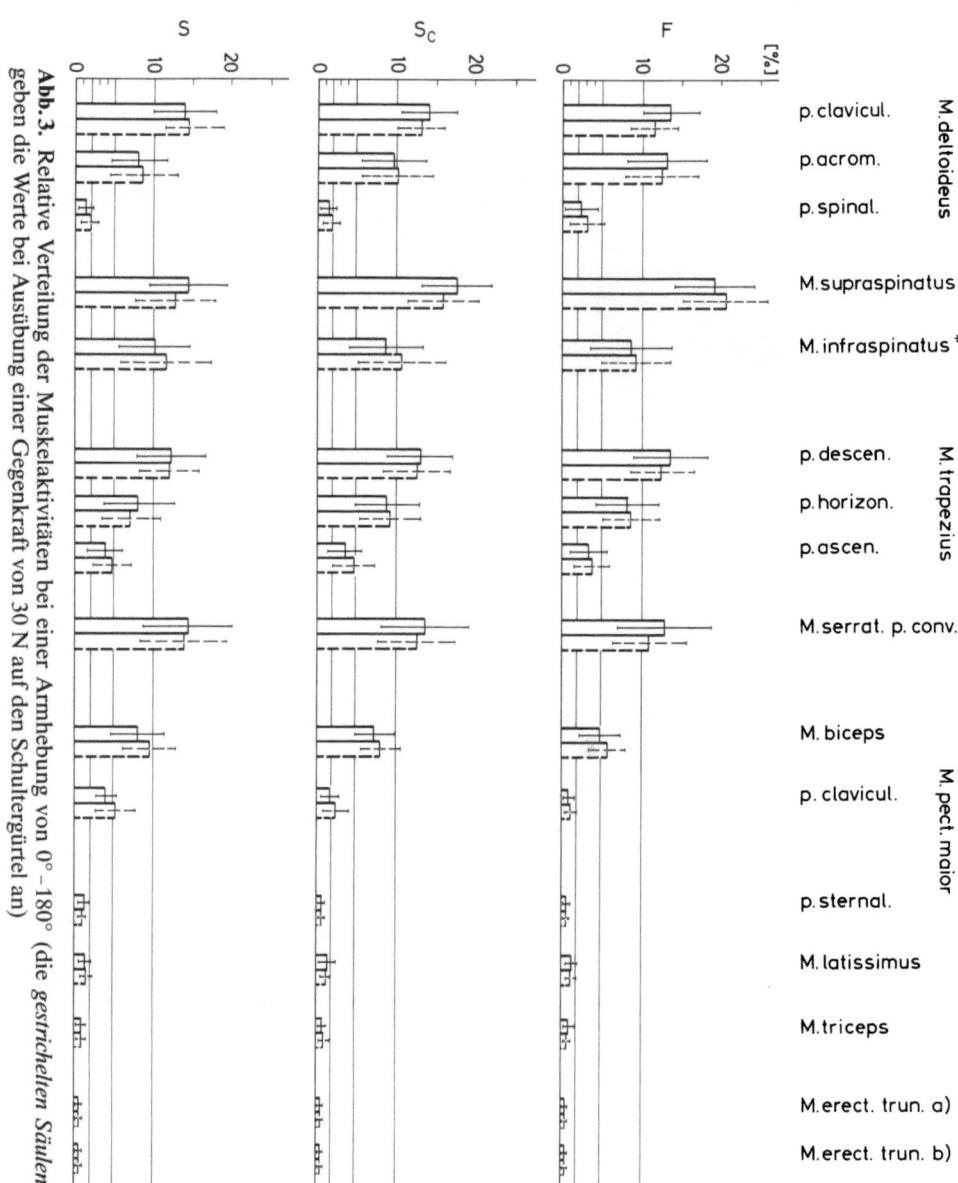

Abb. 3. Relative Verteilung der Muskelaktivitäten bei einer Armhebung von 0°–180° (die gestrichelten Säulen geben die Werte bei Ausübung einer Gegenkraft von 30 N auf den Schultergürtel an)

Ausmaß und Richtung der Skapularotation werden durch die Elevationsebene des Arms bestimmt. Dies zeigt sich am deutlichsten bei der Einstellung der Spina scapulae ($\sphericalangle \gamma$), die sich bei der Abduktion zunehmend in die Frontalebene einstellt, bei der Flexion zunächst vermehrt in eine Parasagittalebene dreht und erst über eine Schlußrotation sich wieder verstärkt in die Frontalebene einstellt. Diese Bewegungen führen zu Translationen des Schulterblatts, wie die Distanzänderungen der medialen Spina-scapula-Begrenzung zur Lotlinie der Wirbelsäule ausweisen (vgl. Abb. 2). Bei maximaler Armhebung erreicht die Skapula stets die gleiche Endposition, unabhängig davon, ob eine Abduktion oder eine Anteflexion durchgeführt wurde.

Während einer Armhebung schwingt die untere Skapulaspitze seitlich an der Thoraxwand nach ventral durch, ein Vorgang, der in der Graphik durch einen Vorzeichenwechsel deutlich wird ($\sphericalangle \beta$). Dies wird bei der Anteflexion eher erreicht als bei der Abduktion.

Synchron zu den Bewegungen der Skapula bewegt sich die Klavikula ebenfalls um sämtliche 3 Raumachsen, hierauf haben Inman et al. hingewiesen.

Nicht weniger als 26 Muskeln wirken auf dieses komplexe Bewegungssystem ein. Bei der Prüfung, in welchem Umfang die einzelnen Muskeln sich an der Armelevation beteiligen, fanden wir, daß nur relativ wenige die Elevationsbewegungen entscheidend steuern (Abb. 3).

Nach ihrer relativen Verteilung an der Gesamtaktivität während einer Armhebung haben wir eine Unterteilung dieser Muskeln in 4 Klassen vorgenommen, von denen die in der Gruppe I aufgeführten Muskeln als essentiell zu bezeichnen sind, d. h. der Ausfall eines dieser Muskeln führt stets zu einer deutlichen, z. T. kompensationsfähigen Bewegungseinschränkung (Abb. 4).

Der Ausfall zweier essentieller Muskeln läßt in der Regel keine nennenswerte Armhebung mehr zu. Wir haben das Aktivitätsverhalten dieser essentiellen Muskeln und ihre Koordination während einer Armhebung genauer analysiert (Abb. 5 a–d).

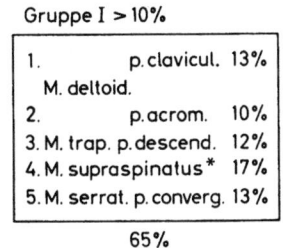

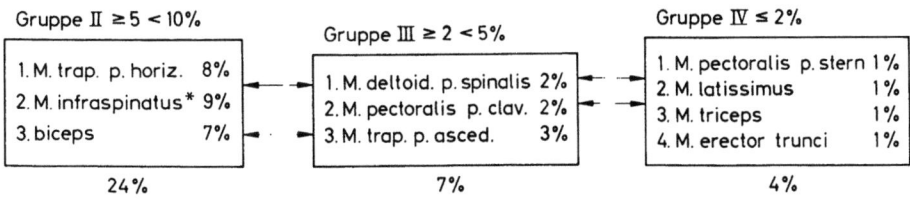

**Abb. 4.** Unterteilung der Schultermuskeln nach ihrer Gesamtaktivität während einer Armhebung. Gruppe I umfaßt die sog. *essentiellen* Schultermuskeln (der M. subscapularis wurde nicht mit abgeleitet)

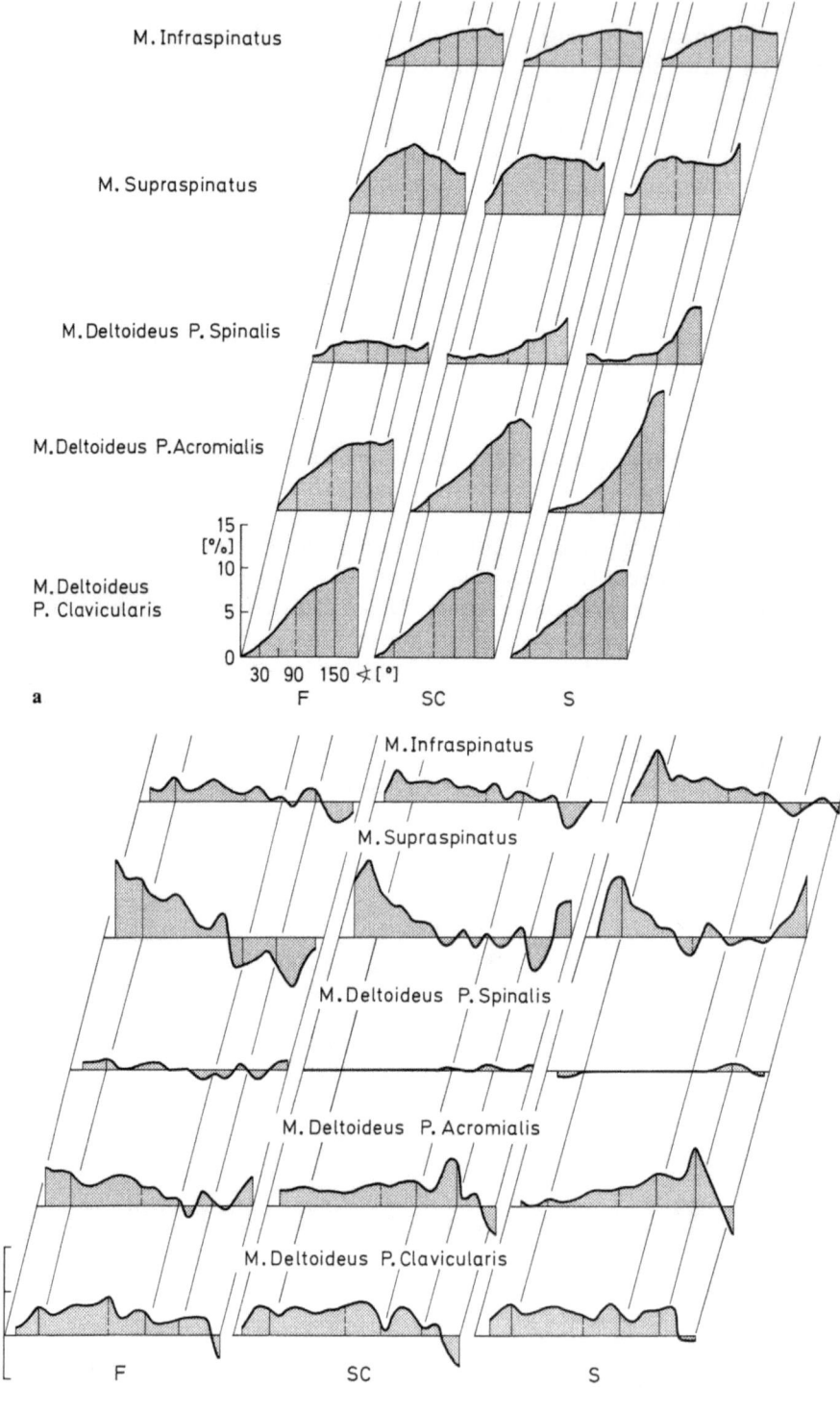

**Abb. 5a–d.** *a, c* Muskelaktivitätsverhalten während einer Armhebung von 0°–180°, differenziert nach Bewegungen in der Frontal- *(F)*, Skapula- *(Sc)* und Sagittalebene *(S)*; *b, d* zeigen jeweils die 1. Ableitung ($\gamma'$), die das Steigungsverhalten der Kurven widerspiegelt

# Kinesiologie des Schultergelenks

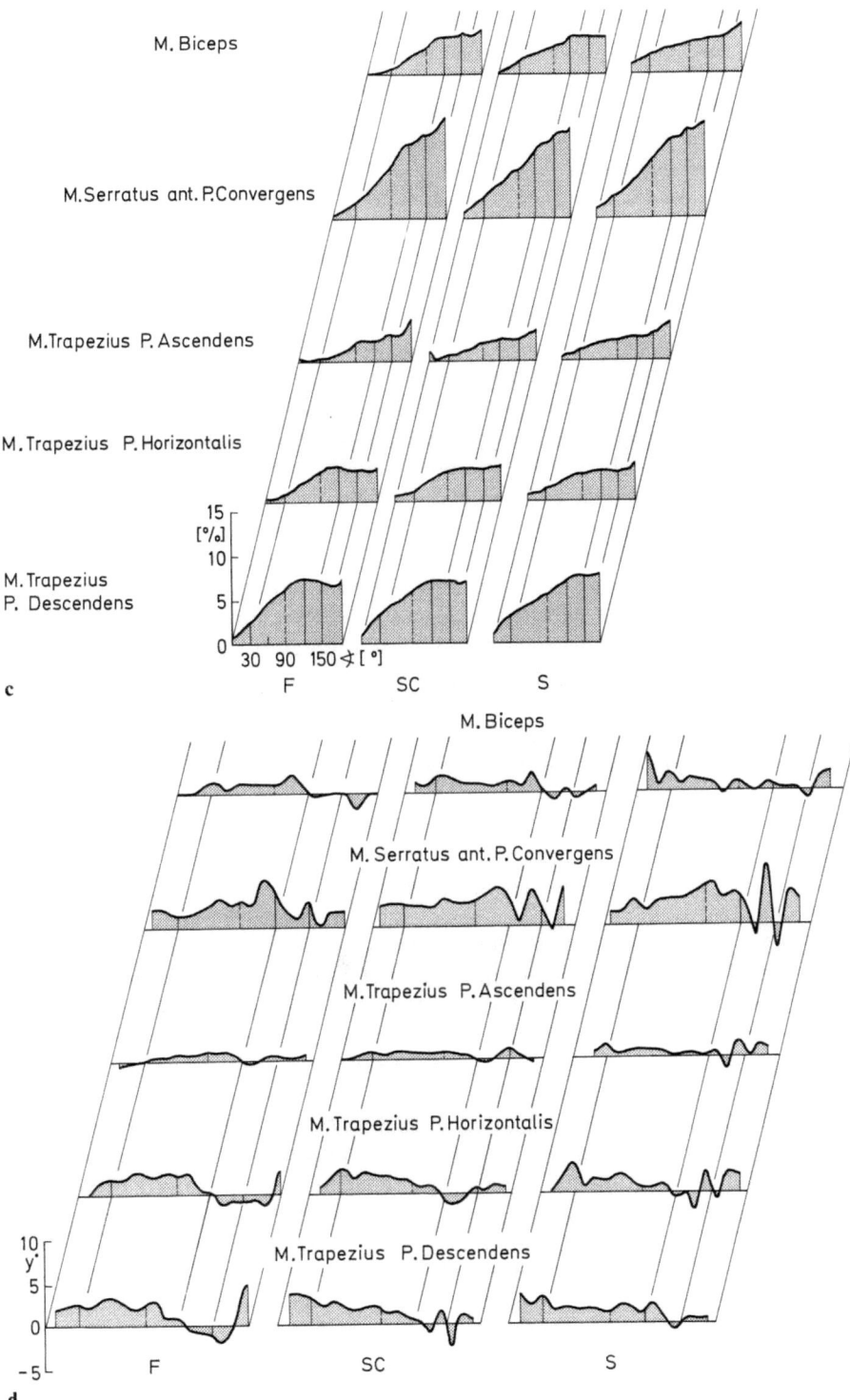

Abb. 5 c u. d.

Dabei zeigte sich, daß bereits mit Beginn der Armhebung über allen essentiellen Muskeln ein Aktivitätszuwachs ableitbar ist, der besonders deutlich bei den Ableitungen aus dem M. supraspinatus ausfällt. Die Einstellung des Arms in die vorgegebene Bewegungsebene erfolgt im Glenohumeralgelenk offenkundig stärker über die Muskeln der Rotatorensehnenmanschette als über die Pars clavicularis und acromialis des M. deltoideus.

Von den auf das Schulterblatt einwirkenden Muskeln werden in dieser Bewegungsphase die Pars descendens und horizontalis des M. trapezius zur Schultergürteleinstellung stärker aktiviert als die Pars convergens des M. serratus anterior. An diese sog. *Einstellphase* schließt sich bis etwa 120° Armelevation eine Bewegungsphase an, in der alle essentiellen Muskeln annähernd linear ihre Aktivität steigern, sieht man einmal vom M. supraspinatus ab, der in Abhängigkeit von der Bewegungsrichtung des Arms bereits zwischen 60° bei der Anteflexion und 90° bei der Abduktion sein Aktivitätsmaximum erreicht hat. Zwischen 120° und 150° läßt sich dann wieder eine Verlagerung der Aktivitäten im Muskelzusammenspiel erkennen: Bezogen auf das Glenohumeralgelenk übernehmen jetzt die Pars clavicularis und acromialis des M. deltoideus überwiegend die Führung des Humerus, während die Schultergürtelbewegung vermehrt durch den M. serratus anterior fortgeführt wird. In den letzten Graden der Armhebung, zwischen 150° und 180° werden abhängig von der Bewegungsrichtung des Arms über der Pars acromialis des M. deltoideus, dem M. supraspinatus, der Pars descendens und der Pars horizontalis des M. trapezius sowie über der Pars convergens des M. serratus anterior kleine Aktivitätsspitzen beobachtet, die einer Schlußrotation zugeordnet werden können.

## Zusammenfassung und Schlußfolgerungen

Die Untersuchungen zur Kinesiologie des Schultergelenks lassen erkennen, daß trotz seiner beweglichen Aufhängung die Gleichgewichtslage des Schultergürtels recht stabil ist. Bewegungen werden in diesem komplexen System durch die Einleitung von Kräften weniger, sog. essentieller, Muskeln ausgelöst.

Auf eine *Einstellphase,* in der die Bewegungsrichtung des Arms determiniert wird, folgen synchrone *Rotations-* und *Translationsbewegungen* aller am Schulter-Arm-Komplex beteiligten Skelettelemente. Bei der Bewegungssteuerung lassen sich Phasen abgrenzen, in denen die Muskeln eines Schlingensystems synergistisch gleichzeitig einwirken, von solchen, in denen eine Komponente des Schlingensystems verstärkt wirksam ist.

Ein geordneter Bewegungsablauf des Schulter-Arm-Komplexes kann entsprechend dann erwartet werden, wenn die essentiellen Schultermuskeln in ihrer Funktion ungestört sind und die Bewegungen von Klavikula, Skapula und Humerus in den zugehörigen Gelenken frei ablaufen können. Für die prognostische Beurteilung der Schulterfunktion bei totalendoprothetischem Ersatz, Schulterarthrodesen oder myoplastischen Ersatzoperationen ist es daher unbedingt erforderlich, sich zuvor über den Zustand der essentiellen Schultermuskeln Klarheit zu verschaffen und sich nicht nur mit einer Überprüfung des Funktionszustands des Glenohumeralgelenks zu begnügen, sondern auch den Funktionszustand des Sternoklavikulargelenks (S.C.), Akromioklavikulargelenks (A.C.) und des skapulothorakalen Gelenks zu überprüfen. Ein *totalendoprothetischer Ersatz* des Glenohumeralgelenks muß funktionell unbefriedigend bleiben, wenn die Muskeln der Rotatorensehnenmanschette in ihrer Funktion nicht wiederhergestellt werden. Eine *Arthrodese* des Glenohumeralgelenks wird nicht die erwartete Funktion erfüllen, wenn eine fortgeschrittene Arthrose des A.C.-Gelenks durch Resektionsarthroplastik nicht gleichzeitig mitbehandelt wird.

Myoplastische *Ersatzoperationen* werden nur dann zu einer Funktionsverbesserung führen, wenn sämtliche ausgefallenen essentiellen Muskeln ersetzt werden, z.B. wenn bei einer C5- oder C6-Lähmung über den myoplastischen Ersatz des M. deltoideus hinaus auch ein Ersatz der Muskeln der Rotatorenmanschette durchgeführt wird.

## Literatur

1. Basmajian JV (1967) Muscles alive. Their functions revealed by electromyography. Williams & Wilkins, Baltimore
2. Bearn JG (1961) An electromyographic study of the trapezius, deltoid, pectoralis maior, biceps and triceps muscles during stating loading of the upper limb. Anat Rec 140: 103
3. Braune W, Fischer O (1888) Über den Anteil, den die einzelnen Gelenke des Schultergürtels an der Beweglichkeit des menschlichen Humerus haben. Hirzel, Leipzig
4. Brunnstrom S (1972) Clinical kinesiology. Davis, Philadelphia
5. Comtet JJ, Auffray Y (1970) Physiologie des muscles elevateurs de l' épaule. Rev Chir Orthop 56: 105
6. Dempster WT (1965) Mechanism of shoulder movement. Arch Phys Med Rehabil 46: 49
7. Fischer LP, Carret JP, Gronon GP, Dimnet J (1977) Etude cinématique des mouvements de l'articulation scapulo-humérale (articulatio humeri). Rev Chir Orthop [Suppl] 63/II: 108
8. Freedman L, Munro R (1966) Abduction of the arm in the scapular plane: Scapular and glenohumeral movements. J Bone Joint Surg [Am] 48: 1503
9. Hamonet C (1972) Étude electromyographique du muscle sus-épineux. In: Boitzy A, Müller ME (eds) Périarthrite de l'épaule, osteogenese et compression. Huber, Bern, 25
10. Inman VT, Saunders JB, Abbott L (1944) Observations on the function of the shoulder joint. J Bone Joint Surg 26: 1
11. Jonston TB (1937) Movements of the shoulder joint: A plea for the use of the plane of the scapula as a plane of reference for movements occuring at the humero-scapular joint. Br J Surg 25: 252
12. Latarjet M, Bouchet A (1963) Considérations sur le mouvement d'élévation du bras à la verticale. Bulletin de l'Association des Anatomistes II. Réun Eur Anatom 221
13. Laude M, Kénési C, Patte D, Riggs E (1978) Abduction and horizontal extension of the arm. Anat Clin 1: 65
14. Lucas DB (1973) Biomechanics of the shoulder joint. Arch Surg 107: 425
15. Moseley HF (1968) The clavicle: It's anatomy and function. Clin Orthop 58: 19
16. Poppen NK, Walker PS (1976) Normal and abnormal motion of the shoulder. J Bone Joint Surg [Am] 58: 195
17. Saha AK (1950) Mechanism of shoulder movements and a plea for the recognition of zero-position of the gleno-humeral joint. Indian Surg 12: 153
18. Saha AG (1961) Theory of shoulder mechanism: Descriptive and applied. Thomas, Springfield/Ill

# Biomechanik und Pathomechanik des Schultergelenks im Hinblick auf den künstlichen Gelenkersatz

G. Bergmann

Der extrem große Bewegungsumfang des Oberarms ist nur durch das abgestimmte Zusammenspiel mehrerer Gelenke möglich, und die Biomechanik des Glenohumeralgelenks kann nur im Zusammenhang mit der Biomechanik der gesamten Schulter untersucht und verstanden werden. Wird das Glenohumeralgelenk endoprothetisch ersetzt, so sind die folgenden, eng miteinander verbundenen 4 Probleme von besonderer Wichtigkeit:

1. Der *Gelenkschluß* kann je nach Prothesenmodell entweder durch die Balance der angreifenden Kräfte (kraftschlüssig oder „unconstrained") oder durch Geometrie des künstlichen Gelenks (formschlüssig oder „constrained") sichergestellt werden.
2. Vom gewählten Design hängt der mögliche *Bewegungsspielraum* des Gelenks ab.
3. Durch beide Faktoren zusammen werden die in die Fixationsteile eingeleiteten *Belastungen* bestimmt.
4. Je nach Art der gewählten Fixation im Knochen ergeben sich hieraus unterschiedliche *Knochenbeanspruchungen*.

*Diese* schließlich sind, neben der mechanischen Dauerhaftigkeit der Prothese selber und anderen Faktoren, mitentscheidend für den langfristigen Erfolg der endoprothetischen Versorgung.

Am Beispiel einer extremen Abduktionsstellung des Arms von 180° (Abb. 1) erkennt man, daß nur etwa der halbe Bewegungsumfang zwischen Humerus und Skapula stattfindet. Skapula und Klavikula bzw. Klavikula und Sternum bewegen sich ebenfalls gegeneinander. Zusätzlichen Aktionsradius erhalten Arm und Hand durch die aufrechte, frei bewegliche Wirbelsäule. Diese mechanisch gesehen völlig instabile Anordnung von Gelenken ist nur funktionsfähig, weil das Schulterblatt entlang dem Thorax muskulär geführt und fixiert wird.

Je nach Autor (Abb. 2) werden bei senkrecht nach oben gehaltenem Arm die Winkelbewegungen im eigentlichen Glenohumeralgelenk mit 60° bis über 120° angegeben. Die Unterschiede sind sicher individuell mitbedingt. Da sich im Gegensatz zu den oft vereinfachten Modellvorstellungen aber Schulterblatt und Schlüsselbein bei der Abduktion nicht nur in der untersuchten Ebene bewegen, können derartige Unterschiede teilweise auch durch die Untersuchungsmethode vorgetäuscht sein.

Abweichende Ergebnisse teilen verschiedene Autoren nicht nur für die Endstellung, sondern auch für den Bewegungsablauf während des gesamten Abduktionsvorgangs mit (vgl. Abb. 2). Bei einer Anfangsabduktion von 30° (horizontale Koordinate) zeigen die Kurven 1, 2, 3 und 6, daß die Gesamtbewegung im eigentlichen Glenohumeralgelenk stattgefunden hat. Laut Kurven 4 und 6 ist ein Teil der Bewegung in den anderen beteiligten Gelenken ausgeführt worden.

Bei zunehmender Abduktion verlagert sich die Bewegung mehr auf die anderen Gelenke des Schultergürtels. Eine Zunahme von 30° auf 60° beispielsweise findet laut Kurven 1, 2, 3 und 6 nur etwa zur Hälfte im Glenohumeralgelenk statt. Ab ca.

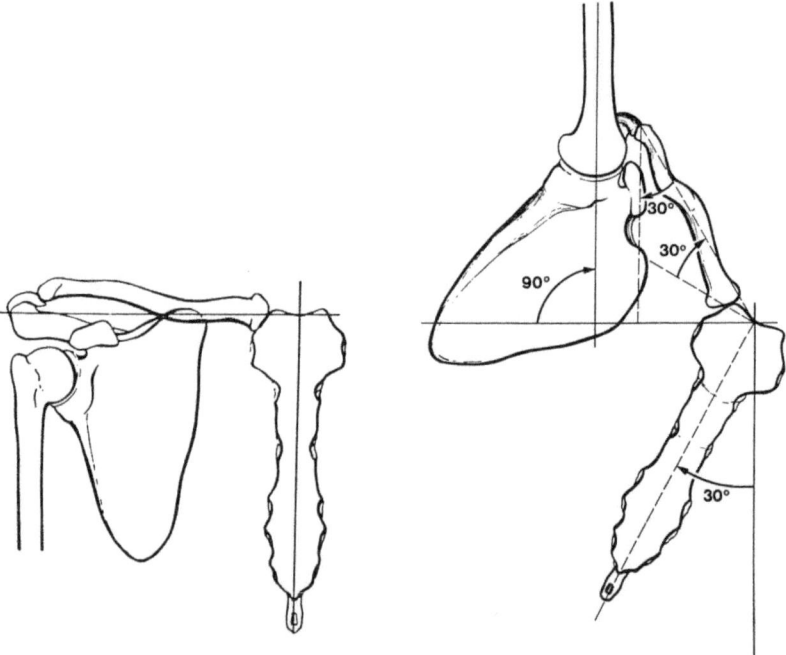

**Abb. 1.** Stellung der Knochen des Schultergürtels in der Frontalebene bei extremer Abduktionsstellung des Arms. Nur eine Teilbewegung findet im Glenohumeralgelenk statt

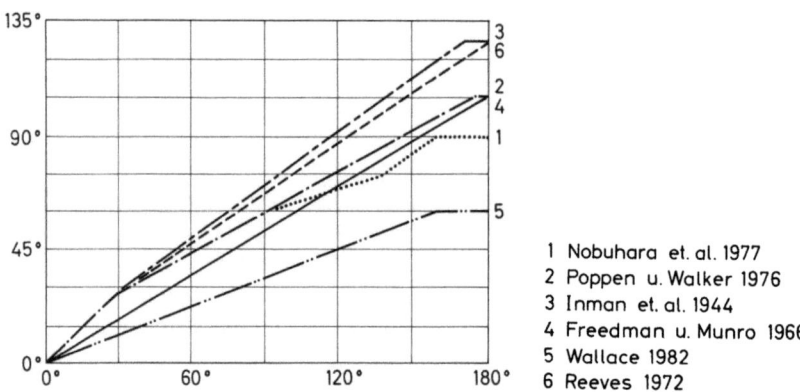

1 Nobuhara et. al. 1977
2 Poppen u. Walker 1976
3 Inman et. al. 1944
4 Freedman u. Munro 1966
5 Wallace 1982
6 Reeves 1972

**Abb. 2.** Winkelbewegung im Glenohumeralgelenk *(vertikale Achse)* bei zunehmender Abduktion des Arms *(horizontale Achse)*. Ergebnisse verschiedener Autoren

90° Abspreizung soll nach Kurve 1 wegen der zunehmenden Hemmung durch die Kapsel und wegen des abnehmenden Hebelarms des Deltamuskels die Bewegung im übrigen Schultergürtel noch mehr überwiegen. Diese Kurven 4 und 5 aber stehen im Widerspruch dazu. Hier wird eine gleichmäßige Aufteilung der Winkelbewegung festgestellt.

Wie bei der Abduktion ist auch bei der Bewegung des Glenohumeralgelenks um seine anderen Achsen ein Bewegungsumfang von jeweils ca. 90° erforderlich. Auch

Biomechanik und Pathomechanik des Schultergelenks

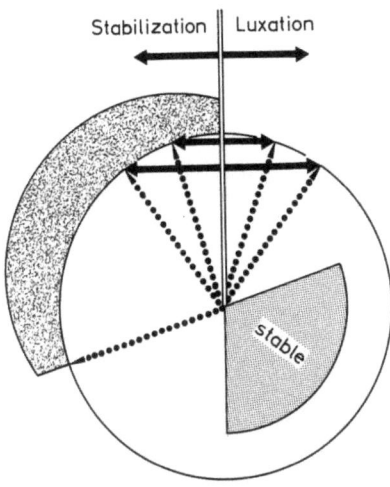

Abb. 3. Mögliche Richtung der Gelenkkräfte beim kraftschlüssigen („nonconstrained") Glenohumeralgelenk. Die durch den Mittelpunkt des Humeruskopfs gerichtete Gelenkkraft *(punktiert)* muß *innerhalb* der Pfanne angreifen, sonst luxiert das Gelenk

etwas größere, passive Winkelbewegungen können bei äußerer Krafteinwirkung nicht ausgeschlossen werden. Dies macht die Konstruktion eines künstlichen Schultergelenks so schwierig. Es besteht ein direkter Zusammenhang zwischen den konstruktiv möglichen Winkelbewegungen, der Luxationssicherheit und den Belastungen von Endoprothese und umgebendem Knochen (Abb. 3).

Wird eine den normalen anatomischen Verhältnissen ähnliche, kraftschlüssige Konstruktion gewählt (s. auch Abb. 8), so ist der Zusammenhalt von Kugel und Kopf nur gewährleistet, wenn die übertragene Kraft innerhalb der Gelenkfläche am Schulterblatt wirkt. Sonst luxiert solch ein Gelenk. Daher ist der Bereich der übertragbaren Kraftrichtungen auf 50°-80° bezüglich des Schulterblatts bzw. auf ca. 150° bezüglich des Oberarmknochens beschränkt. Leider sind auch zukünftig kaum materialtechnisch zuverlässige Konstruktionen vorstellbar, die die Funktion des Labrum glenoidale als elastische Umrandung zur Verhinderung von Luxationen übernehmen könnten. Ein kraftschlüssiges Design kommt darum nur bei weitgehend intakten Muskelfunktionen in Frage.

Will man die Luxationsneigung durch eine formschlüssige Prothese vermindern (Abb. 4 und 8), so kommen andere technische Beschränkungen zum Tragen: Es ist nicht möglich, ein einfaches, hochbelastbares und formschlüssiges Kugelgelenk zu konstruieren, welches Winkelbewegungen von wesentlich mehr als 90° ermöglicht. Sonst schlägt der Hals am Pfannenrand an und bewirkt hohe Belastungen für die Prothese und ihre Fixation im Knochen. Bei nicht idealer Positionierung des Gelenks kann dies sogar schon bei kleineren Winkeln als 90° vorkommen. Kompliziertere Konstruktionen, wie beispielsweise doppelte Gelenke, sind zwar schon klinisch verwendet worden, haben sich aber nicht bewährt.

Die Stabilisierung des natürlichen und des kraftschlüssigen Gelenks, bei dem die Kraft innerhalb der Gelenkfläche angreifen muß, wird durch eine ständige Balance der das Gelenk übergreifenden Muskelkräfte sichergestellt. Die Abduktionsbewegung im Glenohumeralgelenk wird überwiegend durch den gelenkübergreifenden Deltamuskel bewirkt (Abb. 5). Dieser hat aber neben seiner Drehwirkung gleichzeitig auch eine luxierende Tendenz. Eine Drehung bei gleichzeitigem Hereinpressen des Humerus in die flache Gelenkpfanne, d. h. der Gelenkschluß, können nur durch den zusätzlichen, abwärts gerichteten Zug der kurzen Rotatoren bewirkt werden.

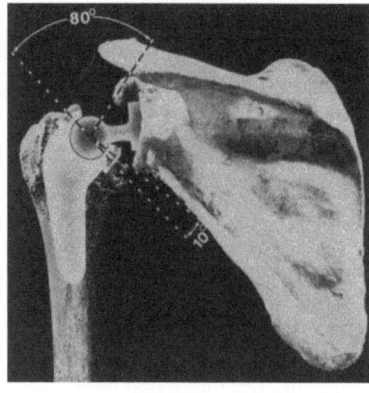

**Abb. 4.** Erforderliches Bewegungsausmaß für kraftschlüssige („constrained") Schulterendoprothese

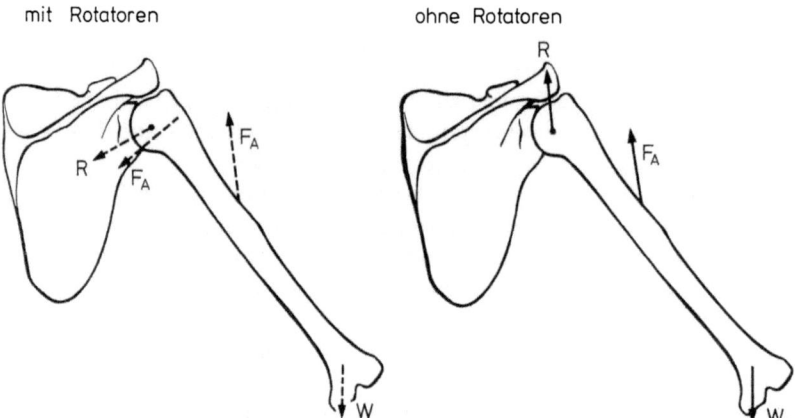

**Abb. 5.** Kräfte am natürlichen und kraftschlüssig ersetzten Glenohumeralgelenk. Wirkt der abduzierende Deltamuskel *($F_A$) allein (rechts)*, so luxiert das Gelenk, weil die resultierende Gelenkkraft *(R)* außerhalb der Pfanne angreift. Durch die zusätzliche Wirkung der Rotatoren *($F_R$)* wird die resultierende Kraft in die Pfanne umgelenkt *(links)*. *W* Armgewicht

Für die Größe der im glenohumeralen Gelenk übertragenen Kräfte geben verschiedene Autoren recht einheitliche Werte an (Abb. 6). Die Gelenkkraft steigt mit zunehmendem Abduktionswinkel allein durch das Gewicht des Arms auf etwa das 0,8fache des Körpergewichts an, um bei weiterem Anheben des Arms wieder kleiner zu werden. Schon bei einem zusätzlichen Gewicht von 50 N in der seitlich ausgestreckten Hand kann sogar das ca. 2,5fache des Körpergewichts als Gelenkkraft abgeschätzt werden. Dies bedeutet eine Belastung in der Größenordnung wie an der Hüfte bei jedoch wesentlich kleineren Gelenkflächen und zeigt, wie stark das Glenohumeralgelenk mechanisch beansprucht wird.

In Abb. 7 werden die von Poppen u. Walker ermittelten Belastungsrichtungen gezeigt. Beim Anheben des unbelasteten Arms wirkt die Gelenkkraft anfangs nach unten, etwas unterschiedlich je nach Außen- oder Innenrotation des Arms. Die Kraftrichtung verschiebt sich bis etwa 60° Armabspreizung zum oberen Pfannen-

Biomechanik und Pathomechanik des Schultergelenks

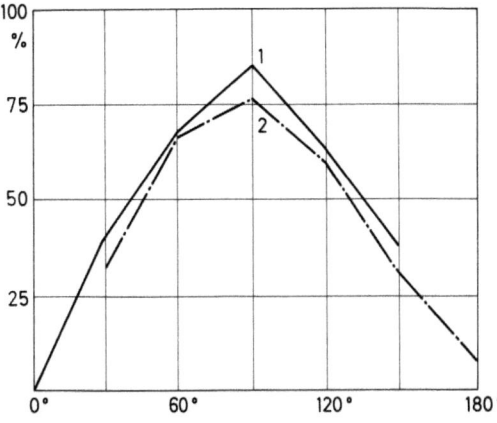

1 Poppen u. Walker 1977
2 Inman et. al. 1944 (for arm = 55N, BW = 750N)

**Abb. 6.** Kraft im Glenohumeralgelenk *(vertikale Achse)* in Abhängigkeit vom Abduktionswinkel *(horizontale Achse)*. Als Belastung wirkt allein das Gewicht des Arms (Arm 55N, KG: 750 N)

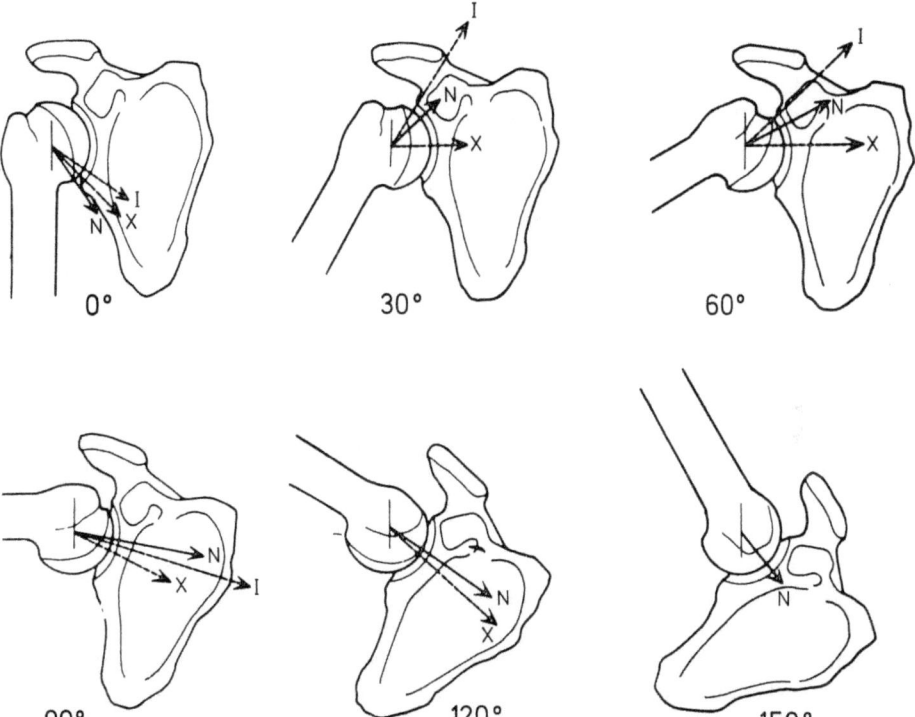

**Abb. 7.** Richtung der Kräfte im Glenohumeralgelenk bei zunehmender Abduktion des Arms. Die dargestellten Kraftrichtungen in der Frontalebene sind davon abhängig, ob der Arm in Neutralstellung *(N)*, innenrotiert *(I)* oder außenrotiert *(X)* ist. (Aus [6])

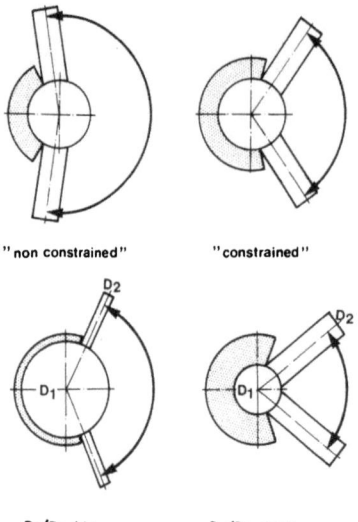

**Abb. 8.** *Oben:* Kraftschlüssige *(links)* bzw. formschlüssige *(rechts)* Gelenkkonstruktion und mögliche Winkelbewegungen.
*Unten:* Abhängigkeit der Winkelbeweglichkeit eines formschlüssigen Gelenks vom Verhältnis Kugeldurchmesser *D1* zum Halsdurchmesser *D2*. Ein großes Verhältnis D1/D2 vergrößert zwar das Bewegungsausmaß, bewirkt aber eine unzureichende Verschleiß- und Dauerfestigkeit des Gelenks

rand. Dann wandert sie wieder bis zur Gelenkmitte zurück. Ist eine derart feine muskuläre Steuerung der Kraftrichtung nicht möglich, so muß ein formschlüssiges Implantat gewählt werden. Dies ist schon bei teilweiser Insuffizienz der Rotatoren, aber auch bei nicht ausreichend stabiler Gelenküberbrückung durch Kapsel und Bandapparat angezeigt.

Bei formschlüssigen Prothesen kann die Luxationsfestigkeit konstruktiv extrem groß gewählt werden. Es wird aber noch gezeigt, daß dies wegen der hierdurch hervorgerufenen Knochenbeanspruchung nicht anzustreben ist. Durch Wahl des Umschließungswinkels (Abb. 8) und des Verhältnisses von Halsdurchmesser zu Kugeldurchmesser werden das mögliche Bewegungsausmaß und die Luxationsfestigkeit zugleich beeinflußt. Eine starke Umschließung wirkt einer Luxationsneigung entgegen, schränkt aber auch das Bewegungsausmaß ein. Dies kann wegen der erforderlichen Festigkeit des Halses nicht durch einen geringeren Halsdurchmesser kompensiert werden. Schlägt der Hals in Endstellung an der Pfanne an, so wird die Kontaktkraft auf einer kleinen Fläche übertragen, was unweigerlich zu plastischen Verformungen an dieser Stelle und langfristig zur Verminderung der Luxationsfestigkeit führt.

Bei dem in Abb. 9 gezeigten Gelenk nach Kölbel/Friedebold wurde die Luxationsfestigkeit durch eine geeignete Wahl von Geometrie und Material auf ca. 9 Nm festgelegt, ein Wert, der geringer als die Festigkeit der Verankerung ist.

Jedes Implantat für das Glenohumeralgelenk muß einen ausreichend großen Bewegungsspielraum erlauben, die möglichen Kräfte und gegebenenfalls Momente ertragen können und die Lage des Gelenkzentrums in etwa bewahren. Der langfristige Erfolg wird aber nicht nur hierdurch bestimmt, sondern entscheidend auch durch die dauerhafte Fixation der Prothese im Knochen. Auch hierfür sind die Aus-

Biomechanik und Pathomechanik des Schultergelenks

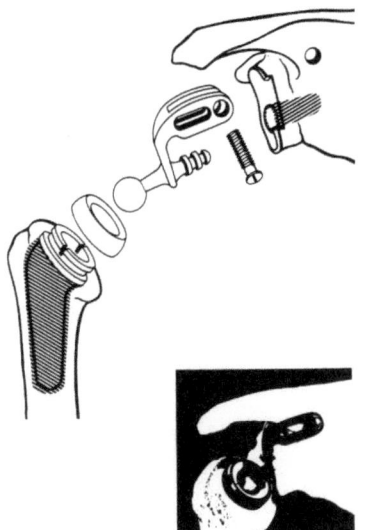

**Abb. 9.** Gelenkkonstruktion nach Kölbel/Friedebold. Der Halsteil ist zusätzlich zum Verankerungszapfen durch eine Gabel an der Basis der Spina scapulae abgestützt

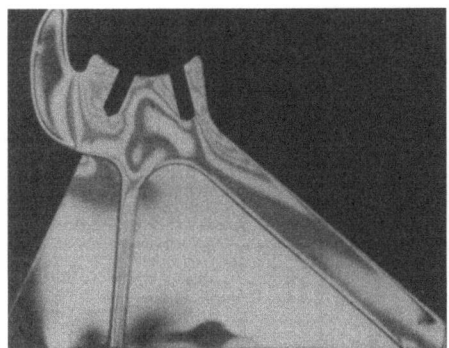
a

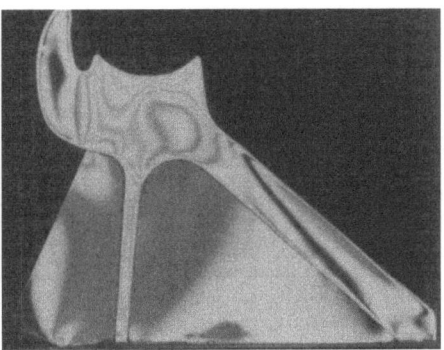
b

**Abb. 10a und b.** Spannungsoptische Bilder von der Verankerung einer Schulterendoprothese an der Skapula (Isochromaten bei ebenen Modellen). Die Anzahl der *dunklen Linien* ist ein qualitatives Maß für die Größe der Spannungen. Man erkennt, daß die Beanspruchungen bei verankerter Prothese (a) wesentlich höher sind als im natürlichen Fall (b)

gangsbedingungen des Glenohumeralgelenks denkbar ungünstig. Während der Humerus ausreichend Platz zur stabilen Einbettung der entsprechenden Komponente bietet, ist das Knochenvolumen im Glenoid sehr klein. In Abb. 10 sind spannungsoptische Bilder des Schulterblatts gezeigt. Simuliert werden die normale Skapula bzw. eine Pfanne ohne Stifte und eine Verankerung der Pfanne mit 2 Stiften. Die Anzahl der Linien im Bereich der Fossa glenoidalis gibt ein grob quantitatives Bild von der Größe der Beanspruchung im Schulterblatt. Man erkennt, daß die Verankerung mit Stiften ein starkes Ansteigen der Spannungen bewirkt.

Die schematische Darstellung von Abb. 11 zeigt für kraft- und formschlüssige Gelenke qualitativ die mechanischen Verhältnisse an der Fixationsstelle: Bei einem kraftschlüssigen Gelenk, bei dem die mögliche Kraftrichtung durch den Pfannenrand vorgegeben ist und in dem keine Momente übertragen werden können, herrschen relativ geringe Spannungen im implantatnahen Knochen. Wird die Luxation

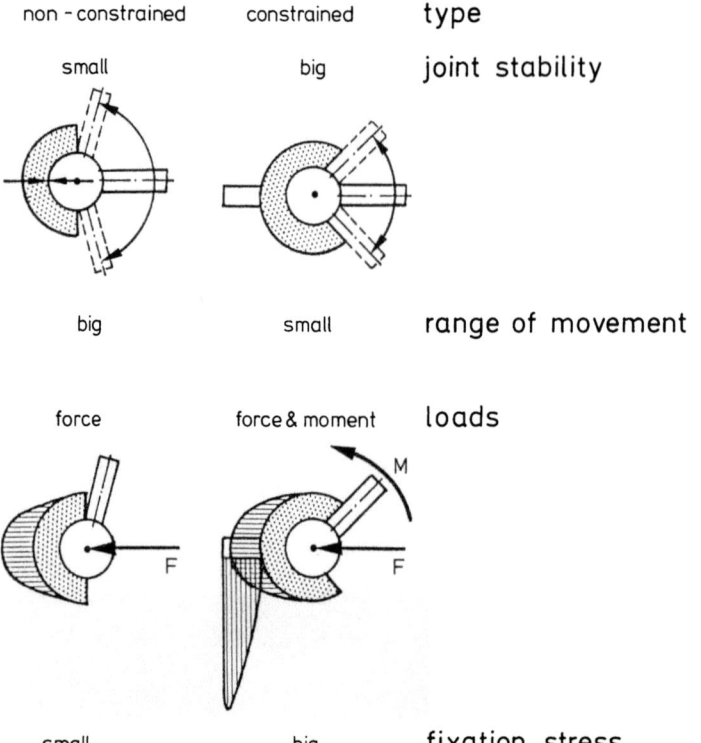

**Abb. 11.** Unterschiede von kraftschlüssigen *(links)* und formschlüssigen *(rechts)* Schulterendoprothesen. Die kraftschlüssige Konstruktion besitzt eine geringe Stabilität gegen Luxation, eine große Winkelbeweglichkeit, und verursacht wegen des Fehlens von Momenten in Anschlagstellung geringe mechanische Knochenbeanspruchungen. Bei der formschlüssigen Konstruktion trifft die jeweils gegenteilige Aussage zu

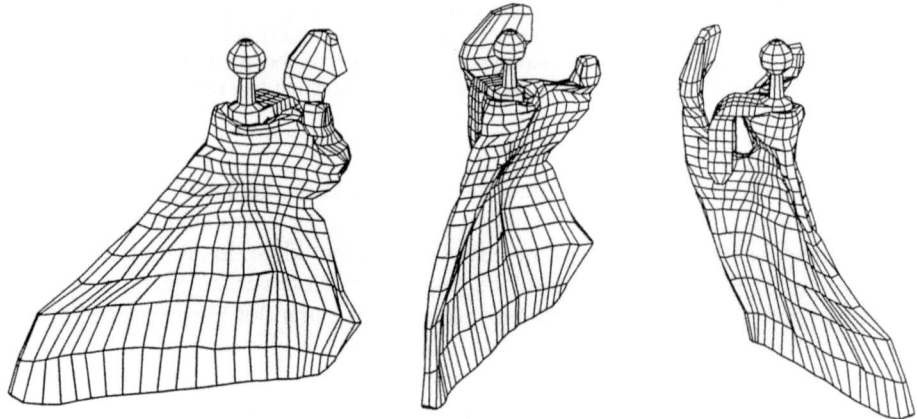

**Abb. 12.** Computermodell zur Berechnung der mechanischen Beanspruchung von Prothese, Zement und umgebendem Knochen (Finite Elementberechnung). Simultiert wird hier das Modell nach Kölbel/Friedebold)

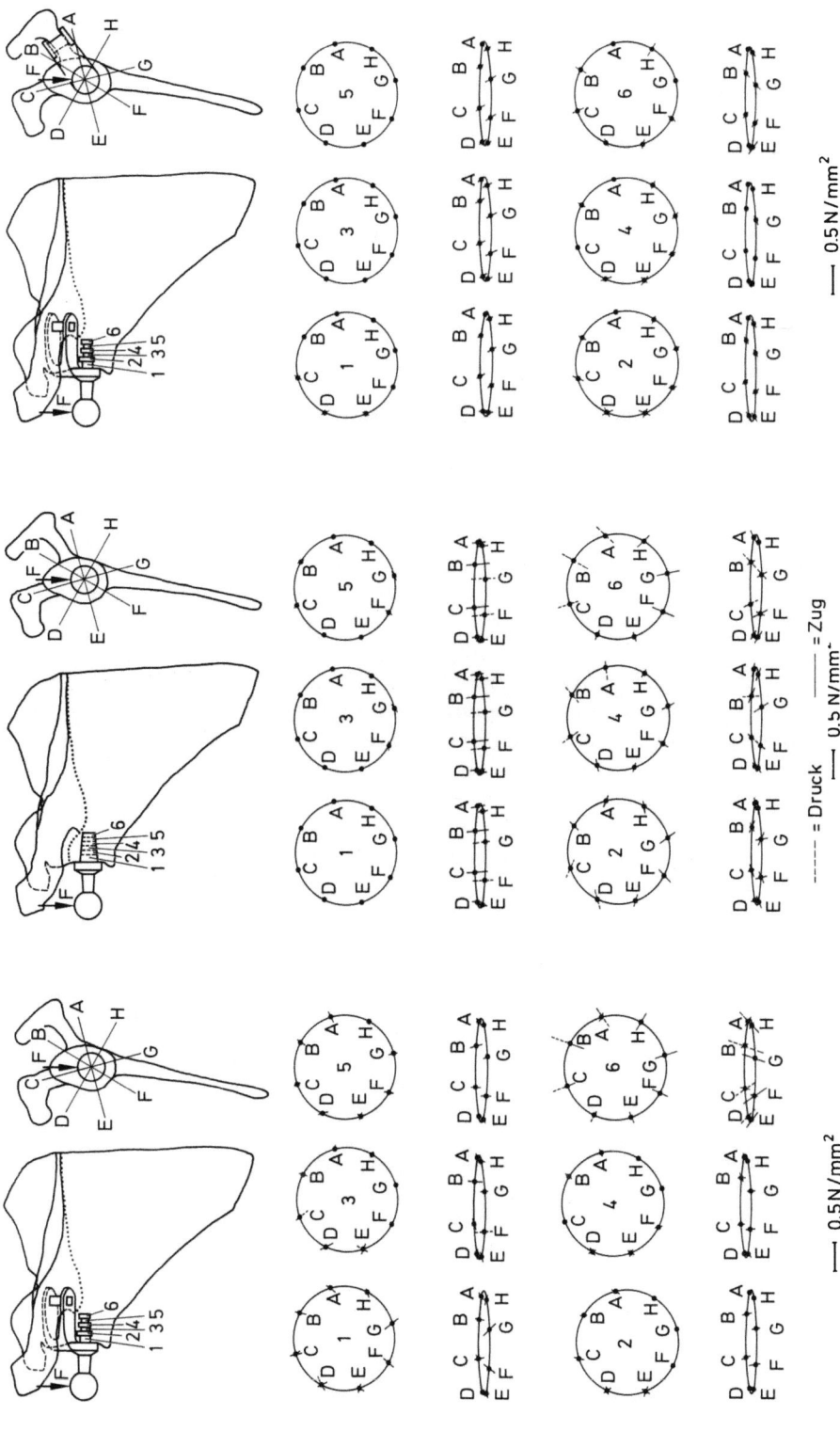

**Abb. 13.** Einige Ergebnisse der Finite-Elementberechnung an Schulterendoprothesen. 3 verschiedene Prothesenmodelle wurden verwendet: *links* mit glattem Verankerungszapfen, *in Mitte* mit stufigem Zapfen, *rechts* Modell Kölbel/Friedebold mit zusätzlicher Abstützung. Die Normalspannungen im Zement sind in unterschiedlicher Zapfentiefe (Schnitte 1–6) jeweils im Querschnitt (*Kreis*) und in fast seitlicher Ansicht (*Ellipse*) gezeigt

durch eine formschlüssige Konstruktion verhindert, so entstehen in Anschlagstellung des Gelenks durch den Angriff von Kräften am Pfannenrand, weit außerhalb des Kugelmittelpunkts, hohe Drehmomente, und die Knochenbeanspruchungen steigen dramatisch an. Derartige Momente sind mechanisch fast immer kritischer als Belastungen durch reine Kräfte. Eine deutliche Verringerung der Knochenspannungen kann bei solchen Prothesen nur erzielt werden, wenn ein zusätzlicher, vom Gelenkzentrum möglichst weit entfernter Fixationspunkt zur Abstützung der Momente vorgesehen wird.

Die in Abb. 9 schon gezeigte Prothese nach Kölbel/Friedebold besitzt eine solche Fixation an der Basis der Spina scapulae. Bei derartiger Verankerung ist darauf zu achten, daß die ausladenden Fixationsteile keine Störungen der Muskelbewegungen und der Blutversorgung verursachen und keine Nervenschädigungen bewirken dürfen.

In Abb. 12 sieht man ein auf dem Computer simuliertes Rechenmodell der Skapula mit eingebauter Prothese nach Kölbel/Friedebold. Hiermit ist die Simulation verschiedener Belastungen und Verankerungen möglich.

In Abb. 13 wird als Beispiel eine Gelenkbelastung durch ein nach unten ziehendes Gewicht angenommen. Im linken Bildteil wurde ein glatter Verankerungszapfen gewählt, in der Mitte ein profilierter Zapfen und rechts eine zusätzliche Abstützung an der Spina scapulae. In verschiedener Tiefe des Zapfens sind die Spannungen des zapfennahen Knochenzements im Querschnitt und in seitlichen Ansichten gezeigt. Die zunehmende Zapfentiefe 1-6 entspricht den Nummern 1-6 der unteren Teilbilder. Die Striche verbildlichen Richtung und Größe der Spannungen. Man kann mehrere Aussagen aufgrund dieses Bilds machen:

- Die Spannungsgröße ist recht konstant entlang der Zapfenlänge (Querschnitt 1-5 im linken Teilbild)
- An der Spitze des Zapfens herrschen höhere Spannungen (Querschnitt 6, linkes Teilbild). Dieser Effekt ist typisch für intramedulläre, steife Verankerungen und wurde bei Untersuchungen an Schäften von Hüft- und Ellbogenprothesen ebenfalls gefunden
- Wird der Zapfen mit Hinterschneidungen für eine stabilere Verankerung versehen (mittleres Teilbild), so können die erzeugten Spannungen in Zement und Knochen örtlich steigen
- Eine zusätzliche Verankerung weit ab vom Drehpunkt (rechtes Teilbild) vermindert die Spannungen. Die Spannungen wurden grob gedrittelt. Derartige Befunde wurden auch experimentell festgestellt.

**Tabelle 1.** Fixations- und Luxationsfestigkeit verschiedener, zementierter Typen von Schulterendoprothesen. Maßgeblich ist immer die Festigkeit bei Momentenbelastung

| Autor | Fixationsfestigkeit | Luxationsfestigkeit |
| --- | --- | --- |
| Post et al. 1979 (Modell Reese) | 30 Nm<br>2,4-5,8 kN longitudinal | 16 Nm |
| Kölbel et al. 1980 (Modell Kölbel/Friedebold) | 14 Nm<br>2 kN longitudinal<br>0,5-1 kN transversal | 9 Nm<br>0,7 kN longitudinal |
| Beddow u. Elloy 1977 (Liverpool Modell) | | 0,9 Nm Abduktion<br>3,3 Nm Rotation |

Tabelle 1 zeigt für verschiedene Schulterendoprothesen experimentell gefundene Werte für die Luxations- und Verankerungsfestigkeit im Glenoid. Maßgeblich sind übertragbare Momente und nicht die Gelenkkräfte. Man sieht, daß die Verankerung der Prothese nach Kölbel/Friedebold in vitro Momenten von etwa 14 Nm standhält. Für eine Verankerung mit Zapfen im Glenoid sind von Post et al. [8] ca. 30 Nm angegeben worden, allerdings ohne die Versuchsbedingungen mitzuteilen. Daraus muß der Schluß gezogen werden, daß die Luxationsfestigkeit des Gelenks durch konstruktive Maßnahmen auf sehr kleine Werte von maximal ca. 10 Nm begrenzt werden muß. Sonst bricht das Implantat eher aus als daß es luxiert.

## Zusammenfassung

Die mechanischen Voraussetzungen an der Skapula sind für einen Gelenkersatz denkbar ungünstig. Soll ausschließlich die eigentliche Gelenkfunktion durch eine kraftschlüssige Prothese wiederhergestellt werden, so sind befriedigende Lösungen möglich, wie auch die klinischen Ergebnisse einiger Prothesentypen zeigen. Muß aber zusätzlich zur eigentlichen Gelenkfunktion auch noch die Wirkung von Weichteilstrukturen wie Kapsel, Muskeln oder Bänder durch die Prothese mit übernommen bzw. ersetzt werden, so sind auf nicht absehbare Zeit nur mechanisch und klinisch nicht zufriedenstellende Kompromißlösungen zu erwarten.

## Literatur

1. Beddow FH, Elloy MA (1977) The Liverpool total replacement for the glenohumeral joint. In: Joint replacement of the upper limb. The Justitution of Mechanical Engineers, Conference Publication No 5, pp 21–25
2. Freedman L, Munro RR (1966) Abduction of the arm in the scapular plane: Scapular and glenohumeral movements. J Bone Joint Surg [Am] 48: 1503–1510
3. Inman VT, Saunders JB, Abbott LC (1944) Observations on the function of the shoulder joint. J Bone Joint Surg 26: 1–40
4. Kölbel R, Rohlmann A, Bergmann G (1980) Experimentelle Untersuchungen zur Verankerung einer Schultergelenkendoprothese. In: Jäger M, Hackenbroch MH, Refior HJ (Hrsg) Endprothese, Endoprothetik und Biomechanik der Gelenke. Thieme, Stuttgart, S 54–61
5. Poppen NK, Walker PS (1976) Normal and abnormal motion of the shoulder. J Bone Joint Surg [Am] 58: 195–201
6. Poppen NK, Walker PS (1978) Forces at the glenohumeral joint in abduction. Clin Orthop 135: 165–170
7. Post M, Jablon M, Miller H, Singh M (1979) Constrained shoulder joint replacement: A critical review. Clin Orthop 144: 135–149
8. Reeves B, Jobbins B, Flowers M (1972) Biomechanical problems in the developement of a total shoulder endoprosthesis. (Proc Br Orthop Res Soc) J Bone Joint Surg [Br] 54: 193
9. Rohlmann A, Mössner U, Bergmann G (1985) Rechnerische Spannungsanalyse am endoprothetisch versorgten Schulterblatt. In: Refior HJ, Plitz W, Jäger M, Hackenbroch MH (Hrsg) Biomechanik der gesunden und kranken Schulter. Thieme, Stuttgart, S 198–202

# Alternative Verfahren und Indikationen

# Ergebnisse der Resektionsarthroplastik und Doppelosteotomie nach Benjamin

K. Tillmann und D. Braatz

Sind bei rheumatischen Arthritiden der Schultergelenke die konservativen Behandlungsmöglichkeiten erschöpft, so werden in der orthopädischen Abteilung der Rheumaklinik Bad Bramstedt z. Z. etwa zu gleichen Teilen Synovektomien, Doppelosteotomien nach Benjamin [1] und Resektionsarthroplastiken nach einem von uns entwickelten Verfahren [4] durchgeführt.

## Differentialindikation

Die Differentialindikation wird nach Kriterien gestellt, die in Ermangelung anderer Richtlinien im wesentlichen auf unseren eigenen Erfahrungen beruhen und daher nicht als verbindlich gelten können.

*Synovektomien* werden indiziert, wenn sich noch eine aktive Entzündung klinisch eindrucksvoll manifestiert und wenn bei erhaltener Gelenkkongruenz noch eine erhaltenswerte gleitfähige Oberfläche existiert. Röntgenbefund und Klinik sind für die Indikation gleichermaßen wichtig. Die endgültige Entscheidung fällt allerdings manchmal erst unter der Operation. Als Kontraindikationen sehen wir z. Z. große Zystenbildungen und erhebliche sekundärarthrotische Veränderungen an.

Bei fortgeschrittenen Gelenkdestruktionen ist auch an der Schulter die Synovektomie allein nicht mehr ausreichend, wenngleich wir sie additiv auch bei den meisten rekonstruierenden Eingriffen für erforderlich halten – und sei es nur zum Zwecke der Arthrolyse in ausgebrannten Fällen. Als operative Möglichkeiten in späten Stadien haben sich uns nach dem enttäuschenden Abschneiden totalendoprothetischer Operationen die *Doppelosteotomie* und die *Resektionsarthroplastik* bewährt.

Die Hauptkriterien für die Differentialindikation sind patientenbezogen: Operationsfähigkeit und -bereitschaft sowie der individuelle Funktionsbedarf. Bei Patienten mit guter, möglichst schon von früheren Behandlungen bekannter Kooperation tendieren wir zur Resektionsarthroplastik. Die hier in Frage kommenden Patienten halten oft trotz vielfacher und schwerer Behinderungen einen relativ hohen Funktionsanspruch aufrecht – im Gegensatz zu denjenigen, denen wir eher die Doppelosteotomie empfehlen. Der Unterschied zwischen beiden Verfahren liegt für die Patienten weniger in der Belastung durch die Operation selbst als vielmehr im Nachbehandlungsaufwand. Dieser ist für die Doppelosteotomie extrem gering, für die Resektionsarthroplastik erheblich.

Wir haben früher immer angenommen, daß sich aus dieser Differentialindikation auch natürlicherweise ein Altersunterschied beider Patientengruppen dergestalt ergeben müßte, daß die Doppelosteotomie mehr bei älteren, die Resektionsarthroplastik dagegen vorwiegend bei jüngeren Patienten durchgeführt worden sei. Erst die Nachuntersuchungen von D. Braatz haben diesen nicht untypischen subjektiven Irrtum bereinigt (s. Tabelle 1).

## Operationstechnik und Nachbehandlung

Hierzu sollen nur einige wesentliche Gesichtspunkte hervorgehoben werden.

Bei der *Doppelosteotomie* [1] wird von einem vorderen Zugang aus eine Durchmeißelung des Schulterblatthalses einerseits und der proximalen Humerusmetaphyse in Höhe des Collum chirurgicum andererseits vorgenommen, wobei beiderseits das dorsale Periost intakt bleiben soll. Es wird nur soweit synovektomiert, wie es für eine gute Übersicht erforderlich ist. Postoperativ wird der Arm für 2–4 Tage in einem Desault-Verband, danach nur noch in einer Mitella ruhiggestellt. Diese wird von den Patienten selbst nach eigenem Gutdünken nach weiteren 6–10 Tagen allmählich abgelegt. Der Patient selbst bestimmt auch, wie er den Arm wieder in Gebrauch nehmen will – ausschließlich selbsttätig. Jede krankengymnastische Behandlung ist strengstens kontraindiziert!

Bei der *Resektionsarthroplastik* wird von einem transakromialen Zugang aus unter weitgehender Ablösung der Rotatorenmanschette eine radikale Synovektomie durchgeführt, der Humeruskopf umgeformt und mit Lyodura überzogen. Danach wird die Rotatorenmanschette unter Rekonstruktion und in möglichst physiologischer Spannung am Humerus refixiert. Dabei kam es Tillmann v. a. darauf an, im Gegensatz zu Gariepy [2] die ohnehin durch Destruktion verkleinerte Schulterpfanne nicht weiter zu reduzieren, um nicht dadurch den Drehpunkt zu stark zu medialisieren, außerdem durch die Verkleinerung des Humeruskopfes die Rekonstruktionsmöglichkeiten für die meist defekte Rotatorenmanschette zu verbessern und letzlich durch eine geeignete, gegenüber den physiologischen Verhältnissen um etwa 10° vermehrte Retroversion die Luxationsstabilität zu verbessern. Postoperativ muß für etwa 6 Wochen eine Abduktionsschiene getragen werden, von der aus zunächst nur passiv geübt werden darf. Danach ist eine krankengymnastische Behandlung noch für mehrere Monate, manchmal bis zu 1 Jahr erforderlich.

## Ergebnisse

Die Ergebnisse beider Verfahren wurden von Braatz im Rahmen einer Promotionsarbeit bei der Universität Hamburg/Fachbereich Medizin untersucht und zusammengestellt.

Das Krankengut (Tabelle 1) fordert fast zu einem Vergleich auf. Dieser ist jedoch unzulässig, da durch unsere Differentialindikation eine klare Selektion erfolgt ist. Ein Vergleich würde die Doppelosteotomie in unkorrekter Weise benachteiligen, da in dieser Gruppe vorwiegend die weniger kooperativen Patienten enthalten sind (s. oben).

Bezüglich der Schmerzlinderung (Tabelle 2) schnitt die Resektionsarthroplastik wesentlich besser ab, als wir es zunächst erwartet hatten, nachdem wir die Endoprothetik zugunsten dieses Verfahrens fast aufgegeben hatten.

Eine verbesserte Beweglichkeit (Tabelle 3) hatten wir selbstverständlich von der Resektionsarthroplastik erwartet. Schließlich war dies die Zielsetzung dieser Operation, wogegen die Doppelosteotomie nur eine Schmerzlinderung und möglichst eine Beeinflussung der lokalen Entzündungsreaktion anstrebt, die wir auch regelhaft gesehen haben.

Die positive Beeinflussung der aktiven Beweglichkeit kommt auch in der Besserung von Alltagsfunktionen zum Ausdruck (Tabelle 4), die für die Selbsthilfe von großer Bedeutung sind – auch oberhalb der Horizontalen. Diesbezüglich waren die

**Tabelle 1.** Resektions-Interpositions-Arthroplastik *(RIAP)* und Doppelosteotomie *(DO)* am Schultergelenk. Bad Bramstedt 1981-1984

|  | RIAP | DO |
|---|---|---|
| Diagnose | Chronische Polyarthritis | Chronische Polyarthritis |
| Patienten [n] | 22 | 24 |
|  | 20 Frauen    2 Männer | 15 Frauen    9 Männer |
| Gelenke | R. 11   L. 11 | R. 11   L. 13 |
| Alter [Jahre] | (31-74) 54 | (39-72) 54 |
| Nachuntersuchungszeit [Monate] | (6-57) 30 | (14-44) 29 |

**Tabelle 2.** Schmerzen vor und nach der Operation. 0 = kein, 1 = gering, 2 = mäßig, 3 = stark

|  | RIAP | | DO | |
|---|---|---|---|---|
| n | 22 | | 24 | |
|  | Vorher | Nachher | Vorher | Nachher |
| Schmerz | 2,51 | 0,82 | 2,34 | 1,51 |

**Tabelle 3.** Aktive Beweglichkeit vor und nach der Operation

|  | RIAP | | DO | |
|---|---|---|---|---|
| n | 22 | | 24 | |
| Aktive Beweglichkeit | Vorher | Nachher | Vorher | Nachher |
| Flexion | 65° | 97° | 97° | 95° |
| Abduktion | 56° | 90° | 69° | 77° |
| Abduktion humeroglenoidal (aktiv) |  | 70° |  | 49° |

**Tabelle 4.** Alltagsfunktion vor und nach der Operation. 0 = mühelos, 1 = mit Mühe, 2 = unvollständig, 3 = unmöglich

|  | RIAP | | DO | |
|---|---|---|---|---|
| n | 22 | | 24 | |
| Funktion | Vorher | Nachher | Vorher | Nachher |
| Hinterkopf-nackengriff | 2,50 | 1,32 | 2,38 | 1,67 |
| Schürzengriff | 1,96 | 0,91 | 2,17 | 1,33 |

Ergebnisse der Resektionsarthroplastik auch denjenigen überlegen, die wir früher mit Totalendoprothesen bei einem entsprechenden Krankengut gesehen haben.

Die Komplikationen sind in Tabelle 5 aufgelistet. Prozentual gesehen ist die Zahl nicht gering. Wir glauben jedoch, daß hier mit zunehmender Erfahrung Verbesserungen möglich sind.

Im Urteil der Patienten (Tabelle 6) kommt sicher auch die unterschiedliche Ausgangssituation und Einstellung der Patienten zum Ausdruck, welche für die Differentialindikation ausschlaggebend war (s. oben).

**Tabelle 5.** Komplikationen der Resektionsarthroplastik *(RIAP)* und der Doppelosteotomie *(DO)* und ihre Behandlung (in Klammern)

|   | RIAP | DO |
|---|---|---|
| n | 22 | 24 |
|   | Instabilität | Pseudarthrose |
|   | 2 | 1 |
|   | (einmal Arthrodese) | (einmal RIAP) |

**Tabelle 6.** Beurteilung beider Eingriffe durch die Patienten. 0 = nicht zufrieden, 1 = unentschieden, 2 = zufrieden, 3 = sehr zufrieden

|   | RIAP | DO |
|---|---|---|
| n | 22 | 24 |
| Beurteilung durch den Patient | 2,41 | 1,67 |

## Zusammenfassung

Wir erhielten den Eindruck, daß beide Verfahren ihren Zweck und die an sie gestellten Erwartungen weitgehend erfüllt haben.

Von der Doppelosteotomie waren wir bezüglich der Beweglichkeit in Einzelfällen positiv überrascht, von der Schmerzlinderung eher etwas enttäuscht. Die Gründe wurden diskutiert.

Die Resektionsarthroplastik hat insgesamt noch besser abgeschnitten, als wir selbst es vor der Untersuchung angenommen haben. Wir sehen darin eine echte, nach Möglichkeit zu bevorzugende Alternative zur endoprothetischen Versorgung – ähnlich wie z. B. beim Ellenbogengelenk [3]. Die Indikation kann allerdings nur gestellt werden, solange nicht Destruktionen und Riesenzysten die Knochensubstanz so stark reduzieren, daß die angestrebte Neuformung des Humeruskopfes aus diesem Grunde nicht mehr möglich ist, und solange noch eine einigermaßen funktionierende und rekonstruierbare Rotatorenmanschette identifizierbar und präparierbar ist.

Insbesondere Riesenzysten im Humeruskopf stellen ein relativ häufiges Rekonstruktionshindernis dar, das uns auch schon das Ergebnis mancher Spätsynovektomie zunichte gemacht hat. Mit Spanfütterungen – selbst autolog – lassen sich hier nicht alle Probleme lösen. Hier haben wir in Einzelfällen doch wieder auf die alloplastische Versorgung als den einzigen möglichen Ausweg zurückgegriffen.

## Literatur

1. Benjamin A (1974) Double osteotomy of the shoulder. Scand J Rheumatol 3: 65
2. Gariepy R (1977) Gleniodectomy in the repair of the rheumatoid shoulder. J Bone Joint Surg [Br] 59: 122
3. Thabe H, Tillmann K (1983) Spätergebnisse von Resektionsarthroplastiken der oberen Extremität im Vergleich zur Alloarthroplastik. Orthop Prax 9: 662–670
4. Tillmann K (1982) Die operative Behandlung des rheumatischen Schultergelenkes. Chir Prax 30: 485–489

# Indikation, Technik und Ergebnisse der Schulterarthrodese

P. Raunio

Obgleich das Schultergelenk bei über 50% der stationären Patienten des Krankenhauses der Rheumastiftung Heinola bei der chronischen Polyarthritis befallen ist, wurde es bisher etwas vernachlässigt. Von chirurgischer Seite wurden keine überzeugenden Problemlösungen angeboten. Erst im Laufe der letzten 10 Jahre, nach Einführung der Endoprothetik, wurde die Problematik wieder aktuell. Die Versteifungsoperation, die Arthrodese wurde mehr oder weniger unpopulär. Heute fragen sich manche Enthusiasten der Schulterprothesen, ob es überhaupt noch eine Indikation für die Arthrodese gibt. Wir wissen aber, daß nicht alle Endoprothesen lebenslänglich halten, so daß sie für jüngere Patienten nur bedingt geeignet sind. Auch darf man nicht vergessen, daß nach Entfernung einer Endoprothese die Arthrodese sehr schwierig, wenn nicht unmöglich sein kann.

In der Tat hat die Endoprothese in den letzten Jahren die Arthrodese fast verdrängt. Manche Kollegen sehen eine Schulterarthrodese nur als eine Rückzugsoperation an. Angesichts mancher schlecht stehender Arthrodesen ist diese Einstellung verständlich. Die Stellung der Arthrodese ist von entscheidender Bedeutung.

Um den Wert einer Arthrodese zu überprüfen, haben wir in unserer Klinik [1, 3] bei 39 Patienten mit 41 Schulterarthrodesen eine Nachuntersuchung durchgeführt. Die Patienten wurden in den Jahren 1957–1977 operiert. Insgesamt haben wir bis September 1984 63 Schulterarthrodesen durchgeführt, also 22 Operationen nach Abschluß unserer Untersuchung. Erst in den letzten 5 Jahren sind auch in unserer Klinik die Arthrodesen mehr von den Endoprothesen verdrängt worden, und die Indikation wurde entsprechend enger gestellt.

In unserem Krankengut war das niedrige Durchschnittsalter bemerkenswert: 36 Jahre. Die Krankheitsdauer war mit 12 Jahren relativ lang. Die Nachuntersuchungszeit betrug gut 6 Jahre, was wohl für die Beurteilung der Langzeitergebnisse ausreicht.

Auf operationstechnische Einzelheiten soll hier nicht eingegangen werden. Es sei nur gesagt, daß für gewöhnlich 3 Kompressionsschrauben benutzt wurden: eine durch das Akromion in den Humeruskopf, eine durch den Humeruskopf in das Glenoid und eine dritte durch den Processus coracoideus in den Humeruskopf. Infektionen wurden nicht gesehen, wohl aber 4 Pseudoarthrosen im Humeroglenoidalgelenk. Sie erforderten keine Reoperation, weil die Beschwerden nur gering waren. In 2 anderen Fällen bestanden geringe Schmerzen von seiten des Akromioklavikulargelenks. Insgesamt war es überraschend, daß dieses zur Schulter gehörende Gelenk so selten Beschwerde verursacht, selbst wenn es röntgenologisch deutlich verändert ist. Im ganzen war die Schmerzlinderung erwartungsgemäß gut.

Weiterhin war von Interesse, wie sich die Versteifungsoperation auch auf die Beweglichkeit der gesamten Schulter auswirkte. Wir fanden, daß sich die Gesamtbeweglichkeit unter Berücksichtigung der Abduktion und Flexion durch die Arthrodese verbesserte. Die Aufzeichnungen über die Rotationsbeweglichkeit waren leider in den Krankheitsberichten so vage, daß sie nicht ausgewertet werden konnten. Wir wissen aber, daß gerade die Rotation nach der Arthrodese eingeschränkt ist.

Im Durchschnitt wurde die Abduktions- und Flexionsbeweglichkeit von 100° auf 160° verbessert. Der Widerspruch: Versteifung verbessert die Beweglichkeit – ist auf die Bewegungsmöglichkeit im Thorakoskapulargelenk zurückzuführen, die bei jüngeren Menschen deutlich besser ist als im höheren Alter.

Man soll sich aber nicht zu sehr an die Zahlen klammern, die das wirkliche Resultat nicht unbedingt erkennen lassen. Entscheidend ist der Einfluß der Operation auf die Funktion. Eine Operation wird nur dann vom Patienten akzeptiert, wenn sie die Alltagsfunktionen verbessert. Ob dieses Ziel erreicht wird, hängt hauptsächlich von der korrekten Stellung der Arthrodese ab.

Die durchschnittliche Einstellung der Arthrodese betrug 55° Abduktion, 25° Flexion und eine Innenrotation, welche die Bewegung der Hand gegen den Mund ermöglicht, d.h. ca. 25–30°. Die Innenrotation muß bekanntlich so gemessen werden, daß der Arm frei an der Seite des Rumpfes herabhängt. Wenn der Oberarm z. B. in 30° Abduktion und 30° Flexion eingestellt wird, so bedeutet dies, daß der Unterarm in die Horizontalebene gebracht werden muß, damit 30° Innenrotation resultieren. Es wurden 3 wichtige Bewegungsfunktionen gemessen: 1. Hand zum Mund, 2. Hand zum Gesäß, 3. Hand zum Nacken. 15 Patienten konnten alle 3 Bewegungen durchführen, 13 nur eine davon. Alle Patienten waren fähig, zu essen, sich zu kleiden und für ihre Hygiene zu sorgen. Alle hielten die Operation für nutzbringend.

Die knöcherne Konsolidierung gelingt gewöhnlich gut. Die Fixierung kann leichter sein, als früher empfohlen wurde. Wir haben eine leichte Plastikschiene (Gewicht nur 750 g) zwischen 8 und 12 Wochen lang verwendet. Die Schiene wird jeweils individuell gefertigt und läßt sich leicht in die gewünschte Stellung bringen.

Wir bevorzugen heute folgende Stellung: 30° Abduktion, 30° Flexion und 30° Innenrotation (Abb. 1). Diese Stellung läßt sich leicht im Gedächtnis behalten. Sie entspricht den Empfehlungen von Rowe [2] und unseren eigenen Erfahrungen. Eine größere Abduktion ist nicht erforderlich. Sie kann eher nachteilig sein. Das-

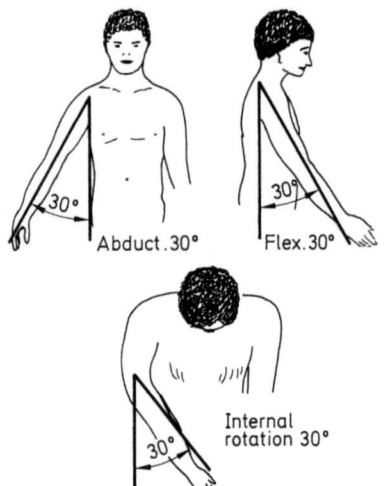

**Abb. 1.** Empfohlene Position für die Schulterarthrodese

selbe gilt für die Hyperflexion. Beide verursachen ein Vorspringen der Skapula und oft Beschwerden in der Schultermuskulatur.

Wenn man weiß, daß Endoprothesen gewöhnlich ein besseres funktionelles Resultat erbringen, so fragt man sich, wozu man überhaupt noch Arthrodesen braucht. In unserer Klinik haben jedoch die Endoprothesen die Schulterarthrodese nicht völlig verdrängen können und werden dies aller Voraussicht nach auch in Zukunft nicht tun.

Folgende Punkte sind für die Indikation ausschlaggebend:
1. Eine schwere Gelenkzerstörung bei Patienten unter 50 Jahren.

  Wenn das gegenseitige Gelenk später operiert werden muß, so bemühen wir uns, rechtzeitig (früh genug) eine Endoprothese einzusetzen.
2. Wenn beide Schultergelenke einer Operation bedürfen, so führen wir die endoprothetische Versorgung an der rechten (stärkeren) Seite und die Arthrodese an der linken Seite durch. So behält der Patient lebenslänglich eine verläßliche Hand für seine Lebensführung.
3. Bei Schwerarbeitern, bei denen die Prothese sich rasch lockern würde, bevorzugen wir die Arthrodese.

## Literatur

1. Raunio P (1981) Arthrodesis of the shoulder joint in rheumatoid arthritis. Reconstr Surg Traumatol 18: 48-54
2. Rowe CW (1974) Re-evaluation of the position of the arm in arthrodesis of the shoulder in adult. J Bone Joint Surg [Am] 56: 913-922
3. Rybka V, Raunio P, Vainio K (1979) Arthrodesis of the shoulder in rheumatoid arthritis. A review of forty-one cases. J Bone Joint Surg [Br] 61: 155-158

# Indikationen für den Gelenkersatz an der Schulter („patient selection")

R. Kölbel

Der Gelenkersatz an der Schulter ist immer ein elektives Behandlungsverfahren. Ob man einen Patienten überhaupt an der Schulter operiert, hängt von der Diagnose ab; ob man dann den Gelenkersatz zur Rekonstruktion wählt, hängt aber sicher von der freien Entscheidung von Arzt und Patient ab. Die Anforderungen an die Sicherheit des Eingriffs und an das Ergebnis sind daher hoch.

Warum Gelenkersatz an der Schulter?

Es gibt 3 Gruppen von Patienten:

Gruppe A: steife, schmerzhafte Schultern aufgrund von *Gelenkflächendeformationen* bzw. Gelenkflächendestruktion;

Gruppe B: instabile und schmerzhafte Schulter mit Weichteil oder/und Knochendefekten – *Defektschultern;*

Gruppe C: Frakturen mit Zerstörung oder potentieller Nekrose des Humeruskopfs – *Trauma.*

Bei diesen sind die Ziele einer Behandlung der Schulter
- Schmerzfreiheit
- Stabilität
- aktive Beweglichkeit.

Diese sind mit den herkömmlichen Verfahren nur mit Einschränkung erreichbar gewesen.

Wie gut die Ergebnisse mit den alternativen Verfahren sein können, zeigen die Beiträge von Tillmann u. Raunio. Erfahrungen in diesem Sinne liegen vor und werden im folgenden behandelt. Sie sind mehrfach bestätigt worden. Damit ist das Stadium der klinischen Erprobung für einige Implantattypen erfolgreich beendet.

Jetzt ist der Zeitpunkt, die Erfahrungen zur Grundlage für eine breitere Anwendung zu machen, und das führt uns zu den *Indikationen.*

Die Liste der Diagnosen zu den 3 aufgezählten Problemgruppen ist nicht lang und werden in den Beiträgen der Kollegen mit den großen Serien immer wieder zu finden sein. Ich möchte einige dieser Diagnosen als Illustration benutzen für den Prozeß, der schließlich zur Indikationsstellung führt. Hierbei möchte ich mich auf die Gruppen „Gelenkflächendeformation bzw. -destruktion" (Gruppe A) und „Defektschulter" (Gruppe B) beschränken.

In dem Prozeß der Indikationsstellung müssen folgende Fragen der Reihenfolge nach beantwortet werden:

Was stört den Patienten?
Was wünscht der Patient?
Welches sind die Ursachen des Leidens?
Wie ist die Prognose ohne operativen Eingriff?
Welche operativen Methoden sind möglich?
Welche Aussichten bieten diese?

Wenn ein Gelenkersatz in Betracht gezogen wird, müssen ferner folgende Fragen gestellt werden:

Ist die stabilisierende und bewegende Muskulatur erhalten, innerviert oder rekonstruierbar?
Ist die Knochenlänge erhalten?
Bestehen ausreichende Verankerungsmöglichkeiten?
Wie sind die Rückzugsmöglichkeiten?
Ist der Patient motiviert und kooperativ?
Besteht eine der folgenden Kontraindikationen:
- Strahlenschäden, Immunschwäche (LE)
- Neuropathie (z. B. Syringomyelie)
- Infekt (Osteomyelitis, Tbk)
- Entschädigungsansprüche (bedingt),
- geistig-psychische Veränderungen.

Es blieben aber in der Vergangenheit und bleiben immer noch genug Wünsche offen, die nach neuen Wegen suchen ließen. Solche Bemühungen hat es sehr früh gegeben (vgl. Kap. 1), v.a. bei den zwingenden Operationsindikationen wie den malignen Tumoren und bei den Frakturen, die ein schlechtes funktionelles Ergebnis erwarten lassen. So sind bei diesen Indikationen die Erfahrungen am längsten. Für diejenigen Indikationen, bei denen eine Operation nicht zwingend ist, sollte die Erfahrung, außer daß sie fundiert ist, auch noch spezifiziert sein:

Die Erfahrung sollte gewonnen sein
- unter Beachtung der *theoretischen Grundlagen* (Biomechanik der Schulter, allgemeine Grundsätze des Gelenkersatzes)
- unter Verwendung und Beachtung der richtigen *Methode* (Operationstechnik, Rehabilitation)
- unter Verwendung eines geeigneten *Implantats* (Konstruktion, Material, Verankerungsmöglichkeit).

In allen 3 Punkten stellt die Schulter besondere und andere Anforderungen als z. B. die Hüfte. Die Unterschiede sind weniger qualitativ (Abrieb, allgemeine Grenzflächenprobleme, Materialfragen) als quantitativ und bestehen darin, daß das Schultergelenk für die Stabilität überwiegend auf Weichteilstrukturen angewiesen ist und für die Verankerung wenig vorgeformte Knochenhöhlen zur Verfügung stehen.

Erst wenn man die Biomechanik der Schulter versteht, den operativen Zugang und die Nachbehandlung danach ausrichtet und ein Implantat hat, von dem man weiß, was es leistet, und das nicht selbst Probleme schafft, dann kann man anfangen, sich darüber Gedanken zu machen, bei welchen Zuständen von Schultern der Ersatz der Gelenkkörper als Teil der Rekonstruktion einen Gewinn für den Patienten bringt.

Lassen Sie uns den Prozeß der Indikationsstellung an einem Beispiel aus der Gruppe A nachvollziehen (Abb. 1 a, b):

Die 58jährige Patientin mit der posttraumatischen Humeruskopfnekrose stört am meisten der Schmerz und weiter die Steifigkeit. Die Patientin wünscht schmerzfrei und beweglicher zu sein.
  Das Röntgenbild zeigt, daß der Zustand bedingt ist durch die Deformierung der Humerusgelenkfläche mit daraus resultierender Inkongruenz. Die entzündlichen Begleiterscheinungen führen zu Schmerzen und schließlich zur Kontraktur.
  Die Prognose ohne operative Behandlung ist, daß möglicherweise in einigen Jahren die Beschwerden geringer werden und daß die Beweglichkeit gleich bleibt.
  Von den alternativen Operationsmethoden fällt die Doppelosteotomie aus, da die Gelenkflächen nicht kongruent sind. Die Arthrodese wäre möglich, würden die Beschwerden weitge-

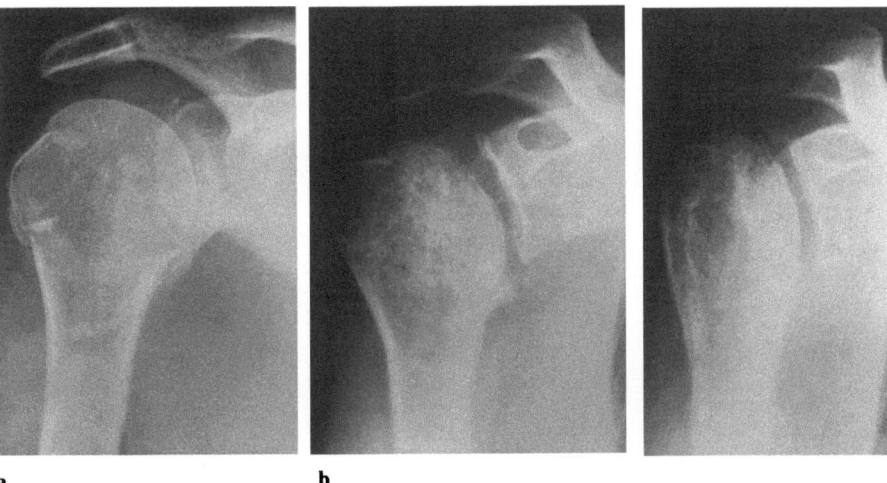

**Abb. 1a, b.** 58jährige Patientin mit posttraumatischer Humeruskopfnekrose; steife schmerzhafte Schulter

hend beseitigen, Stabilität herstellen und die Beweglichkeit im gleichen Umfang schmerzfrei ermöglichen. Dies wird von der Patientin nicht akzeptiert. Die Resektionsarthroplastik ist möglich, die Aussichten auf Beseitigung der Schmerzen sind gut; Stabilität und Wiederherstellung der aktiven Beweglichkeit sind nur in eingeschränktem Umfang zu erwarten.

Da ein Gelenkflächenersatz bei dieser Indikation nach den bisherigen Erfahrungen überlegene funktionelle Ergebnisse bietet, wird er in Betracht gezogen.

Nach der Liste der Fragen zu den Voraussetzungen ist die Muskulatur erhalten, die Knochenlänge ist nicht erhalten, wird aber durch den Gelenkersatz wiederhergestellt; die Verankerung ist hier möglich.

Der Rückzug auf eine Resektionsarthroplastik nach eventueller Entfernung des Implantats oder eine Arthrodese ist möglich mit Ergebnissen, die diesen Verfahren entsprechen würden.

Die Patientin ist stark motiviert und kooperativ. Kontraindikationen als Ausschlußgründe liegen nicht vor. Erst wenn alle Fragen bejaht sind, sind Aussichten auf Schmerzfreiheit, Stabilität und aktive Beweglichkeit gegeben. Die alternativen Verfahren leisten weniger; also ist die Indikation zum Gelenkflächenersatz hier gegeben.

Aus der großen Serie von Neer et al. [1] geht hervor, daß der Gewinn aktiver Beweglichkeit und Kraft parallel geht und bei Patienten mit degenerativen Veränderungen besser ausfällt als bei Patienten mit alten Frakturen - etwa in der Reihenfolge Omarthrose, Luxationsarthrose, rheumatoide Arthritis, alte Frakturen.

Wenn die Voraussetzungen - insbesondere bei den aktiven Elementen Muskulatur, Sehnenmanschette - nicht erfüllt sind, sind die Aussichten auf funktionelle Wiederherstellung begrenzt. Eine aufwendigere Rekonstruktion der Rotatorenmanschette erfordert bei der Nachbehandlung Rücksicht, die Ziele der Nachbehandlung müssen beschränkt werden. Den Begriff der „limited goals rehabilitation" von Neer möchte ich mit „eingeschränkte Aussichten" übersetzen. Nach Neer hat bei nur eingeschränkt gegebenen Voraussetzungen von seiten der Muskulatur die Stabilität Vorrang vor der Beweglichkeit.

Aus der gleichen Problemgruppe sei ein 65jähriger Patient mit Arthrosen beider Hüftgelenke und beider Schultergelenke genannt:

Der Patient ist v.a. durch die Steifigkeit in beiden Schultern und nur in zweiter Linie durch die Schmerzhaftigkeit gestört. Der Patient legt Wert auf Beweglichkeit. Verursacht ist der Zustand durch eine systemisch bedingte Polyarthrose mit Verlust des Gelenkknorpels, ent-

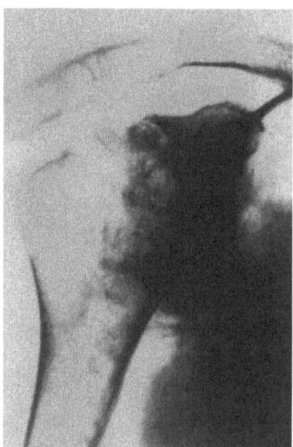 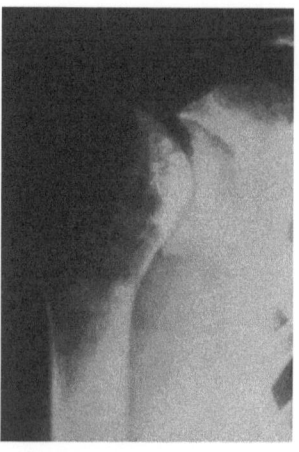

**Abb. 2.** 65jähriger Patient mit Omarthrose, steife schmerzhafte Schulter

**Abb. 3.** 59jährige Patientin mit rheumatoider Arthritis, steife schmerzhafte Schulter

zündlichen Begleiterscheinungen und Kontraktur beiderseits. Ohne operativen Eingriff wird der Zustand so bleiben (Abb. 2).

Von den therapeutischen Optionen wurde die Resektionsarthroplastik nicht angeboten, die Arthrodese kam wegen des Wunschs nach Beweglichkeit nicht in Betracht.

Die Voraussetzungen für den Gelenkersatz - innervierte intakte Muskulatur, erhaltene Knochenlänge, Verankerungsmöglichkeit, Rückzugsmöglichkeit, Motivation des Patienten - waren alle gegeben. Kontraindikationen bestanden nicht.

Von den alternativen Verfahren hatte der Patient deutlich weniger zu erwarten, und daher war hier die Indikation zum Gelenkersatz gegeben. Bei diesem Patienten wurde noch ein formschlüssiges Implantat verwendet.

Eine 59jährige Patientin (Abb. 3) mit rheumatoider Arthritis war v. a. durch die Bewegungseinschränkung behindert, weniger durch Schmerzen, obwohl bei Kenntnis des Röntgenbilds und der guten Beweglichkeit in Narkose wahrscheinlich der Schmerz die hauptsächliche Ursache für die stark eingeschränkte Beweglichkeit war. Die Patientin wünschte v. a. eine besser bewegliche Schulter. Ohne operativen Eingriff hätte sich der Zustand nicht gebessert.

An alternativen Operationen kam die Arthrodese nicht in Frage, weil die Schultergelenke und Ellenbogengelenke auf beiden Seiten befallen waren. Die Doppelosteotomie wäre hier möglich gewesen, ebenso die Resektionsarthroplastik. Ob die Aussichten für die funktionelle Wiederherstellung bei diesem Verfahren so gut gewesen wären wie für den Gelenkersatz möchte ich bezweifeln.

Die Voraussetzungen für den Gelenkersatz waren hier gegeben. Aus heutiger Sicht kann man auch theoretisch bestätigen, daß die Aussichten auf Schmerzfreiheit, Stabilität und aktive Beweglichkeit durch den Gelenkersatz und die nachfolgende Rehabilitation gegeben waren. Auch bei dieser Patientin wurde 1976 noch ein formschlüssiges Implantat verwendet.

Die Luxationsarthrose ist in den Serien von Neer et al. [1] und auch Post et al. [2] eine Indikation für den Gelenkflächenersatz. Hierzulande ist diese Indikation wohl selten. Sie wird hier der Vollständigkeit halber erwähnt.

In Gruppe B (Defektschultern) ist bei den Tumoren der Prozeß bis zur Indikationsstellung etwas anders, da hier eine zwingende Indikation zur Operation besteht. Der Einsatz von Implantaten ist hier auch elektiv, wegen der Möglichkeiten der funktionellen Wiederherstellung allerdings sehr wünschenswert.

Die Frageliste lautet bei einem 36jährigen Patienten mit einem Chondrosarkom etwas anders: Was bleibt nach einer Resektion nach tumorchirurgischen Gesichtspunkten übrig und was ist für den Patienten an Funktion zu erwarten:

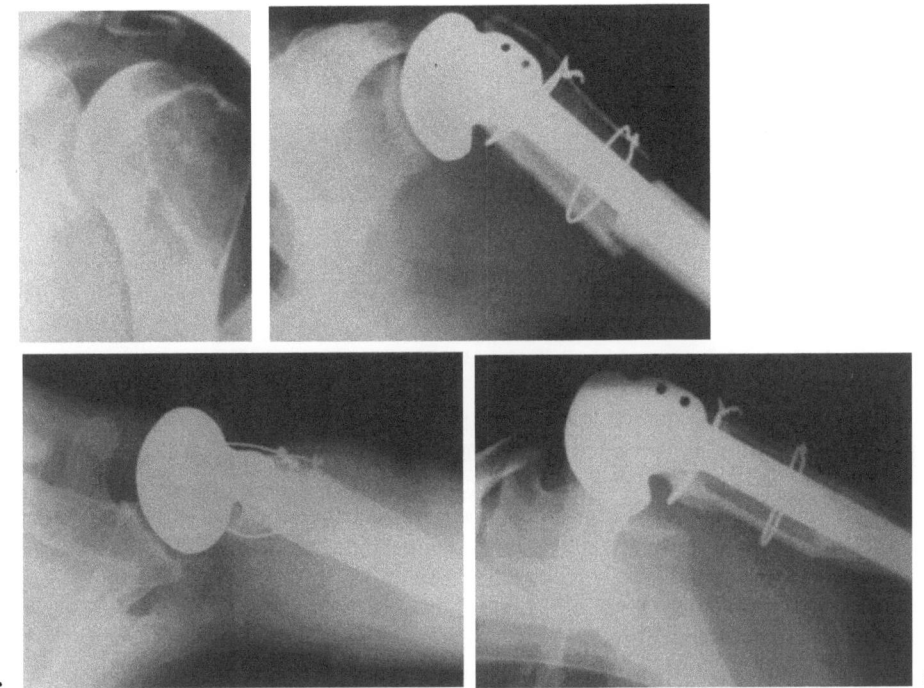

**Abb. 4a–d.** 36jähriger Patient mit Chondrosarkom (**a**), 2 Monate nach (**b**) bzw. 2 Jahre nach Ersatz des proximalen Humerusendes mit Neer-Endoprothese, Spongiosa und vaskularisiertem freiem Fibulatransplantat (**c, d**), Subluxation nach kranial

Hier ist nach dem Verlust von Knochen auf einer erheblichen Länge zusammen mit dem Verlust der Ansätze der Rotatoren eine instabile Schulter mit eingeschränkter aktiver Beweglichkeit und mäßigen Beschwerden zu erwarten. An diesem Zustand wird, wenn man ihn beläßt, nicht viel ändern (Abb. 4a–d).

Von den therapeutischen Optionen ist die Arthrodese ohne wesentliche Verkürzung und ohne Deformation der Schulter nur mit einem massiven Knochenspan möglich. Danach wäre die Schulter stabil bei eingeschränkter Beweglichkeit. Der plastische Ersatz des proximalen Oberarmendes durch einen vaskularisierten Fibulaspan könnte die Länge des Arms erhalten. Für die Funktion wäre eine nicht sicher stabile Schulter mit stark eingeschränkter aktiver Beweglichkeit zu erwarten. Nach den Erfahrungen von Neer und anderen kommt hier die Hemialloplastik in Frage.

Die Frage nach den Voraussetzungen ergibt, daß sich die Rekonstruktion der Rotatorenmanschette und ihrer Ansätze schwierig gestalten würde. Die Knochenlänge kann durch ein entsprechendes Implantat ausgeglichen werden. Die Verankerung ist möglich. Der Rückzug auf die Implantatentfernung ist möglich.

Hier sind die Aussichten für Stabilität und aktive Beweglichkeit deutlich eingeschränkt. In der Nachbehandlung kann nicht die volle Beweglichkeit angestrebt werden; die Stabilität hat den Vorrang.

Nach den bisherigen Erfahrungen leistet aber die Hemialloplastik mehr als die Alternativverfahren und ist auch in diesem Falle angezeigt.

Über die Verwendung von Implantaten bei Defektschultern mit Muskeldefekten, die nicht rekonstruiert werden können, und bei denen formschlüssige Implantate Form und Stabilität der Schulter erhalten könnten, wird an anderer Stelle berichtet. Dies ist außerdem noch kein bewährtes Verfahren.

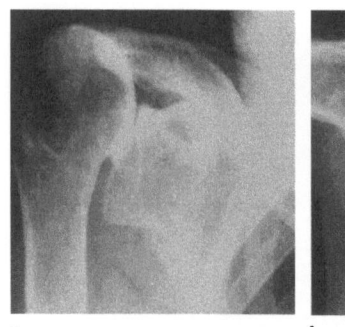 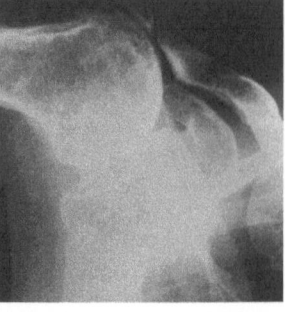

a  b
**Abb. 5 a, b.** Langjährig bestehende Rotatorendefektarthropathie

Zur Gruppe B möchte ich auch die Patienten mit Rotatorendefektarthropathien zählen. Liegt ein massiver alter Defekt der Rotatorenmanschette mit Atrophie der Muskulatur und einer ausgedehnten Umformung des subakromialen Raums vor, dann wäre jedes Verfahren überfordert. Ob sich hier die Hoffnungen auf mehr Stabilität durch ein Implantat erfüllen, wird man wohl erst in einigen Jahren sagen können. Wenn man die bisher bewährte Methode des Gelenkersatzes mit kraftschlüssigen Implantaten nicht in Mißkredit bringen will, sollte man diesen Zustand zunächst nicht als Indikation ansehen (Abb. 5 a, b).

Zu den Defektschultern gehören auch die voroperierten Schultern. In Unkenntnis der Funktion des Schultergelenks und aus einer gewissen Hilflosigkeit bzw. mangels besserer Methode wird an der Schulter immer noch ohne zwingenden Grund Gewebe reseziert, ohne daraus eine richtige Resektionsarthroplastik zu machen.

Solche Patienten, wie z. B. eine 74jährige Frau, sind belästigt durch Schmerzen und die fehlende aktive Beweglichkeit (Abb. 4, Kap. 22). Das sind Folgen der Instabilität. Diese Patientin möchte v. a. weniger Schmerzen und mehr Stabilität haben, wenn möglich auch eine bessere aktive Beweglichkeit. Von den alternativen Verfahren blieb nur die Arthrodese, und sie wurde von der Patientin abgelehnt.

Ist hier der Gelenkersatz möglich? Hier fehlt mit den bei der Resektion geopferten Rotatoren auch ein großer Teil des Deltamuskels.

Wenn überhaupt, ist die Rekonstruktion operativ extrem schwierig und kann nicht annähernd vollständig sein. Die Knochenlänge fehlt, könnte allerdings rekonstruiert werden. Alle anderen Voraussetzungen mögen bei dieser Patientin gegeben sein.

Bei kritischer Prüfung der Möglichkeiten muß man sich sagen, daß bei diesem Zustand die Arthroplastik mit den bewährten kraftschlüssigen Implantaten höchstens sehr begrenzte Aussichten auf Erfolg haben würde. Das gilt auch für die Hemialloplastik, die in Verbindung mit der Kopfresektion ursprünglich besser gewesen wäre.

Eine weitere voroperierte Defektschulter möchte ich im gleichen Sinne demonstrieren, weil hier abzulesen ist, an welchem Punkt im Verlauf bei dieser Patientin eine Rekonstruktion mit einem Kopfersatz möglich gewesen wäre (Abb. 6 a–e). Abgesehen von anderen technischen Möglichkeiten bei dieser Fraktur wäre nach dem Entschluß zur Kopfresektion die Erhaltung der Tubercula und die Rekonstruktion mit Hilfe eines langschäftigen Humeruskopfersatzes eine Lösung mit Aussicht auf eine gute funktionelle Wiederherstellung gewesen.

Im Falle einer 76jährigen Patientin ist ein Humeruskopfersatz in diesem Sinne vorgenommen worden (Abb. 5). Die Patientin ist jetzt belästigt durch starke Schmerzen. Diese rühren z. T. von der überlasteten Haltemuskulatur, z. T. kommen sie von der Verschiebung des Prothesenkopfs bei jedem Versuch der aktiven Bewegung.

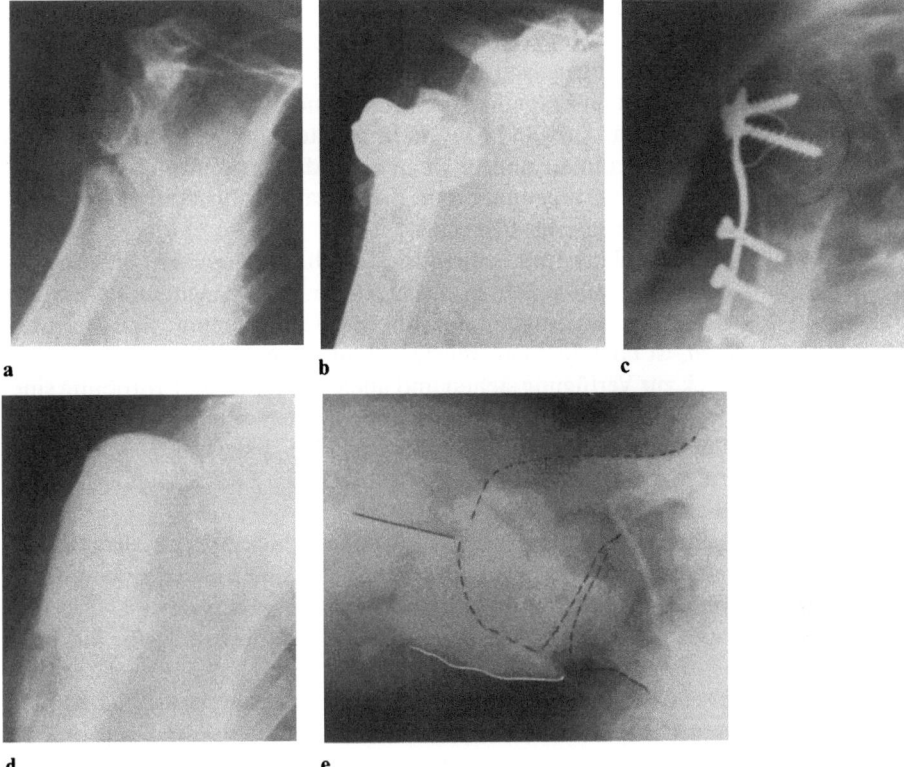

**Abb. 6a-e.** 58jährige Patientin mit Dreifragmentenfraktur, Folgen des Osteosyntheseversuchs

Die Ursachen sind der Verlust der Rotatorenursprünge und die mangelnde Wiederherstellung der Länge des Humerus.

Die Prognose ist, daß sich ohne weiteres Eingreifen nichts ändert.

Alternative Verfahren erscheinen nicht sinnvoll. Eine Arthrodese wäre sehr aufwendig.

Von den Voraussetzungen für eine erfolgreiche Alloplastik mit einem kraftschlüssigen Implantat fehlt v. a. die Muskulatur, von der man annehmen kann, daß ihre Rekonstruktion extrem schwierig, wenn nicht unmöglich wäre. Die Knochenlänge ist nicht erhalten, außerdem besteht die Gefahr, daß der Humerus bei Entfernung der Prothese bricht. Die Rekonstruktion wäre mit einem langschäftigen Implantat möglich.

Die Aussichten, diesen Zustand mit den bewährten kraftschlüssigen Implantaten zu verbessern, ist bei den schlechten Verhältnissen der Weichteile nicht gegeben. Daher ist hier für diese Art von Gelenkersatz keine Indikation gegeben.

Hier ist dann übrigens ein formschlüssiges Implantat zur Stabilisation verwendet worden.

## Zusammenfassung

Der *kraftschlüssige* Gelenkflächenersatz ist dort angezeigt, wo die Deformierung oder Destruktion der Gelenkflächen ihre Artikulation stark behindert und wo die Muskulatur als aktives Element für die Stabilität und aktive Beweglichkeit vorhanden oder doch gut rekonstruierbar ist. Dies gilt für die jetzt langfristig bewährten Implantate und Behandlungsverfahren. Die Indikationsstellungen setzen auch voraus, daß Aufwand und Nutzen alternativer Verfahren gegen die – bei diesem Kongreß noch darzustellende – Möglichkeit der funktionellen Wiederherstellung mit einem künstlichen Gelenk abgewogen worden sind.

Bei Defekten an der stabilisierenden und bewegenden Muskulatur und ihren Sehnen, die nur mit großem Aufwand bzw. nicht ad integrum rekonstruiert werden können, ist die Indikation nur zu stellen, wenn auch die „begrenzten Aussichten" eine Besserung der Funktion gegenüber dem präoperativen Zustand versprechen. Bei Tumoren wird das meistens der Fall sein.

Sind Defekte an Muskulatur und Sehnen (und auch am Knochen) nicht rekonstruierbar, dann ist die Indikation zum kraftschlüssigen Ersatz nicht zu stellen. Die Rekonstruktion mit Hilfe von Implantaten, die die stabilisierende Funktion der Muskulatur ersetzen, ist noch nicht ausreichend klinisch erprobt, obwohl Implantate für diesen Zweck zur Verfügung stehen und auch bereits in der Erprobung sind.

Der Einzelfall macht hier auch individuelle Lösungen erforderlich.

Es gibt klare *Kontraindikationen* wie Strahlenschäden, Immunschwächen (LE), Neuropathie (Syringomyelie), Infekt (Osteomyelitis, Tbc), Entschädigungsansprüche, geistig-psychische Veränderungen.

Neben den Schultern, bei denen mangels Masse wirklich nichts mehr mit Aussicht auf Erfolg zu machen ist, gibt es auch Patienten, die nicht erwarten lassen, daß sie mit einer nur mühsam erreichten Rekonstruktion richtig umgehen.

Sicher sollten auch die eigenen Grenzen bei der Indikationsstellung eine Rolle spielen.

Es ist dann wohl ethisch zu verantworten und im Sinne des hippokratischen Eids, wenn man in diesen Fällen auch massivem Druck – von außen und von innen – widersteht, keinen Gelenkersatz macht und damit etwas vermeidet, was dem Ansehen der ärztlichen Kunst abträglich wäre.

## Literatur

1. Neer CS II, Watson KC, Stanton FJ (1982) Recent experience in total shoulder joint replacement. J Bone Joint Surg [Am] 64: 319–337
2. Post M, Haskell SS, Jablon M (1980) Total shoulder replacement with a constrained prosthesis. J Bone Joint Surg [Am] 62: 327–355

# Technik

# Der totale Schultergelenkersatz
# – operative Technik, postoperative Nachsorge und funktionelle Beurteilung

R. P. Welsh und C. R. Constant

Unabhängig vom Typ der zu implantierenden Schultergelenkprothese müssen gewisse Prinzipien beachtet werden, um optimale Ergebnisse zu erzielen.

Der totale Schulterersatz sollte in den meisten Fällen nicht als Ersatz des Schultergelenks betrachtet werden, sondern vielmehr als eine Wiederherstellung der Weichteilstrukturen und der geschädigten Gelenkoberflächen. Durch Rekonstruktion der artikulierenden Gelenkflächen verbunden mit Wiederherstellung sowohl der Rotatorenmanschette als auch der muskulären Führung des Schultergelenks, kann eine vollständige Wiederherstellung der Gelenkfunktion erreicht werden.

Der totale Schulterersatz kann aus diesen Gründen auch als ein wesentlicher Beitrag zur Wiederherstellung des Weichteilgewebes betrachtet werden.

Die Forderungen an den totalen Schultergelenkersatz ergeben sich aus folgenden 3 Punkten:
1. Wiederherstellung geschädigter Gelenkflächen,
2. Rekonstruktion der Weichteile,
3. Wiedererlangung der Schulterfunktion.

Unabhängig vom Typ der zu implantierenden Prothese müssen diese Kriterien ständig beachtet werden. Erfolgt keine korrekte Rekonstruktion der Gelenkflächen, so ist die Wiederherstellung der Weichteile ineffektiv; die Bemühungen zur Rehabilitation werden wesentlich erschwert. Die Prothese, die von uns in den vergangenen 9 Jahren implantiert wurde, ist die von Dr. Neer. Meine Ausführungen sind auf die Erfahrungen mit dieser Prothese beschränkt. Die zu beachtenden Prinzipien der Implantation sind jedoch unabhängig vom technischen Vorgehen stets dieselben. Sie beziehen sich auf folgende Gesichtspunkte:
– Zugang
– Darstellung der Manschettenstruktur
– Resektion des Humeruskopfs
– Präparation der Schultergelenkpfanne
– Implantation der künstlichen Glenoidkomponente
– Implantation der Humeruskopfprothese
– Rekonstruktion der Rotatorenmanschette und der Weichteilstrukturen
– Wundverschluß.

## Chirurgischer Zugang

Unabhängig von der Schnittführung sind der M. deltoideus sowie der N. axillaris zu schonen.

Eine deltopektorale Inzision sollte bei sehr muskulären Patienten nach proximal erweitert werden und kann, soweit notwendig, mit einer minimalen Ablösung des Deltamuskels am klavikulären Ansatz verbunden sein. Distal erleichtert die partielle Ablösung des M. pectoralis major den Zugang.

## Weichteilstrukturen

Nach vorsichtiger Präparation der Bursa subacromialis liegt die Rotatorenmanschette frei. Bei primären oder posttraumatischen Arthrosen ist diese in der Regel unbeschädigt. Bei rheumatoider Arthritis hingegen finden sich bei 30-40% der Fälle Risse im Bereich der Manschette.

Nach Aufsuchen des subakromialen Raums wird die subdeltoidale Region dargestellt und der Deltamuskel vom Tuberculum majus, wenn er dort verklebt ist, gelöst. In dieser Phase muß darauf geachtet werden, daß der N. axillaris geschont wird. Er ist sowohl durch die Präparation als auch durch Hakendruck gefährdet. Die vordere Akromioplastik mit kompletter Resektion des Lig. coracoacromiale ist vor allen Dingen beim Vorliegen von Osteophyten und Engpassphänomenen (Impingement) notwendig. Die Resektion der Klavikula im Bereich des Akromioklavikular-Gelenks sollte in den Fällen durchgeführt werden, in denen das Gelenk stärker in den arthritischen Prozeß einbezogen ist.

## Manschettenstruktur

Auf eine genaue Darstellung der Manschette muß geachtet werden. Bevor weiter präpariert wird, sollten M. supra- und infraspinatus sowie der M. subscapularis dargestellt sein.

Der M. subscapularis wird nun unter Belassung eines genügend großen Sehnenstreifens von seinem Ansatz am Tuberculum minus gelöst, um eine spätere Reinsertion zu ermöglichen. Nach diesem Schritt wird die darunterliegende Kapsel aufgesucht. Synoviale Anteile sowie Granulationsgewebe werden entfernt und eine letzte Inspektion des Humeruskopfs vorgenommen.

## Resektion des Humerus

Wie bei allen rekonstruktiven Eingriffen muß eine ausreichende Knochenreserve belassen werden. Der Humeruskopf wird unter Zuhilfenahme der Probierprothese als Schablone für die erforderliche Inklination und Retroversion beschnitten. Der Arm sollte während dieses Vorgangs in 30° Außenrotation gehalten werden. Der Ansatz der Rotatorenmanschette an den Tubercula muß geschont werden.

Nach Exzision des Humeruskopfs wird die Gelenkkapsel weiter präpariert, Granulationsgewebe und Osteophyten werden entfernt, die die anatomischen Verhältnisse, v. a. bei posttraumatischer Arthrose, verändert haben können.

## Aufbereitung des Glenoids

Eine exakte Präparation des Glenoids ist wesentlich, vor allen Dingen im vorderen und unteren Gelenkbereich. Das Kapselgewebe wird entfernt und der untere Rezessus dargestellt und mobilisiert. Während dieses Präparationsvorgangs muß darauf geachtet werden, daß der N. axillaris vor Verletzungen geschützt wird. Im Zentrum des Glenoids ist zu beobachten, daß dieses häufig durch den krankhaften Prozeß verformt ist. Zuerst wird ein Schlitz für den Verankerungskiel gefräst und der spongiöse Raum mittels Kürettage erweitert. Es müssen Verletzungen der

Gelenkränder, vor allen Dingen im vorderen und hinteren Bereich vermieden werden. Ist der spongiöse Raum dargestellt, so erfolgt ein vorübergehendes Einsetzen der Probierprothese, um den korrekten Sitz sicherzustellen. Bei der Neer-Glenoidkomponente ist es vorteilhaft, eine Neigung von ungefähr 10° zur Vertikalen und damit eine leichte Überdachung nach kranial zu erzielen.

**Präparation des Humerusschafts**

Die Sondierung ist einfach, jedoch muß die Prothese so senkrecht wie möglich implantiert werden, um eine Varusfehlstellung zu vermeiden. Bei der Einstellung des Humeruskopfs muß auf das Abtragen und Glätten von Knochenüberhängen geachtet werden, um einen möglichst kongruenten Aufsitz für die Prothese zu schaffen. Die Kopfprothese wird nach folgenden 2 Kriterien ausgesucht:
1. Schaftdicke und Länge sind abhängig vom Zustand des proximalen Humerus;
2. die Größe des Kopfs richtet sich nach der Größe des Gelenkraums.

Bei Implantation der humeralen Prothese müssen 2 wichtige Überlegungen angestellt werden:
1. Es ist notwendig, den Drehpunkt zu bestimmen und wieder herzustellen, um eine optimale Funktion der Weichteile zu erzielen. Dies betrifft die Wiederanheftung der Rotatorenmanschette und des M. deltoideus. Ist der Humerus zu stark gekürzt, wird die Funktion des Deltamuskels beeinträchtigt, eine optimale Rekonstruktion des Weichgewebes kann nicht erzielt werden.
2. Beim Einbringen der Kopfprothese muß bedacht werden, daß die Skapula in einem 30°-Winkel zur Frontalebene des Körpers steht. Der humerale Prothesenanteil muß aus diesem Grunde in 30° Retroversion eingesetzt werden. Dies ist am leichtesten zu erzielen, wenn beim Einsetzen der Kopfprothese der Arm in 30° Außenrotation gehalten wird. Vor der Zementierung der Prothese und der Wiederanheftung der Weichgewebe wird zunächst eine Probeimplantation beider Prothesenkomponenten durchgeführt.

**Wiederherstellung der Weichteile**

Entsprechen die knöchernen Verhältnisse und der Prothesensitz den notwendigen Anforderungen, so wird nun mit der wichtigen Rekonstruktion der Weichteile begonnen.

Auch wenn die Rotatorenmanschette intakt ist, so muß diese vom hinteren Glenoid gelöst werden, um eine freie Gleitbewegung zu ermöglichen. Dies ist von besonderer Wichtigkeit, da die Reimplantation des Tuberculum majus an der normalen Insertionsstelle an die Gleitfähigkeit der Rotatorenmanschette gebunden ist.

Genauso ist eine vollständige Mobilisierung des M. subscapularis im vorderen Anteil durchzuführen, um eine Beeinträchtigung der Gleitbewegung und der Außenrotation der Schulter zu verhindern.

Erst wenn der Weichteilmantel auf diese Art und Weise zu mobilisieren war, darf mit der Einzementierung der beiden Prothesenanteile begonnen werden.

## Einzementierung der Prothese

Die Glenoidkomponente wird zuerst einzementiert. Es ist wichtig, das Prothesenbett vor Einbringen des Materials zu trocknen. Es hat sich als sehr vorteilhaft erwiesen, die glenoidale Höhle zunächst mit Zement auszufüllen. So können Blutungen sehr gut gestillt werden. In einem 2. Arbeitsgang wird nun der Zement schnell aus der glenoidalen Höhle herausgekratzt und die Prothese mit neu angerührtem Knochenzement endgültig implantiert. Bis zur Aushärtung des Zements muß ein gleichmäßiger Druck auf diesen Prothesenanteil ausgeübt werden.

Der Markraum des Humerusschafts wird vom Blut befreit und ein Plastikstopfen distal plaziert, um ein Abfließen des Zements zu verhindern. Der Knochenzement wird mit einer Spritze in den Schaft eingebracht und die Implantation der Prothese vorgenommen. Eine Lagekorrektur der Prothesenlage ist nach Einbringen schwierig. Die korrekte Retroversion von 25° bis 40° muß bis zum Aushärten des Zements eingehalten werden.

## Rekonstruktion der Rotatorenmanschette

Die Rotatorenmanschette wird wieder angeheftet und der M. subscapularis vernäht, wodurch erst die Weichteilumhüllung der Schulter komplettiert wird. Nach Rekonstruktion der Rotatorenmanschette sollte z. Z. des Wundverschlusses die volle Innenrotation im Schultergelenk möglich sein. Der reinserierte M. subscapularis sollte eine Außenrotation von 30° zulassen. Die Schulter muß vor dem Wundverschluß passiv durchbewegt werden, um die Stabilität des Schultergelenks und der Nähte zu überprüfen.

## Wundverschluß

Der Wundverschluß ist danach recht einfach. Nach ausgiebiger Spülung der Wundhöhle wird eine Drainage eingelegt und das Subkutangewebe vernäht. Danach erfolgt die Hautnaht.

# Postoperative Behandlung

Der Arm wird postoperativ auf einem Abduktionskissen gelagert. Am darauffolgenden Tag wird die Schulter krankengymnastisch passiv aus der Lagerung in 60° Abduktion mobilisiert. Am Tag nach der Operation wird ebenfalls mit Pendelübungen begonnen, die regelmäßig 5-6mal/Tag über einen Zeitraum von 5 min durchgeführt werden.

Etwa 6 Tage nach der Operation wird mit unterstützter Flexion, Extension, Außen- und Innenrotation begonnen. Diese Behandlung erfolgt jedoch nur bei intakter Rotatorenmanschette. War eine Rekonstruktion der Manschette erforderlich, wird mit dieser Art der Übungsbehandlung erst nach der 3. postoperativen Woche begonnen. Unter stationären Bedingungen ist es möglich, durch ein variables System von Schlingen eine Unterstützung der oberen Extremität zu erreichen und gleichzeitig einen gewissen Grad der passiven Beweglichkeit zu gewährleisten.

Die kontinuierliche passive Durchbewegung des operierten Schultergelenks wurde gelegentlich durchgeführt, jedoch bedarf der Wert dieser Maßnahme noch einer endgültigen Beurteilung.

Der wichtigste Aspekt eines Therapieprogramms ist, Ermüdungserscheinungen des Patienten zu erkennen und zu vermeiden, da diese Therapieerfolgen entgegenstehen. Aus diesen Gründen sollte eine mehrfache Übungsbehandlung von kurzer Dauer und Intensität unterhalb der Schmerzgrenze erfolgen. Dies verspricht den größten Therapieerfolg.

Die ersten 4 Wochen des Übungsprogramms bestehen aus der Mobilisierung der Schulter, die zweiten 4 Wochen sind durch Kraftübungen und isometrisches Anspannungstraining, das schon in der 3. postoperativen Woche eingeleitet werden darf, ausgefüllt. In der 4. Woche werden dann zunehmende Widerstandsübungen verordnet. Dauer und Intensität werden graduell gesteigert. Nach 8 Wochen folgt eine weitere Behandlungsphase mit Schwerpunkt auf passiver Dehnung verbliebener Steifigkeiten, um ein optimales Bewegungsausmaß zu erzielen.

Nach dieser Zeit folgen nach einem Basisschema Übungen, die bei allen Patienten mit totalem Schulterersatz durchgeführt werden. Ich bin der Meinung, daß Unwilligkeit und Unfähigkeit eines Patienten, an diesem postoperativen Therapieprogramm teilzunehmen, eine absolute Kontraindikation für den totalen Ersatz des Schultergelenks darstellt.

## Wissenschaftliche Auswertung der klinischen Ergebnisse

An dieser Stelle möchte ich nicht speziell auf die Ergebnisse des totalen Schultergelenkersatzes allein eingehen, sondern einige weiterführende Anmerkungen im Hinblick auf die Auswertung der Schulterfunktion und besonders zu den Ergebnissen der Schulterchirurgie machen.

Unabhängig, was wir unternehmen, ist es notwendig, die Ergebnisse zu quantifizieren und eine meßbare Beurteilung der Erfolge und verbliebener Probleme vorzunehmen.

Wir sollten erkennen, daß der totale Schultergelenkersatz bei Patienten durchgeführt wird, bei denen die Gesamtfunktion der betroffenen Extremität auf das stärkste eingeschränkt ist. Der Schmerz ist häufig unerträglich und die Beweglichkeit auf ein Minimum reduziert.

Allein aus diesem Grunde ist es möglich, durch einen chirurgischen Eingriff den Allgemeinzustand des Patienten deutlich zu verbessern. Wir müssen uns allerdings auch fragen, in welchem Verhältnis die postoperativ erreichten Ergebnisse im Vergleich zu einem „normalen" Menschen gleichen Alters ohne Schulterprobleme stehen. Aus diesem Grunde muß berücksichtigt werden, daß mit zunehmendem Alter ein Rückgang der normalen Schulterfunktion eintritt. Was für einen 30 Jahre alten Patienten an Bewegungsausmaß normal ist, ist für einen 70jährigen Patienten nicht zu erreichen. Wir müssen aus diesem Grunde unsere klinischen Ergebnisse jeweils mit einer gesunden Normalperson desselben Alters vergleichen.

### Zur Methode der funktionellen Beurteilung

Die Basis dieser Methode, die wir uns zueigen gemacht haben, ist ein 100-Punkte-System, welches zahlreiche individuelle Parameter eines jeden Patienten einschließt (Tabelle 1).

**Tabelle 1.** Bewertungssystem für individuelle Parameter

| | |
|---|---|
| Schmerz: | 15 |
| Tägliche Aktivitäten: | 20 |
| Bewegungsausmaß: | 40 |
| Kraft: | 25 |
| Insgesamt: | 100 |

**Tabelle 2.** Bewertungssystem für Schmerz

| | |
|---|---|
| Schmerzfrei: | 15 |
| Geringe Schmerzen: | 10 |
| Mäßige Schmerzen: | 5 |
| Starke Schmerzen: | 0 |

**Tabelle 3.** Bewertungssystem für tägliche Aktivitäten

| | | |
|---|---|---|
| A Aktivitätsgrad: | – volle Arbeitsfähigkeit | 4 |
| | – volle Freizeitaktivität/Sport | 4 |
| | – unbeeinträchtigter Schlaf | 2 |
| B Arbeitshaltung: | – bis zur Taille | 2 |
| | – bis zum Xiphoid | 4 |
| | – bis zum Nacken | 6 |
| | – bis zum Scheitel | 8 |
| | – über den Kopf | 10 |
| Insgesamt | | 20 |

**Tabelle 4.** Bewertung sowohl der Vor- als auch Seithebung (Anteflexion, Abduktion)

| | |
|---|---|
| 0°– 30° | 0 |
| 31°– 60° | 2 |
| 61°– 90° | 4 |
| 91°–120° | 6 |
| 120°–150° | 8 |
| 150°–180° | 10 |

**Tabelle 5.** Bewertung der Außenrotation

| | |
|---|---|
| Hand hinter den Kopf mit Ellbogen vorwärts | 2 |
| Hand hinter den Kopf mit Ellbogen zurückgenommen | 2 |
| Hand auf dem Scheitel mit Ellbogen vorwärts | 2 |
| Hand auf dem Scheitel mit Ellbogen zurückgenommen | 2 |
| Volle Elevation vom Scheitel aus | 2 |
| Insgesamt | 10 |

**Tabelle 6.** Bewertung der Innenrotation

| | |
|---|---|
| Handrücken zur Außenseite Oberschenkel | 0 |
| Handrücken zum Gesäß | 2 |
| Handrücken zum lumbosakralen Übergang | 4 |
| Handrücken zur Taille (3. Lendenwirbel) | 6 |
| Handrücken zum 12. Brustwirbel | 8 |
| Handrücken zur Interskapularregion (7. Brustwirbel) | 10 |

Zunächst erfolgt die subjektive Einschätzung der Schmerzen sowie die Fähigkeit, normale Aufgaben des täglichen Lebens zu bewältigen. Darüber hinaus gehen Beweglichkeit und Kraft in die Bewertungsskala mit ein. In allen Fällen ist es unbedingt notwendig, den Patienten sowohl prä- als auch postoperativ nach diesem System zu bewerten und natürlich die Gegenseite mit einzubeziehen.

*Der Schmerz* wird mit 15 von 100 Punkten bewertet. Ist kein Schmerz vorhanden, werden 15 Punkte vergeben, bei starken Schmerzen 0 Punkte. Als Parameter zur Beurteilung müssen die Aktivitäten im täglichen Leben, während der Arbeit, in Erholungsphasen, in Ruhe und während des Schlafs beurteilt werden (Tabelle 2).

Die subjektive Fähigkeit, alle *täglichen Aktivitäten* zu verrichten, wird mit 20 Punkten in dem Bewertungssystem berücksichtigt. Dies beinhaltet 10 Punkte für die volle Arbeitsfähigkeit und weitere 10 Punkte für die Fähigkeit des Patienten, die Hand von der Taille über den Kopf zu heben (Tabelle 3).

In praktischer Hinsicht ist das *aktive Bewegungsausmaß* von ausschlaggebender Bedeutung. Dieses sollte unter Verwendung eines Winkelmessers zur exakten Bestimmung der Anteversion, Abduktion, Außen- und Innenrotation gemessen werden. Es sollte berücksichtigt werden, daß Außenrotation die Fähigkeit zur Anteversion und Abduktion voraussetzt. Innenrotation erfordert Streckfähigkeit im Schultergelenk (Tabelle 4-6).

*Für Kraftmessungen* sollte ein einfacher Kraftmesser verwendet werden, der die Kraft im Schultergelenk bei 90° Abduktion in Kilogramm angibt. Ein handlicher Befestigungsmechanismus macht das Meßverfahren relativ einfach, vor allen Dingen für Patienten mit Handdeformitäten, z.B. bei rheumatoider Arthritis. Diese Technik ist natürlich nicht so genau wie die mit dem Cybex II. Diese Art der Kraftmessung ergibt jedoch ein gleichmäßiges Bild der Schulterkraft und ist jederzeit reproduzierbar. Es ist wichtig zu wissen, daß diese Art der Kraftmessung mit zunehmendem Alter schwieriger wird. Zudem sollten grundsätzlich Vergleichsmessungen an beiden Extremitäten vorgenommen werden.

Diese einfachen Untersuchungstechniken haben wir an 100 verschiedenen Patienten mit Schultererkrankungen durchgeführt. Die Varianz unterschiedlicher Untersucher lag nur bei etwa 3%, was die *Verläßlichkeit* dieses Maß- und Untersuchungsverfahrens unterstreicht.

**Tabelle 7.** Schulterfunktion

|  | Rechts (Punktzahl) | Links (Punktzahl) |
|---|---|---|
| Schmerz: |  |  |
| Tägliche Aktivitäten: |  |  |
| - Arbeit |  |  |
| - Freizeit |  |  |
| - Schlaf |  |  |
| - Arbeitshaltung |  |  |
| Bewegungsausmaß: |  |  |
| - Abduktion |  |  |
| - Flexion (Anteversion) |  |  |
| - Innenrotation |  |  |
| - Außenrotation |  |  |
| Kraft [pounds] |  |  |
| Insgesamt | _____ % | _____ % |

## Diskussion

Eine Ergebnisaufzeichnung dieser Art verlangt die Berücksichtigung des unterschiedlichen Patientenalters, der verschiedenen Krankheitsursachen und der verschiedenen Operationsverfahren. Das bringt Objektivität in die Präsentation der Ergebnisse, besonders wenn genaue prä- und postoperative Untersuchungsergebnisse und Messungen der Gegenseite vorliegen (Tabelle 7).

## Schlußfolgerung

Es wurden die Prinzipien der Schulterrekonstruktion mit der totalen Schultergelenkarthroplastik aufgezeigt. Es muß betont werden, daß die Implantation einer Endoprothese nur einen Zusatz zur gleichwertigen Wiederherstellung der Gelenkoberflächen, des Weichteilmantels sowie einer adäquaten Rehabilitation bedeutet. Gute Ergebnisse können nur bei sorgfältiger Arbeitsweise und exakter postoperativer Nachsorge erzielt werden. In der Präsentation der Ergebnisse müssen wir, gestützt auf prä- und postoperative Untersuchungen, so exakt wie möglich verfahren.

## Diskussion

*Vorsitzender:* Wie gehen Sie beim Einsetzen der Glenoidkomponente technisch vor? Wie können Sie beim Aufbohren sichergehen, daß Sie innerhalb des Skapulahalses sind und nicht die hintere Kortikalis durchbrechen?

*Welsh:* Indem ich die Ränder des Glenoids hinten, vorne, oben und unten klar darstelle. Nur dann kann ich sicher sein, daß ich den Bohrer richtig orientiere, mit dem ich den Schlitz in die harte subchondrale Kortikalis des abgeschliffenen Glenoids bohre. Es ist leicht, sich von einem dorsalen Osteophyten am Glenoid täuschen zu lassen. Ich durchbohre zunächst nur die subchondrale Kortikalis. Dann sondiere ich mit einem scharfen Löffel und eröffne den Raum im Skapulahals. Gerade diese Phase ist technisch anspruchsvoll.

*Vorsitzender:* Sie haben gezeigt, daß Sie den Subskapularis von der Kapsel isolieren, bevor Sie das Gelenk eröffnen. Später sagten Sie dann, daß Sie den Subskapularis noch weiter bis über den Glenoidrand mobilisieren. Sie haben nicht gesagt, was Sie mit der Kapsel machen.

*Welsh:* In der letzten Zeit bin ich dazu übergegangen, das meiste von der Kapsel zu entfernen. Ich finde, daß meine Ergebnisse so besser werden, als wenn ich die Kapsel belasse. Ich glaube, daß ich bessere Voraussetzungen schaffe, indem ich die Rotatorenmanschette klar darstelle, sie vom Glenoidrand ablöse und Kapselanteile, die die Beweglichkeit einschränken könnten, entferne. Ich achte darauf, daß der Subskapularis freipräpariert ist.

*Vorsitzender:* Ist die vordere Kapsel nicht erforderlich für die vordere Stabilität?

*Welsh:* Ich glaube nicht, daß die Kapsel für die Stabilisierung der Schulter nach dem Gelenkersatz noch eine Rolle spielt. Darüber hinaus hängt es von der Orientierung der Prothesenteile ab, daß sie am richtigen Platz bleiben. Der Subskapularis muß aber wieder befestigt werden. Man kann nicht beide entfernen. Ich legen großen Wert darauf, den Subskapularis zu mobilisieren und ihn wieder so zu befestigen, daß er die Schulter vorne stabilisiert.

Was macht Dr. Cofield mit der Kapsel?

*Cofield:* Ich glaube, daß man mit der Kapsel nichts besonderes zu machen braucht, wenn sie normal ist. Wenn sie zu dick ist, muß man sie so lange dünner schneiden, bis sie die normale Stärke und Flexibilität hat. Wenn sie in mediolateraler Richtung zu kurz ist, kann man sie an einer Seite ablösen. So bekommt man mehr Länge, wie auch, wenn man sie vollständig exzidiert. Ich glaube aber, daß dies nicht nötig ist und daß es ausreicht, das zu exzidieren, was überflüssig ist.

*Pahle:* Was Sie über die vollständige Darstellung des Glenoids gesagt haben, möchte ich unterstreichen. Zu diesem Zweck finde ich selbst das alte Bankart-Instrument sehr nützlich. Wenn man den Kopf exzidiert hat und dann den „Bankart" hinter den dorsalen Rand des Glenoids auf den Skapulahals bekommt, kann man das Glenoid vollständig übersehen. Weiter möchte ich auch betonen, daß nicht allein die Ablösung des Subskapularis vom Vorderrand notwendig ist. Der Subskapularis sollte sich auch elastisch anfühlen, wenn man daran zieht. Nur dann kann er sich wirksam kontrahieren und nur dann ist es sinnvoll, ihn wieder zu fixieren.

*Welsh:* Mit beiden Bemerkungen stimme ich vollkommen überein. Ich selbst benutze 2 schmale Hohmann-Hebel. Das Bankart-Instrument ist ideal, und dann gibt es noch den Hebel von Fukuda.

Die Mobilisation des Subskapularis habe ich bei meinem ersten Besuch bei Dr. Neer nicht gelernt. Etwa 3 Jahre später bei einem meiner Auffrischungsbesuche hat Dr. Neer einen meiner eigenen Patienten nachoperiert und mir dabei gezeigt, wie ausgedehnt er den Subskapularis freipräpariert hat. Man konnte danach den Plexus brachialis und die Gefäße der Axilla gut überblicken. Ich habe daraus geschlossen, daß er die gute Beweglichkeit anschließend nur dann bekommt, wenn er so ausgedehnt mobilisiert. Bei der ausgedehnten Präparation kommt natürlich der N. axillaris ins Spiel, der in gefährlicher Nähe ist.

Was die V. cephalica betrifft, so bin ich dafür, sie zu schonen und zu erhalten, solange dies praktisch möglich ist.

*Laumann:* Wenn das Schultergelenk sehr kontrakt ist, dann meine ich, daß man das Lig. coracohumerale resezieren sollte. Ich denke mir, daß es beim endoprothetischen Ersatz für die Beweglichkeit ein Hindernis ist und daß man es proximal am Oberrand der Fossa glenoidalis und an der Basis des Processus coracoideus ablösen sollte.

Was machen Sie mit der langen Bizepssehne, wenn sie erheblich geschädigt ist. Resezieren Sie sie oder lassen Sie sie in jedem Fall? Oder belassen Sie sie nur dann, wenn Sie eine Rotatorenmanschette haben, die Sie nicht rekonstruieren können?

*Welsh:* Was die korakohumeralen Bänder anbetrifft, so stimme ich Ihnen zu, daß bei manchen Rotatorenrupturen das korakohumerale Band die Rekonstruktion der Rotatorenmanschette behindert. Ähnliches gilt für den totalen Gelenkersatz. Das Band sollte reseziert werden. Der subkorakoidale Raum ist ein Gleitraum wie auch der subakromiale und subdeltoidale Gleitraum. Sie müssen so freipräpariert werden, daß die Gleitbewegung möglich ist, und das bedeutet auch die Resektion des korakohumeralen Bandes.

Was den Bizeps anbelangt, so bemühe ich mich immer, die Sehne seines langen Kopfes zu erhalten. Ist die Sehne schon verdünnt und ausgefranst, dann gehe ich sehr vorsichtig damit um und belasse sie. Ich habe allerdings bei 3 oder 4 Patienten später eine Ruptur der langen Bizepssehne gesehen. Vielleicht hätte ich diese ausgefransten intraartikulären Anteile schon resezieren und die Sehne im Sulkus fixieren sollen.

*Cofield:* Zur V. cephalica lohnt es sich, sich daran zu erinnern, daß es ein infraklavikuläres Dreieck gibt, wie das femorale Dreieck. Geht man bei der Präparation proximal bis unter die Klavikula, dann kann man den medialen Rand des Deltoideus nach lateral weghalten, die Vene belassen und nur die zuführenden Gefäße zum Deltamuskel ligieren. Die Vene bietet dann kein Problem. Ist das aber doch so, dann spielt es vom praktischen Standpunkt keine Rolle, ob man sie nun ligiert oder eine Verletzung vernäht. Ich selbst mache eine Gefäßnaht, weil sie für mich einfacher und sicherer ist als die Ligatur.

Das korakohumerale Band wird nach meiner Ansicht schon bei der Arthrotomie durchtrennt - zumindest dann, wenn ich sie mache. Der dritte Punkt bezog sich auf

# Der totale Schultergelenkersatz

die Bizepssehne: Beachten Sie sie nicht, es sei denn, sie ist mehr als zur Hälfte zerstört oder nicht mehr fest genug.

Bei rheumatoider Arthritis sollte man sie nicht ignorieren, weil sie Anlaß für starke Beschwerden dann gibt, wenn man die Synovitis um die Bizepssehne im Sulkus beläßt. Daher öffnen wir regelmäßig die Bizepssehnenrinne und machen dort eine Synovektomie und Tenosynovektomie. Ist die Sehne gerissen, was oft der Fall ist, dann ist der distale Stumpf meist schon am Knochen verwachsen. Man kann dann den intraartikulären Teil für die Rekonstruktion der beschädigten Rotatorenmanschette benutzen. Besonders, wenn dieser Teil der Sehne noch gut erhalten und schön breit ist, kann man damit die Lücke zwischen dem Supraspinatus und Infraspinatus verschließen. Das ist eine sehr schöne Art der Rekonstruktion.

*Pahle:* Sie resezieren auch das Labrum glenoidale. Es hat in der normalen Schulter eine wichtige Funktion, nämlich die Verhinderung der Luxation. Wie viele Luxationen haben Sie bei Ihren Prothesen gesehen? In meiner eigenen Serie habe ich anfangs nämlich Probleme mit einigen Luxationen gehabt.

*Welsh:* Nun, das Glenoidimplantat muß ja solide fixiert werden, und ich lege Wert darauf, daß seine Rückseite Kontakt mit dem Knochen hat. Ich kann also Weichteile, die beim Einzementieren zwischen das Implantat und den Knochen des Glenoids kommen könnten, nicht gebrauchen. Daher muß ich diese Weichteile entfernen.

In einem normalen Schultergelenk ist die Funktion des Labrums unbestritten. Hier haben wir es aber kaum mit normalen Verhältnissen zu tun. Die Luxation einer Prothese würde etwas über die Stabilität aussagen. Der einzige Fall in meiner kleinen Serie von 56 Patienten mit totalem Schultergelenkersatz trat bei einem Patienten auf, der einen Knochendefekt am Humerus hatte. Hier hatte ich die Länge des Humerus nicht wiederhergestellt, und die Prothese luxierte nach unten. Die vordere Luxation tritt nicht sehr häufig auf. Sie ist wohl möglich, aber es scheint doch kein Problem zu sein.

Wenn man die Fälle mit Luxation analysieren wollte, dann sollte man sich 1. den pathologischen präoperativen Zustand des Gelenks ins Gedächtnis zurückrufen, 2. sollte man die einzelnen Schritte der Operation kritisch betrachten und 3. sich überlegen, wie wohl der Zustand der bei der Operation rekonstruierten Weichteile war und dementsprechend jetzt sein mag. Mein Eindruck ist, daß Luxationen vorkommen, wenn die Weichgewebe versagen oder wenn die Prothese falsch positioniert wurde.

*Vorsitzender:* Wie wichtig ist der richtige Grad der Retroversion des Humerusteils für die Stabilität der Prothese?

*Welsh:* Ich bezweifle, daß sie so wichtig ist, wie ich einmal angenommen habe. Bei Dr. Neer habe ich gesehen, daß er sie in 30-60° Retroversion einsetzt, je nach den Umständen. Man muß immer etwas improvisieren und sich den Bedingungen anpassen. Ein Glenoid kann vorne sehr stark abgenutzt sein und hat vielleicht dorsal ausgedehnte Osteophyten. Das heißt dann, daß man das Glenoidimplantat etwas anders positioniert und sich mit der Position des Humerusimplantats danach richtet.

Man muß sich nach dem richten, was man vorfindet und kann nicht alle Schultern total anatomisch korrekt wiederherstellen. Ich glaube daher, daß der Bereich für die Positionierung des Humerusimplantats weiter ist als die genau 30°-Retroversion, obwohl das bei weitem die häufigste und wohl auch die günstigste Position zu sein scheint.

*Blauth:* Zum Thema Bewertung der Ergebnisse – wieviel Zeit brauchen Sie, bis Sie Ihren Untersuchungsbogen ausgefüllt haben?

*Welsh:* Der Assistent, der bei mir arbeitet und der den Untersuchungsbogen entworfen hat, braucht ungefähr 15 min für die Untersuchung und das Ausfüllen; so viel muß man wohl für eine Dokumentation aufbringen.

*Blauth:* Ist es für einen Rheumatiker wirklich wertvoll, Funktionstests zu machen? Bei ihm werden die Resultate durch den Befall der benachbarten Gelenke so mitbeeinflußt, daß ein solches Scoring-System für uns allenfalls im Vergleich zwischen prä- und postoperativem Zustand einiges bringen kann, aber im übrigen ist es für uns so gut wie wertlos, so daß wir meinen, daß man sich das sparen könnte. *Dr. Pahle* hat die gleiche Meinung. Ich möchte Sie fragen: Wievielle Rheumatiker haben Sie unter Ihren Patienten und wieviele vielfach behinderte Rheumatiker, bei denen nur eine Schulter befallen ist?

*Welsh:* Ich arbeite in einem Krankenhaus für orthopädische und rheumatische Erkrankungen. Von meinen etwa 900 Operationen/Jahr mache ich über 250 bei Rheumapatienten, so daß ich eine ausgedehnte Erfahrung mit rheumatoider Arthritis habe. Daher glaube ich, daß unser Bewertungsschema praktisch und allgemein anwendbar ist.

Wir haben übrigens ein Kollektiv von Patienten ohne rheumatoide Arthritis untersucht und ihre normalen Schultern mit den erkrankten Schultern verglichen. Die Schwierigkeit kommt dann bei den Rheumatikern, wenn man eine schlechte linke Schulter mit einer schlechten rechten Schulter vergleichen will. Wir haben aber die Daten, die uns sagen, wie das Ergebnis bei der Schulter eines Rheumatikers wäre, wenn man es mit einer normalen Schulter in der entsprechenden Altersgruppe vergleichen würde. Wir versuchen hier, Objektivität in ein Gebiet zu bringen, wo die Versuchung groß ist, subjektiv zu sein. Rheumatiker werden ihren Schmerz los, und es geht ihnen besser. Sie beklagen sich nicht mehr und deswegen ist das Resultat gut. Das wäre ein hundertprozentiger Erfolg. Wir versuchen, objektiver zu werden und haben uns einige Mühe mit der Gewichtung der Zahlen für ein Gesamtergebnis gegeben. Das Bewertungsschema wird in Kürze veröffentlicht, und es wird auch in diesem Verhandlungsband abgebildet.

Der Operateur ist oft versucht zu sagen, daß er die Operation hauptsächlich wegen der Schmerzen vornimmt. Wir schauen aber auch auf den Funktionsgewinn, der die ganze Lebensführung eines Rheumatikers verändern kann. Schmerz ist sicher bedeutend, wir haben ihn aber etwas abgewertet, obwohl er gewöhnlich der Hauptgrund für die Indikationsstellung ist. Wir wollen aber den Funktionsgewinn quantifizieren.

# Langzeitergebnisse

# Ergebnisse nach partiellem und totalem Schultergelenkersatz

R. H. Cofield

In den frühen 70er Jahren glaubte man, daß bei Patienten, die einen endoprothetischen Schultergelenkersatz benötigten, das Ausmaß der Zerstörungen an der Rotatorenmanschette proportional zum Grad der intraartikulären Knorpelveränderungen sei. In Anlehnung an diese Auffassung und in Erwartung fortgeschrittener Rotatorenmanschettendefekte verwendeten wir in jener Zeit die Bickel- und Stanmore-Implantate. Als wir 1975 eine Nachuntersuchung über unsere Erfahrungen mit diesen Implantaten anstellten, kamen wir zu 2 Ergebnissen:
1. Rupturen der Rotatorenmanschette waren weit seltener als erwartet.
2. Die Zweiteingriffe nach den Prothesenoperationen waren recht zahlreich, nahezu 50% nach kurzer Zeit.

Dies führte zur Verwendung einer kraftschlüssigen Prothese, und zwar zu der bekanntesten, der Neer-Prothese mit verschiedenen humeralen Komponenten und jetzt auch einem glenoidalen Anteil aus Polyäthylen [2].

In den späten 70er Jahren analysierten wir die pathologischen Veränderungen an der Rotatorenmanschette von 176 endoprothetisch ersetzten Schultern. Nur 27% wiesen Rupturen auf. Bei der Osteoarthritis (Arthrose) fand sich die Ruptur selten, bei Patienten mit rheumatoider Arthritis war sie in nahezu ⅓ der Fälle vorhanden. Bei posttraumatischen Zuständen lag weit häufiger eine Arthrosis deformans als eine Rotatorenmanschettenruptur vor. Patienten mit Rotatorendefektarthropathie hatten natürlich alle Sehnenrupturen. Das Ausmaß dieser Sehnendefekte variiert erheblich. Die Rekonstruktion konnte bei den meisten Patienten routinemäßig vorgenommen werden, so daß über 90% der potentiellen Prothesen problemlos für das kraftschlüssige Implantat vorbereitet werden konnten. Zwischen 1975 und 1984 implantierten wir nahezu 500 Schulterendoprothesen, die 3 häufigsten Diagnosen waren rheumatoide Arthritis, Arthrosis deformans und posttraumatische Arthrosen. Die Arthrose nach Manschettenrupturen oder fehlgeschlagenem Ersteingriff war weniger häufig.

## Endoprothetischer Ersatz des humeralen Gelenkanteils

Die Teilprothese mit Ersatz der humeralen Gelenkfläche wird meist in der Frakturbehandlung verwendet. Wir bevorzugen die Vierfragmentenklassifikation nach Neer, die sich auf die Verschiebung gründet und erwägen die Prothesenoperation bei akuten Verletzungen mit Vierfragmentenfrakturen, bei älteren Patienten mit fortgeschrittener Osteoporose, manchmal auch bei Dreifragmentenfrakturen, weil hier die Prothesenversorgung wesentlich sicherer als eine Osteosynthese ist. Die Prothese kommt weiterhin für jene seltenen Fälle in Frage, bei denen Impressionsfrakturen mit über 40–50% der Beteiligung der Gelenkfläche vorliegen. Abbildung 1 a, b zeigt ein Beispiel einer Stückfraktur mit 4 Fragmenten und Dislokation nach dorsal, die mit einer Prothese behandelt wurde.

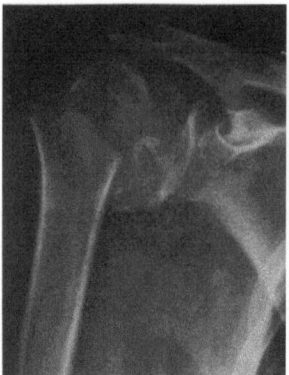 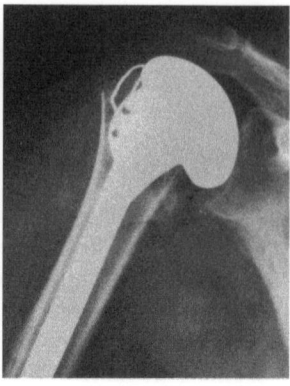

**Abb. 1. a** 73jähriger Mann mit einer Vierfragmentenfraktur und anschließender Luxation, **b** frühe postoperative Kontrolle nach Einsetzen einer Schulterprothese mit Reposition und Fixation des Tuberculum majus

Das größte Problem beim operativen Eingriff besteht in der Fixation der Tubercula und ihrer Einheilung hinter dem Implantat. Wir benutzen jetzt eine horizontale und vertikale Cerclage. Für Frakturfolgen erwägen wir die Teilprothese bei Heilung in Fehlstellung im oberen Humerusschaft mit einer irregulären Gelenkfläche bei noch gut erhaltenem Glenoid. Desweiteren kommt sie bei avaskulären Nekrosen in Frage und wenn bei veralteten Luxationen das Kopffragment weich und der Knorpelbelag zerstört ist bzw. die Gelenkflächenzerstörung über 50% beträgt, zum Einsatz. Auch Pseudarthrosen bei älteren Patienten und kleinem osteonekrotischem Kopffragment sehen wir als Indikation an. Unabhängig davon kann bei geringeren posttraumatischen Arthrosen dieser Prothesentyp sekundär verwendet werden. Als Beispiele sind dargestellt:
1. eine ältere Patientin mit Frakturheilung in Fehlstellung (Abb. 2),
2. ein junger Mann mit veralteter hinterer Luxation (Abb. 3),
3. eine Frau im mittleren Alter, bei der nach dem Frakturereignis eine avaskuläre Humeruskopfnekrose entstand (Abb. 4).

Wir überblicken z.Z. 49 operierte Patienten mit Frakturen, die mit einer Teilprothese versorgt wurden und bei denen der Eingriff durchschnittlich 3 Jahre zurückliegt, genauer zwischen 2 und 10 Jahren [3]. Bei den frischen Frakturen war der Schmerzrückgang bei allen Patienten zufriedenstellend, bei den chronischen Spätfolgen nach Frakturen wurde in 4 von 31 Fällen kein zufriedenstellendes Ergebnis bezüglich der Schmerzentwicklung erzielt. Die postoperative aktive Abduktion nach frischen Frakturen lag durchschnittlich bei 103°, variierte jedoch deutlich. Bei den Spätfolgen wurde eine Verbesserung von 64° auf 101° erzielt, auch hier bestanden deutliche individuelle Unterschiede.

Es kam zu einer Anzahl von Komplikationen, die speziell bei den Patienten mit Spätfolgen nach Frakturen auftraten. Hervorgerufen wurden sie sowohl durch die Schwierigkeit beim operativen Eingriff als auch durch die Problematik der sicheren Fixierung in der Tubercula.

Unsere Erfahrungen zeigen, daß die Neer-Prothese bei posttraumatischen Schäden eine zufriedenstellende Schmerzreduktion ermöglicht. Die Beweglichkeit und Kraftentwicklung mag limitiert sein. In der Gruppe mit frischen Frakturen ist dieses so wegen der Schwierigkeit der Fixierung des Tuberculum majus, bei den Spätfol-

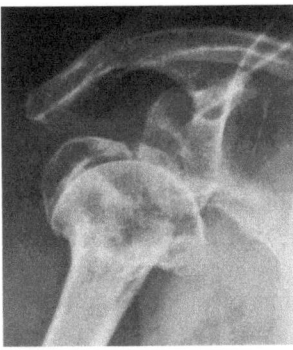

**Abb. 2.** Subkapitale Humerusfraktur bei einer älteren Frau mit schlechter Stellung der Fragmente

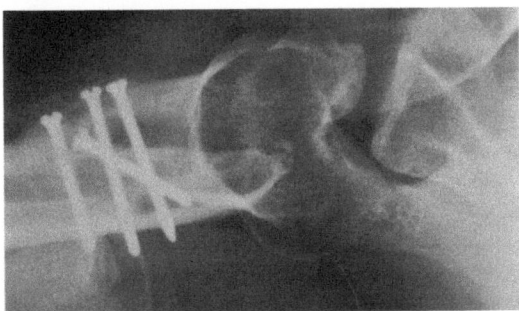

**Abb. 3.** 31jähriger Patient nach Motorradunfall: auswärtige Behandlung mit verzögerter Heilung einer Humerusschaftfraktur. Die dorsale Luxation mit Impression des Humeruskopfs wurde primär nicht behandelt

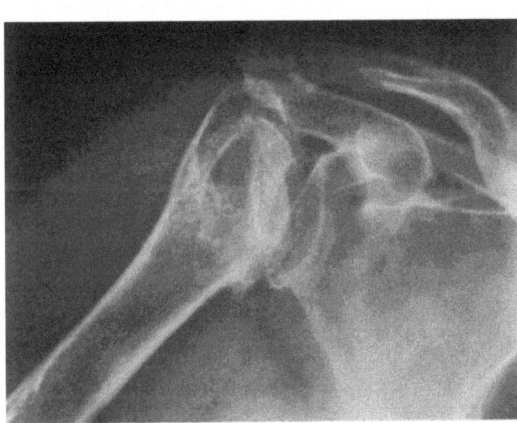

**Abb. 4.** 69jährige Frau; 1½ Jahre nach unbehandelter Oberarmkopftrümmerfraktur: jetzt Nekrose der Kopffragmente mit knöchernem Substanzverlust

gen zusätzlich auch wegen der Vernarbungsvorgänge. Wir empfehlen hier einen frühen chirurgischen Eingriff mit sicherer Rekonstruktion der Rotatorenmanschette und des Tuberculum majus, unterstützt durch Hilfsmittel zur Entlastung und eine frühe krankengymnastische Behandlung.

Früher bemühten wir uns darum, auf Ersatz der glenoidalen Gelenkfläche auch bei der Behandlung der rheumatoiden Arthritis und der Arthrosis deformans zu verzichten. Über 6 Jahre wurden bei 84 Patienten 91 Schultergelenke derartig behandelt. Zur Zeit der Nachuntersuchung lebten noch 78 Patienten, von denen 72 nach durchschnittlich 3 Jahren postoperativ untersucht wurden. Insgesamt lag die Nachuntersuchungszeit zwischen 2 und 6 Jahren. Eine Vielzahl von zusätzlichen Behandlungsmaßnahmen war bei den Rheumapatienten notwendig geworden. Nahezu ⅓ aller Patienten hatten Rotatorenmanschettenrupturen, die operativ versorgt werden mußten. Bei 88% konnte eine zufriedenstellende Schmerzreduktion erreicht werden, dies war nur bei 82% der Patienten mit Arthrose der Fall. Die Schmerzreduktion bei diesen Patienten lag teilweise an der unteren Grenze der Bewertung „zufriedenstellend". Bezüglich der aktiven Beweglichkeit waren die Ergebnisse etwas schlechter und lagen etwa in dem Rahmen der Totalprothesenpatienten. Die Zufriedenheit der Prothesenträger spiegelte den Grad der Schmerzreduktion wider, so daß die Patienten mit Arthrose hier schlechter abschnitten als die mit rheumatoider Arthritis.

Bei den Rheumapatienten kam es zu 2 typischen Komplikationen:
1. eine Armplexusparese, die sich erholte;
2. eine intraoperativ gesetzte Humerusfraktur, die mit Osteosynthese in demselben Eingriff versorgt werden mußte.

Wegen fortbestehender Schmerzen wurden 3 operative Revisionen bei Rheumapatienten und 5 Zweiteingriffe bei den Arthrosepatienten erforderlich, 3 weitere Patienten aus der Arthrosegruppe werden möglicherweise eine 2. Operation benötigen.

Aus unserer Erfahrung schlossen wir, daß die Schmerzreduktion beim alleinigen Ersatz der Humerusgelenkfläche beim Arthrosepatienten schlechter ist als bei Verwendung der Totalprothese, zusätzlich ist die Beweglichkeit geringfügig schlechter. Auch die verbliebenen Schmerzen sprechen gegen die Teilprothese. Leider ist die Schmerzentwicklung nicht generell vorauszusagen, weil sie ein individuelles Problem darstellt. Wir bleiben bei der Humeruskopfprothese für den Rheumapatienten, wenn der Knochen stark osteoporotisch ist oder ausgedehnte Resorptionen am Glenoid vorliegen. Beim Arthrosepatienten kommt die Teilprothese seltener in Frage, z. B. wenn geringe Veränderungen am glenoidalen Gelenkanteil vorliegen oder der Patient eine grobe manuelle Tätigkeit verrichten möchte.

Die avaskuläre Humeruskopfnekrose tritt wesentlich seltener auf als die Hüftkopfnekrose. Nur eine beschränkte Anzahl von Patienten benötigt wirklich einen operativen Eingriff. Sollte dieser erforderlich sein, zeigen sich ähnliche Verhältnisse wie an der Hüfte. Wenn nicht erhebliche Veränderungen an der glenoidalen Gelenkfläche vorliegen, wird eine Teilprothese verwendet, wie es von uns an 13 Schultern praktiziert wurde. Nur ein Patient erreichte keine Schmerzfreiheit und weniger als 80% der Normalbeweglichkeit.

## Schultertotalprothese

Die Ergebnisse einer detaillierten Nachuntersuchung von Patienten mit Schultervollprothese wurden im Journal of Bone and Joint Surgery veröffentlicht [1].

Wir beschränken uns bei unserer Analyse auf die 3 hauptsächlichen Diagnosegruppen:
1. rheumatoide Arthritis,
2. Arthrose (Osteoarthritis),
3. posttraumatische Arthrose.

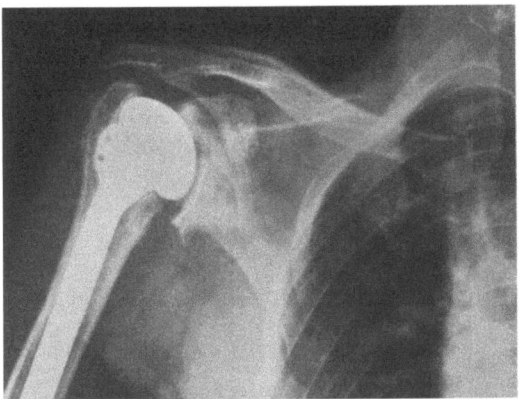

**Abb. 5.** 66jähriger Patient 4 Jahre nach totalem Schultergelenkersatz. In den letzten Jahren zunehmende Schmerzen zusammen mit Lockerungszeichen des Glenoidimplantats. *Beachte* Medialverlagerung und kranialabwärts gerichtete Verkippung der Glenoidkomponente

Die Nachuntersuchungsgruppe bestand aus 65 Patienten mit 73 operierten Schultergelenken, die Anzahl der Rotatorenmanschettenrupturen entsprach den früheren Erhebungen. Die durchschnittliche Nachuntersuchungszeit lag bei 39 Monaten für die klinische, bei 36 Monaten für die radiologische Untersuchung, kürzeste Zeiten waren 1 Jahr für die klinische und 2 Jahre für die röntgenologische Untersuchung.

Bei 92% der Patienten bestand postoperativ Schmerzfreiheit, die aktive Beweglichkeit lag im Vergleich zum Normalen bei ⅔. Hier bestand eine relativ große Streuung, aber nicht in dem Ausmaß wie bei den Humeruskopfprothesen. Die Fähigkeit zur aktiven Abduktion zeigte ein direktes Verhältnis zum Ausmaß der Rotatorenmanschettenruptur: Für eine Abduktionsfähigkeit von weniger als 90° waren meist schwerwiegende progressive rheumatische Veränderungen oder Komplikationen verantwortlich. Als *Komplikationen* traten hauptsächlich Rupturen der Rotatorenmanschette und Lockerungen des glenoidalen Prothesenanteils auf. Die meisten Reoperationen wurden wegen der vorgenannten Lockerung durchgeführt (Abb. 5). Ein Zweiteingriff mußte wegen einer Paralyse des Deltamuskels, ein anderer zur Hämatomausräumung vorgenommen werden. Außer den 3 Patienten, die wegen einer glenoidalen Lockerung operiert werden mußten, zeigten 5 weitere Patienten röntgenologische Lockerungszeichen des Pfannenanteils. Die meisten hatten auch Aufhellungslinien, davon ⅓ zunehmende.

Wir fassen die Ergebnisse so zusammen: Die kraftschlüssigen Implantate sind üblicherweise erfolgreich, das sind z. Z. ausnahmslos solche vom Typ des Implantats, das bei uns 1. Wahl in der Schulterendoprothetik ist. Der Ersatz der *Humeruskopfgelenkfläche* hat bei nur ausgewählten frischen Frakturen, bei der rheumatoiden Arthritis mit Befall des glenoidalen Gelenkpartners und seltener bei Arthrosepatienten seine Berechtigung. Auch bei der Behandlung avaskulärer Humeruskopfnekrosen mit geringfügigen glenoidalen Veränderungen ist er nützlich.

Die *Totalendoprothese* der Schulter führt bei nahezu 90% der Patienten zur Schmerzfreiheit, die postoperativ erreichte Beweglichkeit liegt bei etwa ⅔ des normalen Bewegungsumfangs. Die Ergebnisse lassen sich wegen der recht unterschiedlichen postoperativen Beweglichkeit nicht mit denen von Hüft- oder Knieprothesen vergleichen; es gibt erhebliche individuelle Unterschiede in der Wiederherstellung des Bewegungsumfangs. Mißerfolge, die wir nach Implantation von Schultertotalprothesen bei unseren Patienten hinnehmen mußten, waren grundsätzlich mit dem Problem der späten Lockerung des Glenoidimplantats vergesellschaftet.

## Literatur

1. Cofield RH (1984) Total shoulder arthroplasty with the Neer prosthesis. J Bone Joint Surg [Am] 66: 899–906
2. Neer CS II, Watson KC, Stanton FJ (1982) Recent experience in total shoulder replacement. J Bone Joint Surg [Am] 64: 319–337
3. Tanner MW, Cofield RH (1983) Prosthetic arthroplasty for fractures and fracture-dislocations of the proximal humerus. Clin Orthop 179: 116–128

# Mehr als 10jährige Erfahrungen mit unverblockten Schulterendoprothesen

E. Engelbrecht und K. Heinert

Dem Schultergelenkersatz wurde vergleichsweise weniger Aufmerksamkeit geschenkt als den Gelenken der unteren Extremität. Die Arthropathien des Schultergelenks sind konservativen Behandlungsmaßnahmen besser zugänglich. Gelenkerhaltende Eingriffe wie die Synovektomie, die verschiedenen Osteotomiearten oder auch Resektionsarthroplastiken haben spezielle und begrenzte Indikationen [1]. Die *Schulterendoprothese* wird bisher nur bei schweren knöchernen Zerstörungen verwendet. Häufig sind die Muskelsehnenmanschetten und der M. deltoideus mitbetroffen, besonders nach mehrfachen Operationen. So treffen präoperativ häufig starke Schmerzen mit irreversiblen Funktionseinschränkungen zusammen. Die Implantate, die bei der Rekonstruktion der arthrotischen Schulter verwendet werden, können prinzipiell nach 3 Konstruktionsprinzipien unterschieden werden [4]:
1. nichtzusammenhängende Systeme mit inkongruenten Kontaktflächen („non-constrained"),
2. nichtzusammenhängende Systeme mit kongruenten Kontaktflächen („semi-constrained"),
3. zusammenhängende Prothesen mit kongruenten Kontaktflächen („full-constrained").

Am häufigsten werden die Systeme 1 und 2 verwendet. Dabei kommt dem Problem der Gelenkstabilisierung durch die Muskelsehnenmanschetten und den M. deltoideus die gleiche große Bedeutung zu wie dem Zwang zur sicheren Verankerung der glenoidalen Komponente.

## Prothesenmodelle

Seit 1966 haben wir ausschließlich mit unverblockten, also nichtzusammenhängenden Prothesensystemen mit unterschiedlichen Modellkombinationen gearbeitet. Die Neer-Endoprothese [4, 6] wurde in den ersten Jahren als Hemialloarthroplastik verwendet. Später wurden Versuche mit einer Polyäthylenpfanne unternommen. Auch die Eigenentwicklung einer kugelförmigen Humeruskopfprothese (Modell St. Georg) wurde häufig mit unterschiedlichen Pfannenformen eingesetzt. Mit zunehmender Übersicht und Erfahrung mit vielen Pfannenlockerungen sind wir generell zur Hemialloarthroplastik (Oberarmkopfendoprothese) zurückgekehrt. Als nichtprothetische Maßnahmen kamen Osteotomien, Muldungen und die Pfannendachplastik zum Einsatz. In besonderen Fällen wurden Tumorendoprothesen und totale Humerusendoprothesen verwendet (Abb. 1, Tabelle 1).

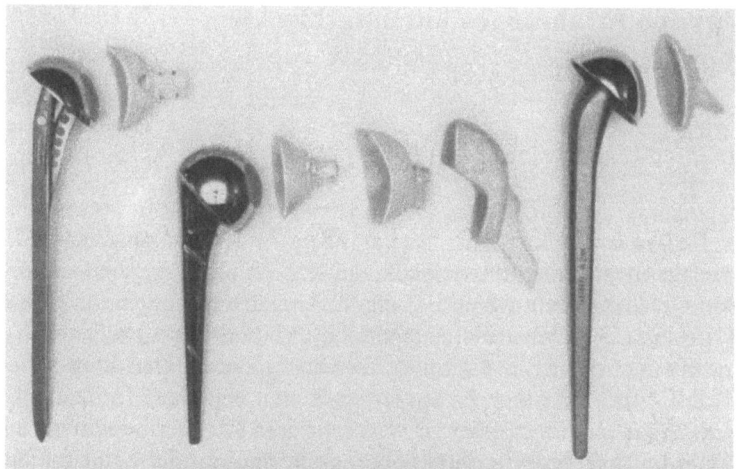

**Abb. 1.** Verschiedene unverblockte Prothesensysteme St. Georg/Endo (1966-1984)

**Tabelle 1.** Implantierte, unverblockte Schulterendoprothesenmodelle (n = 152)

|  |  | Humerale Komponente | Glenoidale Komponente |
|---|---|---|---|
| 1966-1979 | Neer | 22 | 8 |
| 1966-1979 | Modell St. Georg | 41 | 38 |
| 1966-1979 | Endo-Modell | 13 | 11 |
| 1966-1979 | Humerusteilersatz | 5 | 5 |
| 1966-1979 | Humerustotalersatz | 1 | 1 |
| 1979-1984 | Modell St. Georg | 5 | – |
| 1979-1984 | Endo-Modell | 59 | – |
| 1979-1984 | Humerusteilersatz | 4 | – |
| 1979-1984 | Humerustotalersatz | 2 | – |

## Krankengut und Indikation

Von 1966 bis 1984 haben wir 152 alloarthroplastische Operationen bei 144 Patienten durchgeführt. Das Durchschnittsalter war 59 Jahre (17-81 Jahre). Bei 8 Patienten wurden beide Schultergelenke operiert. Der Anteil der Voroperationen ohne Gelenkersatz ist mit 22% sehr hoch.

Die häufigste Indikation war die posttraumatische Arthrose (27%) gefolgt von der frischen Luxationstrümmerfraktur des älteren Menschen (22%) und der idiopathischen Arthrose (13%). Die Tumoren (11%) verlangten meist Spezialendoprothesen mit partiellem oder totalem Humerusersatz. Seltene Indikationen waren Osteoradionekrose und Dysplasie. 18% der 152 Operationen waren Revisionsoperationen.

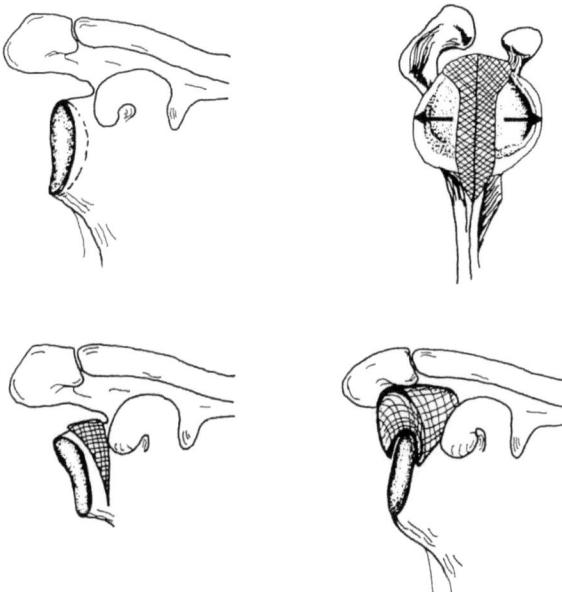

**Abb. 2.** Pfannenseitige Osteomieformen und Knochenplastiken

## Operationsmethode

Bis 1970 sind wir ausschließlich vom ventralen Zugang aus vorgegangen. Nach Abtrennen der ventralen und dorsoproximalen Muskelsehnenmanschetten beobachteten wir häufig Funktionsverluste bei deutlicher Schädigung von Kapselanteilen und des ventralen Deltamuskels.

Deshalb bevorzugen wir seit 1979 bei Primärimplantationen den dorsoproximalen Zugang in der Variation nach Kocher [5]. Den ventralen Zugang wählen wir nur in speziellen Fällen, z. B. nach Voroperationen mit verbliebenem Osteosynthesematerial oder bei Tumoren.

Die Operation erfolgt in sitzender Position des Patienten. Über eine S-förmige Hautinzision werden der hintere und mittlere Ansatz des Deltamuskels mit einer Akromionosteotomie abgetrennt. Die dorsoproximalen Muskelsehnenmanschetten werden mit einer schmalen Knochenlamelle vom Tuberculum majus abgelöst. An dem ventralen Kapselbandapparat und der Bizepssehne wird nicht manipuliert. Nach Resektion des Kopfs wird die Endoprothese in ca. 20°–30° Retrotorsion zur queren Epikondylenebene einzementiert. Bei fehlender Kongruenz mit dem Glenoidlager wird die Pfanne entweder gemuldet, osteotomiert, keilosteotomiert, oder es wird eine Pfannendachplastik mit autologer oder homologer Spongiosa durchgeführt (Abb. 2).

Operationstechnische Besonderheiten:
- Pfannenosteotomie und Spongiosaplastik    8
- Pfannendachplastik    4
- Pfannenmuldung    7
- Transposition des M. deltoideus    5
- Duraplastik (Kapsel)    3

Ziel dieser Maßnahmen ist die Abstützung der Kopfprothese in Belastungsrichtung nach kraniomedial, um so eine evtl. bestehende Insuffizienz des Kapselbandapparats zu kompensieren. Die Reinsertion der Muskelsehnenmanschetten erfolgt mittels transossärer Nähte unter Verwendung von resorbierbarem Material. Gleichzeitige Kapselzerstörungen bedürfen der Rekonstruktion, evtl. unter Verwendung von lyophilisierter Dura [3].

Bei Schädigung ventraler Deltaanteile bietet der dorsoproximale Zugang gute Möglichkeiten, intakte mittlere und dorsale Deltamuskelanteile nach ventral zu versetzen. Derartige Transpositionen haben wir mit zufriedenstellendem Ergebnis bisher in 5 Korrekturoperationen durchgeführt.

Seit 1977 sind 45 Operationen von diesem Zugang aus durchgeführt worden. Bisher sind keine operationsbedingten Nerven- oder Gefäßschäden aufgetreten.

Die Operationsmethode und das unverblockte Prothesensystem erfordern eine postoperative Ruhigstellung des Arms auf einer Abduktionsschiene für ca. 6 Wochen.

## Klinische Ergebnisse

Die kleine Operationsserie von 152 Fällen in den letzten 15 Jahren ist im statistischen Sinne zu inhomogen für die Erstellung einer Analyse. Standardisierte Methoden zur Erfassung klinischer Ergebnisse müssen sich auch in diesem Bereich erst entwickeln.

Von den bis 1978 operierten Gelenken konnten 51 mit einer durchschnittlichen Beobachtungszeit von über 4 Jahren nachuntersucht werden. Von den seit 1979 mit einer Humeruskopfendoprothese versorgten 59 Patienten können jetzt 35 mit einer durchschnittlichen Verlaufszeit von 1½ Jahren nachuntersucht werden.

Bezüglich der *Schmerzen* ließen sich beim Vergleich beider Operationsserien keine Unterschiede feststellen. Während in der 1. Gruppe mit den bis 1978 operierten Patienten 88% völlig oder doch deutlich schmerzgebessert waren, waren es in der 2. Gruppe 91%. Starke Restbeschwerden waren auf Pfannenlockerung, Luxation oder unfallbedingte Nervenläsionen zurückzuführen.

Erträgliche, nicht selten wetterabhängige Restbeschwerden wurden häufig im ventralen Kapselbereich lokalisiert oder waren durch Verspannungen der Schulter-Nacken-Muskulatur, besonders bei eingeschränkter Schulterfunktion, bedingt. Zur Beurteilung der *Gelenkfunktion* wurden die Winkelgrade bei voller Abduktion mit und ohne Skapula, bei Retroversion und Elevation sowie Auswärts- und Einwärtsrotation addiert. Die geringe Fallzahl und die Subjektivität der Messung lassen eine Schlußfolgerung nicht zu. In beiden Gruppen war auffällig, daß präoperativ eine Funktionsbeeinträchtigung von 115° bzw. 105° Gesamtbewegungsumfang bestand. Bei der 1. Gruppe konnte eine Zunahme von ca. 80° und bei der 2. Gruppe eine Zunahme von ca. 140° im Durchschnitt gemessen werden. Auffällig war, daß rheumatisch veränderte Gelenke den größten Zugewinn hatten.

## Komplikationen

Die Infektionsrate liegt mit 2 Fällen bei 1,3%. Seit 1977 wurden keine Infektionen mehr beobachtet.

*Mechanische Lockerungen* treten auch beim Schultergelenkersatz auf [2]. Sie betrafen mit 51%, bis auf eine Schaftlockerung, ausschließlich die glenoidale Komponente.

Komplikationen 1966–1978:
Pfannenlockerung         32 (51%)
Schaftlockerung          1
frühe Luxation           10
späte Luxation           7
späte Subluxation        7
Ossifikation             4

Komplikationen 1979–1984:
späte Subluxation        5

Infektionsrate 1966–1984
(n = 152)
Infektion                2 (1,3%)

Ein Häufigkeitsgipfel war im 4. postoperativen Jahr zu beobachten, wobei die überdachten Pfannen der 2. Generation am meisten betroffen waren (vgl. Abb. 1). Während die ersten gelockerten Pfannen gegen Spezialmodelle ausgetauscht wurden, sind wir nach 1978 dazu übergegangen, die gelockerten Komponenten vollständig zu entfernen. Dabei wurde die meist stark defekte Pfannenanlage durch eine transversale Längsosteotomie und Spongiosaauffüllung in ein muldenförmiges abstützendes Knochenlager für die Kopfendoprothese umgewandelt (vgl. Abb. 2). Aus diesen Korrekturoperationen ergab sich in den Folgejahren auch die Schrittrichtung für Primäroperationen mit dem alleinigen Humeruskopfersatz.

*Gelenkluxationen* sind eine spezifische Komplikation unverblockter Endoprothesen. Sie sind Ausdruck für eine Insuffizienz der Muskelsehnenmanschetten und

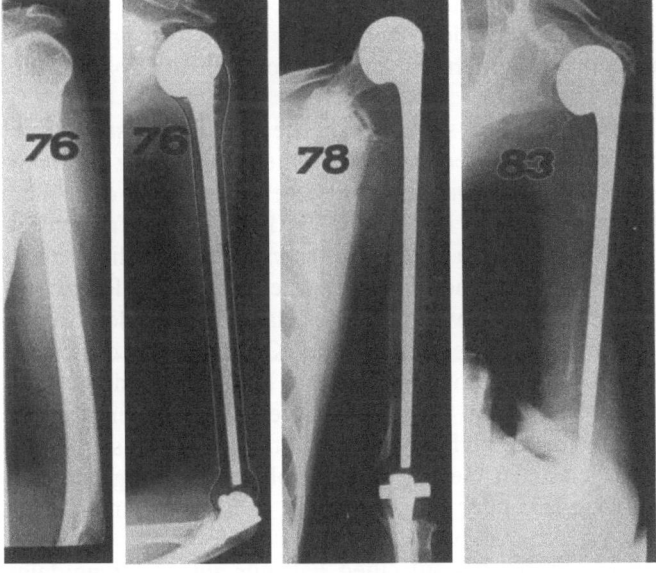

**Abb. 3.** Humerustotalersatz nach Ewing-Sarkom. Spätluxation

u. U. des Deltamuskels sowie einer ungenügenden Abstützung der Kopfprothese im Pfannenlager. Im einzelnen lassen sich unterscheiden:
1. die frühe postoperative Luxation nach ventrodistal;
2. die sich langsam entwickelnde Subluxation,
die klinisch meist durch schlechte Funktion und röntgenologisch durch ein Wandern der Prothese an die Schulterdachregion sichtbar wird. Bei Insuffizienz der ventralen Muskelsehnenmanschetten und der ventralen Deltamuskulatur kann es zu ventroproximalen Spätluxationen kommen (Abb. 3).

*Periartikuläre Ossifikationen* wurden in 4 Fällen beobachtet und können die Ursache für eine Funktionseinschränkung sein.

## Diskussion

Unsere Erfahrungen mit Schulterendoprothesen beruhen auf 126 Primäreingriffen und 27 Korrekturoperationen seit 1966. Eine Indikation für eine Schulterendoprothese bestand ausschließlich bei Gelenken mit stark schmerzhafter Funktionseinschränkung unterschiedlicher Genese.

Schwierigkeiten bei der Auswertung kleiner Operationsserien mit einer Verlaufszeit von 10 Jahren und mehr liegen in der Inhomogenität des Krankenguts. Statistisch signifikante Aussagen sind dadurch nicht möglich. Dennoch ließen sich aus den beobachteten Fehlschlägen und den klinischen Ergebnissen Konsequenzen für ein sinnvolles Arbeitskonzept gewinnen.

Die häufigen Pfannenlockerungen verdeutlichen das Problem einer sicheren Verankerung der glenoidalen Komponente. Deshalb verwenden wir seit 1979 wieder die Oberarmkopfendoprothese ohne Pfannenersatz. Wegen der genannten Nachteile wurde zur gleichen Zeit der ventrale Zugang zugunsten eines dorsoproximalen Zugangs aufgegeben. Durch zusätzliche Maßnahmen, wie Muldung und Osteotomie der Pfanne (vgl. Abb. 2), streben wir ein breites Widerlager zur Abstützung der Kopfendoprothese an, um Kapselinsuffizienzen zu kompensieren. Falls ein Tumor die teilweise oder vollständige Resektion der Muskelsehnenmanschette erforderlich macht, können die vorgenannten Maßnahmen eine ventroproximale Spätluxation verhindern (vgl. Abb. 3).

Mit der Hemialloarthroplastik lassen sich ebenso wie mit dem Ersatz beider Gelenkflächen Schmerzen in einem zufriedenstellend hohen Prozentsatz von mehr als 90% völlig oder weitgehend bessern. Die Funktionsergebnisse der für den Alltag wichtigen Funktionsrichtungen waren in der 1. Serie bis 1978 nicht zufriedenstellend. Es scheint, daß sich die modifizierte Operationstechnik auch auf die Gelenkfunktion günstig auswirkt. Die wesentlichen Faktoren, die hierbei eine Rolle spielen, sind die Erhaltung der ventralen Kapsel- und Muskelanteile beim dorsoproximalen Zugang, die Fixierung des Drehpunkts der Kopfprothese durch die Abstützung in einer knöchernen Mulde sowie verbesserte Techniken in der Rekonstruktion der Muskelsehnenmanschetten. Proximomediale Wanderungen der Prothese im Knochenlager wurden bisher nicht beobachtet, und das Risiko scheint bei dem vergleichsweise wenig belasteten Gelenk gering. Sollten zukünftig derartige Phänomene auftreten, so wäre sekundär die Auslegung der Knochenmulde mit einer Polyäthylenschale theoretisch denkbar.

Mechanische Lockerungen wurden bis auf einen Fall nur auf der glenoidalen Seite beobachtet. Das Lockerungsrisiko scheint durch die erhöhten Belastungen bei zunehmender Kongruenz zwischen den Komponenten anzusteigen. Geringe Kongruenzen zwischen den Komponenten, wie z. B. bei einer flachen Pfanne, führen zwar zur Schonung der Verankerung, erhöhen aber besonders bei Insuffizienzen der Muskelsehnenmanschetten das Risiko proximaler Luxationen. In den letzten 6 Jahren sind Korrekturoperationen nach Hemialloarthroplastik nicht vorgekommen.

Durch die guten Erfahrungen mit der letzten Serie hinsichtlich der Schmerzbesserung und der geringen Komplikationen sind wir der Ansicht, daß die Indikation zur Hemialloarthroplastik der Schulter großzügiger gestellt werden kann. Kontraindikationen sind neurologische Grunderkrankungen, Paresen des N. axillaris sowie schwere Zerstörungen des M. deltoideus. Die rheumatoide Arthritis und Tumoren sind, besonders bei jüngeren Patienten, keine Kontraindikation.

## Zusammenfassung

Nach unseren Erfahrungen mit 126 Primäreingriffen und 27 Korrekturoperationen am Schultergelenk mit der Endoprothese ist davon auszugehen, daß eine mechanische Lockerung der humoralen Komponente nicht zu befürchten ist. Das Risiko der mechanischen Lockerung betrifft im hohen Prozentsatz die glenoidale Komponente. Für die Verwendung der Hemialloarthroplastik, also Humeruskopfendoprothese ohne Pfanne, kann mit Ausnahme bei neurologischen Schäden die Indikation großzügig gestellt werden. Bei Korrekturoperationen im Pfannenbereich oder auch bei Primärimplantationen können zusätzliche Maßnahmen, wie Muldung der Pfannenanlage, transversale Längsosteotomien, autologe Spongiosaplastiken oder auch ein gleichzeitiger Aufbau einer abstützenden, knöchernen Pfannendachregion eingesetzt werden. Der dorsoproximale Zugang mit Akromionosteotomie hat hinsichtlich des Funktionsergebnisses eindeutige Vorteile gegenüber dem ventralen Zugang. Mit der Schulterendoprothese lassen sich die teilweise erheblichen Beschwerden im Schultergelenk nach schweren Destruktionen deutlich bessern, so daß 90% der Patienten mit dem Operationsergebnis zufrieden sind.

## Literatur

1. Benjamin A (1974) Double osteotomy of the shoulder. Scand J Rheumatol 3: 65
2. Cofield RH (1984) Total shoulder arthroplasty with the Neer prosthesis. J Bone Joint Surg [Am] 66: 899–906
3. Engelbrecht E (1984) Ten years of experience with unconstrained shoulder replacement. In: Bateman JE, Welsh P (eds) Shoulder surgery. Mosby, Toronto London, pp 234–239
4. Engelbrecht E, Siegel A, Röttger J, Heinert K (1980) Erfahrungen mit der Anwendung von Schultergelenksendoprothesen. Chirurg 51: 794–800
5. Kocher T (1902) Excisionen und Resectionen. Obere Extremität. Chirurgische Operationslehre, Bd 4. Fischer, Jena
6. Neer CS, Watson KC, Stanton FJ (1982) Recent experience in total shoulder replacement. J Bone Joint Surg [Am] 64: 319

# Diskussion

*Vorsitzender:* Bei der Glenoiderweiterung, interessiert mich, wie Sie diese Osteotomie in Längsrichtung machen, ohne daß entweder der vordere Rand des Glenoids nach vorne abbricht oder der hintere Rand nach hinten.

*Engelbrecht:* Das ist sicher eine berechtigte Frage. Das ist auch in einigen Fällen passiert, spielt aber erfahrungsgemäß keine Rolle, weil sich – von der Erfahrung her können wir das auch sagen – nachher ein weiteres knöchernes Lager für die Endoprothese ausbildet. Das heilt ohne Fixation wieder aus. Natürlich mit möglichst optimaler Rekonstruktion der Muskelsehnenmanschetten, soweit sie intakt sind, denn das stabilisiert ja das Ganze.

*Vorsitzender:* Werden Sie bei Ihrem Zugang mit Ablösen des Deltamuskels bleiben werden, nachdem wir also jetzt wissen, daß es auch einen Zugang gibt, bei dem man den Deltamuskel überhaupt nicht mehr abzutrennen braucht.

*Engelbrecht:* Zur Zeit würde ich das mit „ja" beantworten. Es kann sein, daß wir also den sehr ausgedehnten, nach hinten herumgezogenen Schnitt etwas kleiner machen können. Das ist aber eine Erfahrung, die müssen wir jetzt lernen und sehen – natürlich werden wir die Erfahrungen von Dr. Cofield mit einbringen – ob wir mit dem ventralen Zugang nach seinen Beschreibungen eventuell besser liegen.

*Vorsitzender:* Das ist die Technik von Neer mit dem langen deltopektoralen Zugang.

*Hipp:* Sie haben sehr ausgedehnte Pfannendachplastiken gezeigt. Ich habe mit meinen anatomischen Vorstellungen da etwas Schwierigkeiten, weil ja doch die Muskulatur dadurch wesentlich beeinträchtigt werden würde.

*Engelbrecht:* In den Fällen, in denen wir das gemacht haben, ist eigentlich von dem Supraspinatus kaum noch etwas vorhanden. Man muß das resizieren und muß die Unterseite des Akromions und möglichst auch die oberen Anteile des Pfannendachhalses und der Pfanne anfrischen und kann dann einen knöchernen Block dort einbolzen. Wir haben in diesem Falle eine kleine Schraube von proximal her durch das Akromion hindurchgeführt und damit den Knochenblock fixiert.

*Helbig:* Zur dorsalen Ablösung des Deltamuskels: Wieviele Probleme mit dem N. axillaris haben Sie gesehen?

*Engelbrecht:* Es sind bisher keine Schädigungen des N. axillaris vorgekommen, und ich hoffe, daß das auch in Zukunft so bleibt. Ich meine, daß das vielleicht zum Teil daran liegt, daß wir wirklich auch den ganzen hinteren Anteil abmachen und dann fällt der ganze Delta-Muskel ganz schonend auch zum Teil als Schutz für den Nerven nach unten und vorne. Daß wir klinisch teilweise eine Atrophie des hinteren Delta-Anteiles haben, war auch andeutungsweise bei rheumatischen Patienten zu sehen. Das hat sich aber funktionell bisher nicht negativ ausgewirkt. Ich meine, daß von der Erfahrung her die ventralen Strukturen absolut am wichtigsten sind und man sie auf diese Weise schonen kann.

*Tillmann:* Eine Frage zu dem inzwischen verlassenen Modell: Die Pfannen mit dem luxationsmindernden Rand, also die der jetzigen knöchernen Pfannendachplastik entsprachen, haben die sich im Krankengut der Endoklinik öfter gelockert als die ohne diesen Rand?

*Engelbrecht:* Ja! Wir können ganz klar sagen, daß je größer die Kongruenz zwischen Kopf und Pfanne war, umso eher kam die Lockerung zustande. Die häufigsten und frühesten Lockerungen waren bei dem Modell 2, St. Georg, zu beobachten. Wir haben bisher bei der flachen Pfanne, also der letzten Generation, keine Lockerung gesehen, dafür aber Luxationen.

*Vorsitzender:* Das würde Dr. Welsh' Erfahrung widersprechen, daß die Luxation eigentlich kein Problem ist. Liegt das an der Größe der Pfanne?

*Engelbrecht:* Ich muß das offenlassen. Nach unseren Erfahrungen haben wir dieses als wesentliche Komplikation beobachtet.

*Willert:* Zur Subluxationen oder der proximalen Verlagerungen Ihrer Köpfe: wie erklären Sie diesen Mechanismus und was kann man tun, um das zu vermeiden. Fast alle Köpfe wandern nach oben.

*Engelbrecht:* Dies ist ein Zeichen der Insuffizienz der Muskel-Sehnen-Manschette, deshalb versuchen wir jetzt zunehmend, auf der Pfannenseite kompensatorisch eine Abstützung zu finden.

*Gottstein:* Wir haben gehört, daß es sehr genau darauf ankommt, die Weichteile wieder zu rekonstruieren. Sie haben nichts über die Rotatoren-Manschette gesagt. Wenn ein Defekt da war, haben Sie das Ganze reseziert und evtl. eine Pfannendachplastik durchgeführt.

*Engelbrecht:* Wir haben vom ventralen Zugang her beim Einsetzen von Endoprothesen routinemäßig den Subscapularis und auch den Supraspinatus abgetrennt, d. h. eine sehr ausgiebige Ablösung der Muskel-Sehnen-Manschetten durchgeführt. Es kann sein, daß hier eine der Ursachen für unsere relativ ungünstigen Ergebnisse liegt. Wir haben diese abgetrennten Manschetten jeweils so optimal wie möglich mit transossären Nähten refixiert. Trotzdem sind diese Insuffizienzen hinterher zurückgeblieben. Wir haben generell die Patienten für 6 Wochen auf einer Abduktionsschiene ruhiggestellt, um die Ausheilung dieser abgetrennten Muskel-Sehnen-Manschetten abzuwarten; dann erst wurde mit den Übungsbehandlungen begonnen.

*Vorsitzender:* In Ihrer Serie sind viele Tumorfälle, Fälle, wo man die Rotatoren-Manschette wahrscheinlich, selbst wenn man gewollt hätte, nicht hätte rekonstruieren können, so daß wir also nicht streng vergleichen können.

# Totaler Schultergelenkersatz – eine Langzeitstudie

K. C. Watson

## Entwicklung

Die Entwicklung des totalen Schultergelenkersatzes in den Vereinigten Staaten ist parallel zu derjenigen an anderen Gelenken verlaufen. Bis zu den 50er Jahren waren die operativen Möglichkeiten für die Behandlung schmerzhafter Arthritiden der Schulter auf die Arthrodese oder die Resektionsarthroplastik beschränkt. Die sog. Gelenktoilette war an der Schulter nur von geringem Wert und das auch nur zeitweise. Die funktionellen Ergebnisse nach Arthrodese oder Resektion ließen viel zu wünschen übrig. In den frühen 50er Jahren fing Dr. Neer damit an, eine Oberarmkopfprothese für die Hemiarthroplastik bei bestimmten Frakturen und leichteren Formen von Arthrose zu verwenden. Bei diesen Indikationen hat sich die Hemiarthroplastik als wirkungsvoll und dauerhaft erwiesen. Es wurde jedoch klar, daß bei Zuständen mit ausgedehnten Veränderungen des Glenoids oder Verlust von Knochensubstanz mit der Kopfprothese allein nicht adäquat behandelt werden konnte. Ein formschlüssiges Implantat zum Totalersatz bot theoretisch den Vorteil der Stabilität, und daher wurden Untersuchungen in dieser Richtung angestellt. Das Ergebnis dieser frühen Arbeiten zeigte, daß die Kräfte für die Bewegung eines formschlüssigen Implantats dann nicht angemessen waren, wenn auf die Rotatorenmanschette verzichtet wurde. Der funktionelle Ausfall von M. infraspinatus und M. teres minor als Außenrotatoren führte zu schlechter Funktion. War die Muskelkraft erhalten geblieben, dann stellten sich Probleme mit der Fixation ein oder Teile des Implantats versagten. Dieser Ablauf der Ereignisse ist von anderen Autoren, die mit kraftschlüssigen Implantaten arbeiteten, wiederholt worden. Es wurde daraus gefolgert, daß ein kraftschlüssiges Implantat zu mechanischem Versagen führen mußte oder durch den Deltamuskel allein ungenügend geführt wurde. Ein solches Implantat sollte sicher nicht bei jungen, körperlich aktiven Patienten oder bei Patienten mit schwacher Knochensubstanz verwendet werden. Die anfängliche Begeisterung für ein formschlüssiges Implantat wurde abgelöst von der Entwicklung eines kraftschlüssigen Implantats, das der normalen Anatomie besser entsprach und bei dem gleichzeitig die Gefahr der Übertragung exzessiver Kräfte auf die Verankerung und der Beanspruchung der Komponenten selbst verringert war. Dieses Vorgehen erfordert natürlich größere Sorgfalt bei der Rekonstruktion der Weichteile, welche die Stabilität gewährleisten und die Funktion wieder herstellen.

## Komponenten

Zur Totalprothese, wie sie gegenwärtig gebraucht wird, gehört die Oberarmkopfprothese aus Metall mit einem Krümmungsradius von 44 mm (Weiterentwicklung des früheren Typs), welche mit 2 Kopfstärken geliefert wird. Der dünnere Kopf wird benutzt, um den Verschluß der Rotatorenmanschette zu erleichtern, wenn diese retrahiert ist oder einen Defekt aufweist. Der Schaft wird in 3 Größen geliefert, so daß er in den meisten Fällen ohne Zement verankert werden kann. Einige Spezialschäfte stehen für besondere Situationen zur Verfügung.

Die Glenoidkomponente besteht aus einem Oberflächenersatz aus Polyäthylen mit einem Krümmungsradius, der zum Radius der Kopfprothese paßt. Verschiedene Modifikationen sind ausprobiert worden. Mit dem Typ 10810 (früher AJ-10) liegen die größten Erfahrungen vor. Diese Komponente ist zuletzt mit einer Metallfassung versehen worden, um Deformationen durch Kaltfluß und Ermüdungsbrüche am Übergang von der Gelenkfläche zum Verankerungskiel auszuschalten. Größere, den Kopf weiter umfassende Typen sind bei einigen Fällen mit extremen Rotatorendefekten verwendet worden, jedoch in den letzten Jahren nicht mehr, weil die Lockerungsrate ziemlich hoch war.

## Operationstechnik

Beim langen deltopektoralen Zugang wird der Ursprung des Deltamuskels erhalten. Er kann teilweise abgelöst werden, wenn nötig; oft kann der Deltamuskel aber bei Abduktion des Arms ausreichend beiseite gehalten werden. Der M. subscapularis wird am Tuberculum minus abgetrennt und der Kopf durch Außenrotation des Arms luxiert. Die Entfernung von kaudalen Osteophyten zur Darstellung des Calcars des Humerus hilft mit zur Orientierung, wenn man die Gelenkfläche reseziert. Hierbei muß auch sorgfältig auf die Retroversion der Gelenkfläche geachtet werden. Eine Humerusprobeprothese gibt einen Anhalt für die Richtung der Osteotomie. Die seitliche Flosse an der Humerusprothese soll etwa unter der Bizepssehnenrinne (zwischen den Tubercula) sitzen. Nach dem Aufreiben des Markraums mit der Markraumfräse kann geprüft werden, ob ein ausreichend fester Sitz für die zementfreie Verankerung erreicht werden kann. Ist das nicht der Fall, wird PMMA verwendet.

Vor der endgültigen Fixation der Humeruskopfprothese muß über den Ersatz der Glenoidgelenkfläche entschieden werden. Der Gelenkknorpel ist oft ungleichmäßig abgerieben und kann an einigen Stellen fast normal erhalten sein. Das läßt sich durch Einstechen einer Kanüle feststellen. Vor dem Einpassen der Glenoidkomponente muß der gesamte Gelenkknorpel entfernt sein. Wenn der subchondrale Knochen dargestellt ist, wird ein Schlitz für den Verankerungskiel gemacht. Besondere Sorgfalt wird darauf verwendet, die Kortikalis des Glenoids nicht nach ventral oder dorsal zu durchbrechen. Der Schlitz wird mit einer kleinen Kürette von Hand und nicht etwa mit dem Turbinenbohrer vertieft. Das Probeglenoid muß dem subchondralen Knochen ohne Wackeln oder Kippen bündig aufsitzen. Dann wird vom Schlitz aus die verbleibende Spongiosa, besonders von der Basis des Korakoids und aus dem Margo lateralis scapulae entfernt, damit der Knochenzement besser Halt findet.

Ein bluttrockenes Operationsgebiet ist wesentlich für eine gute Zementfixation. Nachdem die Glenoidkomponente eingesetzt ist und der Zement abgebunden hat, wird sorgfältig auf Festigkeit der Verankerung geprüft. Ist diese nicht vollständig gegeben, dann muß nochmal von neuem zementiert werden. Anschließend wird die Kopfprothese implantiert und das Gelenk reponiert. Beim anschließenden Durchbewegen sollte es kein Haken oder Verschieben zwischen Oberarmkopf und Glenoid geben.

Vor der Refixation des M. subscapularis muß dieser gelegentlich, wenn er zu kurz ist, plastisch verlängert werden. Dies ist der Fall bei großen Rotatorendefekten, bei denen auch der dünne Humeruskopf den Verschluß erleichtert. Danach wird, falls nötig, der Deltamuskel refixiert, die Haut wie üblich genäht und ein Desault-Verband angelegt. Eine Abduktionsschiene wird bei besonderen Fällen verwendet.

## Indikationen

Die hauptsächliche Indikation zum totalen Schultergelenkersatz ist der Schmerz.

90% der Patienten, bei denen das Schultergelenk ersetzt wird, fallen in eine der 3 folgenden Kategorien:
- Arthrose
- posttraumatische Arthrose
- rheumatoide Arthritis.

Die übrigen Kategorien umfassen die restlichen 10%:
- Humeruskopfnekrose
- Revisionen (Zweiteingriffe)
- Rotatorendefektarthropathie
- Verschiedene.

## Kontraindikationen

Die Kontraindikationen fallen auch in 3 Kategorien, ähnlich denen für andere Gelenke:
- Infektion
- Lähmungen
- Neuropathie.

## Ergebnisse

Die Befreiung von Schmerzen war bei allen Kategorien durchgehend gut. Die Wiederherstellung der Funktion hat eine direkte Beziehung zu den Diagnosen und spiegelt die Beschaffenheit der Weichteile (Rotatorenmuskulatur und -manschette) wider.

Patienten mit Arthrose und mäßig ausgeprägten Veränderungen bei rheumatoider Arthritis schneiden funktionell insgesamt besser ab als diejenigen mit posttraumatischen Veränderungen; diese haben ihrerseits bessere Ergebnisse als solche nach Zweiteingriffen und mit massiven Rotatorenmanschettendefekten (z. B. Rotatorendefektarthropathie und fortgeschrittene rheumatoide Arthritis).

Eingehende Untersuchungen der langfristigen Stabilität der Glenoidkomponente bei 194 Patienten mit totalem Schultergelenkersatz durchschnittlich 3 Jahre nach Operation haben bei 30% eine deutliche Aufhellungszone an der Zement-Knochen-Grenze gezeigt, und zwar unabhängig von der Diagnose und der körperlichen Aktivität des Patienten. In den meisten Fällen konnten die Aufhellungslinien am besten im axillaren Strahlengang dargestellt werden und waren oft schon auf den ersten postoperativen Röntgenaufnahmen zu sehen. Nur bei 2 Patienten schien die Aufhellungszone zuzunehmen; die Patienten waren jedoch beschwerdefrei. Andere Autoren haben über häufigeres Vorkommen der Aufhellungslinien berichtet, bisher ist aber nur bei wenigen Patienten ein weiterer Eingriff wegen einer Lockerung notwendig geworden. Bei einigen Patienten mit Osteoporose wurde nach sehr langem Verlauf eine Verschiebung der Glenoidkomponente bzw. ein Einsinken nach medial beobachtet (z. B. bei fortgeschrittener rheumatoider Arthritis), und es sind einige Brüche des Verankerungskiels am Übergang zur Gelenkfläche beobachtet worden. Dies wurde auf mangelhafte knöcherne Unterstützung der Polyäthylengelenkfläche zurückgeführt. Hierbei kann es durch Wackeln oder Kippen zum Ermüdungsbruch kommen. Trotz der kleinen Zahl von Versagensfällen dieser Art ist die Metallverstärkung für die Glenoidkomponente eingeführt worden. Sie wird gegenwärtig bei körperlich aktiven oder jüngeren Patienten verwendet. Diese Komponente ist notwendigerweise dicker und kann bei sehr kleinen anatomischen Verhältnissen schlecht verwendet werden. An der Glenoidkomponente aus Polyäthylen ohne die Metallverstärkung kann der Verankerungskiel beschnitten werden, wenn das für einen bündigen Sitz notwendig ist.

## Nachbehandlung

Die Nachbehandlung von Patienten mit dem kraftschlüssigen Schultergelenkersatz (Gelenkflächenersatz) ist schwieriger und für den Erfolg der Operation bedeutsamer als bei Verwendung eines formschlüssigen Implantats. Das Ziel ist die schmerzfreie Funktion und ein möglichst normaler Bewegungsumfang.

Die Übungen müssen oft dem Einzelfall angepaßt werden, um eine schwierige Manschettenrekonstruktion bis zur Heilung zu schützen oder um die Beanspruchung in einer instabilen Stellung während der Heilung zu vermeiden. Frühe Bewegungen sind aber wünschenswert und können bei 80% der Fälle mit ausreichender Stabilität und einer belastbaren Manschettenrekonstruktion auch durchgeführt werden. Das übliche Übungsprogramm beginnt mit passiver Mobilisation durch Pendelübungen in den ersten postoperativen Tagen. Passive Übungen mit dem Seilzug werden angeschlossen, sobald der Patient es toleriert. Außen- und Innenrotation kommen dazu, wenn mit den anfänglichen Übungen schon Fortschritte erreicht wurden.

Nach dem Ende der 2. Woche können oft schon aktive Übungen angeschlossen werden; die Betonung liegt aber auf der Erhaltung und Wiederherstellung eines passiven Bewegungsumfangs. In vielen Fällen hat die Verwendung der motorisierten Bewegungsschiene die Anfangsphase der passiven Mobilisation abgekürzt. Die Patienten haben dies sehr gut vertragen.

Im Gegensatz zu den Patienten, bei denen wie beschrieben früh bewegt werden kann, gibt es die Patienten, bei denen Ruhigstellung auf einer Schiene erforderlich ist (schwierige, nicht belastbare Manschettenrekonstruktionen und viele Rheumatiker). Es ist aber auch oft möglich, aus der Schiene heraus so üben zu lassen, daß die Weichteilrekonstruktion nicht gefährdet wird. Nach 3-6 Wochen wird die Schiene abgenommen und mit einem modifizierten Übungsprogramm begonnen, je nachdem, was überhaupt erreicht werden kann. In bestimmten Fällen, wenn z. B. vor der Operation eine Luxation bestand, kann es notwendig werden, bestimmte Rotationen während der Heilung auszuschalten. Hierzu können bestimmte Schienen notwendig sein.

Wenn ein ausreichender Bewegungsumfang erreicht ist, kann mit vorsichtigen Kräftigungsübungen z. B. gegen Gummibänder begonnen werden. Das Ziel ist hier, die Rotatorenmuskeln zu kräftigen, ohne die Rekonstruktion zu überlasten. Die Übungen müssen im Einzelfall angepaßt sein.

Nachdem ein Maximum von Funktion erreicht ist, sind Übungen zur Erhaltung notwendig, üblicherweise jeden Tag, um eine Bewegungseinschränkung zu vermeiden. Diese Übungen sollten in einigen Fällen mehrere Jahre lang beibehalten werden.

## Komplikationen

In Anbetracht des Zustands vieler Patienten und Beschaffenheit ihrer Gewebe ist die Komplikationsrate ziemlich niedrig. Die Patienten sind häufig schon älter und waren häufig voroperiert. Thromboembolien, die den Gelenkersatz an der unteren Extremität belasten, sind kein Problem gewesen. Auch die Häufigkeit verheerender hämatogener Spätinfektionen ist nicht vergleichbar mit derjenigen, die beim Gelenkersatz an der unteren Extremität wie eine Zeitbombe drohen. Infektionen treten gewöhnlich nach Voroperationen auf und sind zum Glück bei jungfräulichen Fällen sehr selten. Wenn ein Infekt auftritt, müssen die Komponenten selbstverständlich entfernt werden. Der Patient behält dann ein Schlottergelenk. Es wird der Versuch gemacht, in solchen Situationen eine Arthrodese zu versuchen, wenn exzessive Bewegungen des proximalen Humerusendes schmerzhaft sind. Solche Eingriffe sind sehr schwierig.

Die meisten anderen Komplikationen führen zu einer Verschlechterung der Funktion. Die Schmerzlinderung bleibt dabei jedoch oft genügend, so daß die Notwendigkeit von Reoperationen weniger häufig auftritt als die eigentliche Komplikationsrate.

## Diskussion

Schulterprobleme durch degenerative, posttraumatische Veränderungen und solchen bei rheumatoider Arthritis, bei denen die Gelenkflächen des Glenoids ebenso wie die des Humeruskopfs verändert sind, können fast alle durch Verwendung eines kraftschlüssigen Implantats befriedigend versorgt werden. Dieser Gelenkflächenersatz ist sicher technisch schwieriger durchzuführen, hat aber den Vorteil, daß die Rekonstruktion dauerhafter ist als bei der Verwendung eines formschlüssigen Implantats. Auch ausgedehnte Defekte von Knochen und Muskulatur können beherrscht werden und schließen die Verwendung eines kraftschlüssigen Implantats nicht aus.

Die klinische Erfahrung zeigt, daß die Ergebnisse beim Schultergelenkersatz ebenso wirkungsvoll und vorhersehbar sind wie beim Ersatz anderer Gelenke.

## Literatur

Neer CS, Watson KC, Stanton FI (1982) Recent experience in total shoulder replacement. J Bone Joint Surg [Am] 64: 319-337

# Schultergelenkersatz bei rheumatoider Arthritis

# Totaler Schultergelenkersatz bei rheumatoider Arthritis

A. Lettin

Der Stanmore-Schultergelenkersatz wurde erstmals 1969 von Lettin u. Scales klinisch angewendet. Natürlich gab es zu diesem Zeitpunkt bereits den alleinigen Ersatz des Humeruskopfs bei Frakturen. Frühere Erfahrungen am Royal National Orthopaedic Hospital mit der Resektion des proximalen Humerus und Ersatz desselben mit einer massiven Tumorprothese zeigten ausnahmslos die nach proximal und vorne gerichtete Luxationstendenz dieser Endoprothese. Diese ergab sich aus der fehlenden Stabilisierung durch die Rotatorenmanschette, wodurch der aufwärts gerichtete Zug des Deltamuskels ohne Gegenwirkung bleibt. Das Erfordernis eines solchen stabilisierenden Gegenhalts macht sich auch nach der alleinigen Resektion des Humeruskopfs bemerkbar, wodurch die aktive Anteversion und Abduktion deutlich eingeschränkt sind, obwohl die passive Beweglichkeit völlig frei sein kann (Abb. 1).

Diese Beobachtungen führten zur Entwicklung eines formschlüssigen Kugel-Pfannen-Gelenks, dessen Bauteile mit Zement im Knochen verankert werden. Die geringe Größe der anatomischen Schultergelenkpfanne und die geringe Substanz der Skapula machen die Fixation der Prothesenpfanne schwierig. Sie kann nicht, wie etwa die Pfanne beim endoprothetischen Hüftgelenkersatz im anatomischen Acetabulum, knöchern eingebracht werden (Abb. 2, 3).

1982 berichteten Lettin et al. [2] über die Ergebnisse mit 50 implantierten totalen Stanmore-Schultergelenkendoprothesen, die in einem Zeitraum von 10 Jahren implantiert worden waren. Der kürzeste Nachuntersuchungszeitraum betrug dabei 2 Jahre. Ein Patient war in der frühen postoperativen Phase verstorben. 9 Endopro-

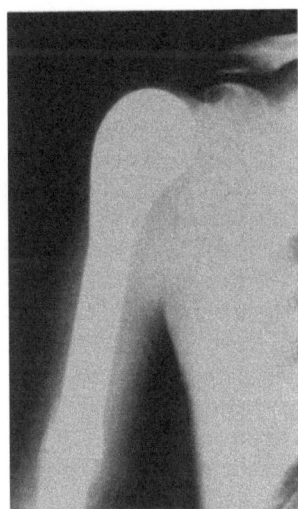

**Abb. 1.** Kraniale Subluxation einer massiven Tumorendoprothese bei Riesenzelltumor

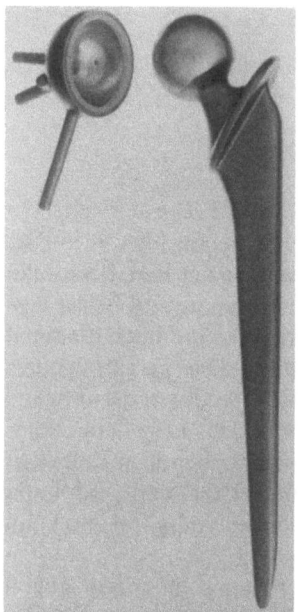 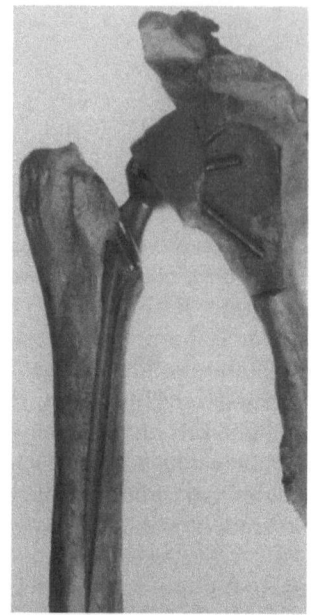

**Abb. 2.** Totales Stanmore-Schultergelenkimplantat

**Abb. 3.** Fixation einer totalen Stanmore-Schultergelenkendoprothese

thesen mußten entfernt werden, davon 1 wegen Infektion, 1 wegen rezidivierender Luxation und 7 wegen aseptischer Lockerungen:

Stanmore totaler Schultergelenkersatz
50 Patienten: Alter 31-81 Jahre (Durchschnitt 56,5)
   1 verstorben
   7 aseptische Lockerungen
   1 septische Lockerung
   1 rezidivierende Luxation
40 Patienten 2-10 Jahre nach Gelenkersatz nachuntersucht.

Postoperativ waren die meisten Patienten schmerzfrei, der Bewegungsumfang hatte zugenommen. Anteflexion und Abduktion waren um durchschnittlich 20° verbessert, die Innenrotation jedoch nahm sogar um beachtenswerte 40° im Durchschnitt zu. Vom Funktionellen her gesehen war diese Zunahme am wichtigsten, denn die meisten alltäglichen Verrichtungen werden in der Tat unterhalb der Schulterhöhe durchgeführt und sind mehr von der Innenrotation als von jeder anderen Schulterbewegung abhängig (Tabelle 1, Abb. 4-7).

Obgleich die meisten Patienten mit dem Schultergelenkersatz zufrieden waren, spiegelt dieses wahrscheinlich mehr die Schwere der Behinderung vor der Operation als eine herausragende Qualität des Gelenkersatzes wieder (Tabelle 2).

Glücklicherweise ergab der Rückzug in eine Resektionsarthroplastik mehr Stabilität als eine primäre Arthroplastik, so daß sich kein Patient gegenüber dem Zustand vor dem Gelenkersatz verschlechtert hatte (Tabelle 3, Abb. 8-10).

1974 veröffentlichte Neer seine Ergebnisse mit dem alleinigen Humeruskopfersatz bei Arthrosepatienten durch eine Vitalliumendoprothese, wie sie bislang nur

**Tabelle 1.** Durchschnittlicher Zugewinn an Beweglichkeit bei der Stanmore-Schulterendoprothese. *IRO* Innenrotation, *ARO* Außenrotation

|  | Anteversion/ Flexion | Retroversion/ Extension | Abduktion | IRO | ARO |
|---|---|---|---|---|---|
| Rheumatoide Arthritis 66% Arthrose 10% Traumafolgen 20% Revisionen 4% | 20% | 20% | 20% | 40% | 10% |

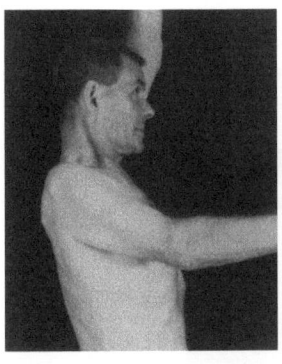
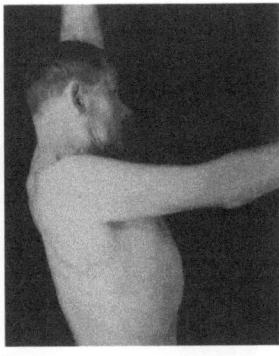

**Abb. 4a, b.** Anteversion **a** vor und **b** nach totalem Schultergelenkersatz rechts

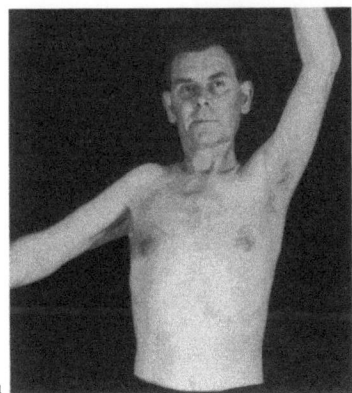
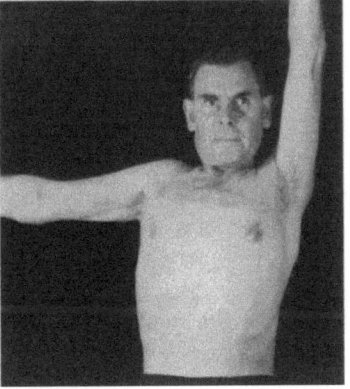

**Abb. 5a, b.** Abduktion **a** vor und **b** nach totalem Schultergelenkersatz rechts

für die Frakturenbehandlung empfohlen worden war. Nur bei einem Patienten war auch das Glenoid mit einem Polyäthyleneinsatz ersetzt worden. Seitdem ist diese Endoprothese äußerst zahlreich bei Patienten, die mit verschiedensten Gelenkproblemen erkrankt waren, verwendet worden.

1982 berichteten Neer et al. ihre Ergebnisse von 194 Ersatzoperationen mit dieser kraftschlüssigen Endoprothese.

Der kürzeste Nachuntersuchungszeitraum betrug 2, der längste 8 Jahre, im Durchschnitt 3 Jahre.

Es ist aus mehreren Gründen sehr schwierig, diese Ergebnisse mit denen der Stanmore-Prothese zu vergleichen. Nur 33% der Neer-Prothesen waren bei Patien-

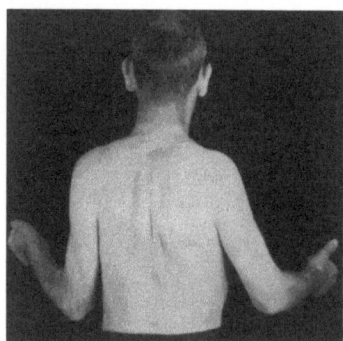 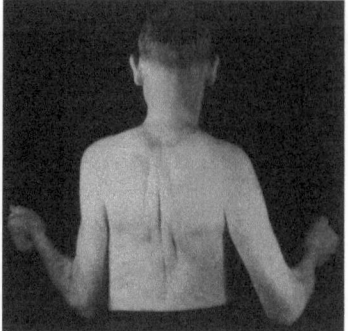

**Abb. 6a, b.** Außenrotation **a** vor und **b** nach totalem Schultergelenkersatz rechts

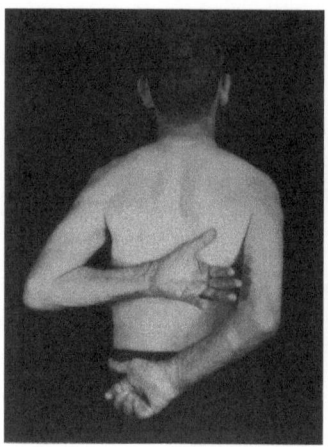 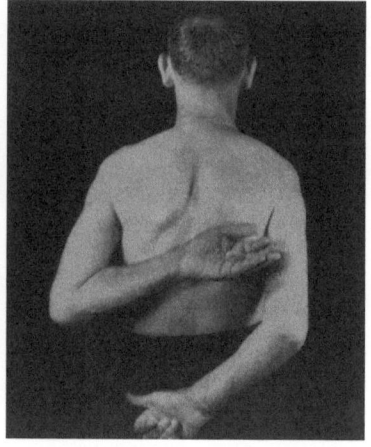

**Abb. 7a, b.** Innenrotation **a** vor und **b** nach totalem Schultergelenkersatz rechts

**Tabelle 2.** Ergebnisse einer Selbstbeurteilung von 36 Patienten

|  | Gebessert | Gleich | Verschlechtert |
|---|---|---|---|
| Schmerzen | 32 | 4 | 0 |
| Beweglichkeit | 26 | 9 | 1 |
| Funktion | 29 | 5 | 2 |

**Tabelle 3.** Ergebnisse einer Selbstbeurteilung vor Gelenkersatz und nach Ausbau bei den betroffenen 9 Patienten (s. S. 104)

|  | Gebessert | Gleich | Verschlechtert |
|---|---|---|---|
| Schmerzen | 8 | 1 | 0 |
| Beweglichkeit | 4 | 3 | 2 |
| Funktion | 3 | 3 | 3 |

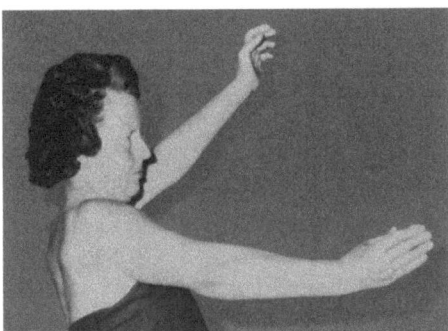

**Abb. 8.** Anteversion nach Prothesenausbau rechte Schulter

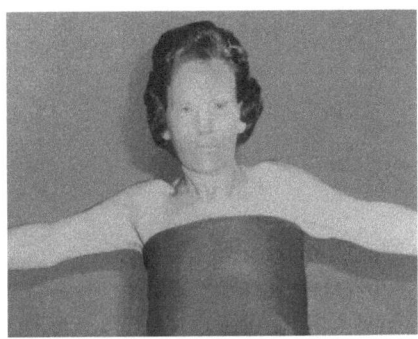

**Abb. 9.** Abduktion nach Prothesenausbau rechte Schulter

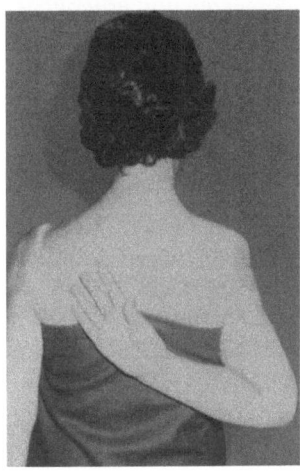

**Abb. 10.** Innenrotation nach Prothesenausbau rechte Schulter wegen Lockerung

ten mit rheumatoider Arthritis verwendet worden. Die Autoren weisen selbst darauf hin, wie wichtig es ist, Ergebnisse nur innerhalb diagnostischer Kategorien zu beurteilen. Dabei ergeben sich allerdings für Patienten mit rheumatoider Arthritis die größten Schwierigkeiten. Sie schlossen ferner solche Schultern von einer Beurteilung aus, bei denen die Erfolgsaussichten so gering waren, daß sie von vornherein auf der Basis eines „eingeschränkten Behandlungsergebnisses" bewertet wurden.

7 der 50 Patienten mit rheumatoider Arthritis waren z. B. in dieser Kategorie. Die restlichen 43 erreichten eine Elevation von durchschnittlich 57° und eine Außenrotation von 60°. Leider finden sich keine Angaben über die Innenrotation, die die funktionell wichtigste Bewegungsrichtung darstellt. Es gibt bei Neer auch keine Hinweise auf die durchschnittliche präoperative Beweglichkeit, was zu den Schwierigkeiten, die Ergebnisse miteinander zu vergleichen, hinzukommt (Tabelle 4).

Die Ausklammerung der am schlimmsten erkrankten Patienten beeinflußt natürlich klar die Ergebnisse. Es ist schon wichtig, wenn Ergebnisse, welcher Behandlungsart auch immer, miteinander verglichen werden sollen, dieses als gleiches mit gleichem zu tun. Die Patienten sollten alle einer einheitlichen statistischen Gruppe entstammen.

**Tabelle 4.** Durchschnittlicher Zugewinn an Beweglichkeit bei der Neer-Schulterendoprothese. *IRO* Innenrotation, *ARO* Außenrotation, *k.A.* keine Angaben

|  | | Anteversion/ Flexion | Retroversion/ Extension | Abduktion | IRO | ARO |
|---|---|---|---|---|---|---|
| Rheumatoide Arthritis | 33% | 57° | k.A. | k.A. | k.A. | 60° |
| Arthrose | 30% | 77° | k.A. | k.A. | k.A. | 51° |
| Traumafolgen | 26% | 33° | k.A. | k.A. | k.A. | 58° |
| Revisionen | 11% | 39° | k.A. | k.A. | k.A. | 51° |

Dennoch, keine der Endoprothesen in den Serien von Neer hat sich gelockert, obwohl 30% Aufhellungssäume um das Glenoidimplantat entwickelt haben.

Vor 2 Jahren beschlossen wir, dieses Prothesenmodell für unsere Patienten mit rheumatoider Arthritis zu verwenden, die unter starken Schmerzen und erheblicher Beeinträchtigung der glenohumeralen Beweglichkeit litten, und für die wir vorher auch das Stanmore-Modell verwendet hätten.

Die kleine Serie von 20 Patienten, über die Fisher 1983 berichtete, scheint zu belegen, daß die Verbesserung der Beweglichkeit mit der Neer-Endoprothese für Patienten mit rheumatoider Arthritis und präoperativ erheblicher Bewegungseinschränkung ähnlich der nach Schultergelenkersatz mit der Stanmore-Prothese ist.

Meine eigenen begrenzten Erfahrungen in den letzten 2 Jahren mit der Neer-Prothese bestätigen diese Beobachtung. Nur 1 Patient hat bisher ein fast vollständiges und schmerzfreies Vor- und Seitheben des Arms mit der Neer-Prothese erreicht, die Innenrotation jedoch ist noch sehr eingeschränkt. Die meisten Patienten schaffen das Vor- und Seitheben nur bis zur Horizontalen, selten darüber. Die Innenrotation bleibt eingeschränkt, die Außenrotation jedoch verbessert sich.

57% des Gelenkersatzes über den Neer et al. berichteten, war an Patienten mit primären und sekundären Arthrosen durchgeführt worden. Dieses ist auch, so glaube ich, die Ursache für die beobachteten Unterschiede in den Bewegungsumfängen. In Großbritannien ist der Schultergelenkersatz gewöhnlich für sehr behinderte Patienten reserviert, die unter vielfachem Gelenkbefall leiden und bei denen gewöhnlich die Rotatorenmanschette zerstört ist, deren stabilisierender Effekt das wichtigste für die Wiederherstellung der Beweglichkeit über die Horizontale ist.

Eine Arthrodese ist für die meisten Patienten mit posttraumatischer Arthrose vorzuziehen, wenngleich wir gelegentlich die Stanmore-Prothese mit zufriedenstellenden Ergebnissen verwendet haben.

Bis jetzt mußten wir noch keine Neer-Prothese revidieren, allerdings sind unsere Zahlen bis jetzt noch sehr gering und der Nachuntersuchungszeitraum beträgt weniger als 2 Jahre. Wir werden sie aber weiter verwenden, bis wir wenigstens eine genügende Anzahl zum Vergleich mit unserer vorherigen Serie haben.

Das Fehlen von Lockerungen macht diese Endoprothese bisher klar zu einer akzeptablen Alternative zur Arthrodese. Wir müssen aber Langzeitergebnisse abwarten, bevor wir eine weitverbreitete und generelle Anwendung des totalen Schultergelenkersatzes empfehlen können.

## Literatur

1. Fisher WD (1983) The Neer II glenohumeral replacement in the arthritic shoulder. Abstracts from Xth European Congress of Rheumatology, June 26-July 2, Moscow, 250
2. Lettin AWF, Copeland SA, Scales JT (1982) The Stanmore total shoulder replacement. J Bone Joint Surg [Br] 64: 47-51
3. Neer CS (1974) Replacement arthroplasty for glenohumeral osteoarthritis. J Bone Joint Surg [Am] 56: 1-13
4. Neer CS, Watson KC, Stanton FJ (1982) Recent experience in total shoulder replacement. J Bone Joint Surg [Am] 64: 319-336

## Diskussion

*Vorsitzender:* Die Stanmore-Prothese war die erste Totalendoprothese für die Schulter, und die Erfahrungen, die mit dieser ersten Prothese gemacht wurden, kommen den Prothesen der zweiten Generation zugute. Man sollte aber dem Prothesentyp selbst nicht zu viel Bedeutung beimessen. Es kommt viel auf die operative Technik und die Nachbehandlung der Patienten an.

Dr. Watson, würden Sie bitte etwas über die Bewegungsausmaße bei den Rotationen im präoperativen und postoperativen Zustand ergänzend sagen.

*Watson:* Die Innenrotation ist sehr wichtig. Sie wird bei vielen unserer Patienten leichter erreicht, weil sie im täglichen Leben eine große Rolle spielt. Die Außenrotation ist bei Arbeiten über Kopf notwendig. Ohne eine ausreichende Außenrotation bestehen grundsätzlich Schwierigkeiten, über Schulterniveau zu greifen. Wir legen großen Wert auf die Innenrotation, haben aber weniger Schwierigkeiten, sie zu erreichen als die Außenrotation. Bei Patienten mit rheumatoider Arthritis und schwergeschädigten Rotatoren wird man sicher nicht die guten Ergebnisse haben wie bei anderen Patienten. Wir haben daher auch die Rheumatiker postoperativ 3–6 Wochen in Abduktion und Elevation auf eine Schiene gelagert. Bei der Mobilisation aus dieser Position stellte sich heraus, daß Rheumatiker wesentlich häufiger einsteifen als Arthrosepatienten oder Patienten mit posttraumatischen Schäden.

*Vorsitzender:* Herr Lettin, stimmen Sie damit überein?

*Lettin:* Wir haben keinen von unseren Patienten auf eine Schiene gelagert und auch nur für eine minimale Zeit ruhig gestellt. Wir versuchen, die Patienten möglichst früh innerhalb der Schmerzgrenze und mit Rücksicht auf die Wundheilung zu mobilisieren. Daher kann ich nicht sagen, ob die Ergebnisse bei anderem Vorgehen besser wären.

Ich habe bisher nur 12 Neer-Prothesen implantiert. Ich habe vor nicht ganz 2 Jahren damit angefangen, und bisher haben wir die Innenrotation nicht so gut wiederherstellen können wie mit unserer früheren Prothese. Vielleicht müssen wir uns doch noch etwa mehr Mühe in der Rehabilitation geben.

*Vorsitzender:* Man kann diese Antwort und den Beitrag von *Dr. Watson* miteinander in Übereinstimmung bringen insoweit, als alles, was *Herr Kollege Lettin* gesagt hat, sich auf diejenige Gruppe von Patienten bezieht, die bei Neer als Limited-goals-Gruppe bezeichnet wird. Da trifft das, was er sagt, sehr genau zu. Alle Patienten, die eine bessere Funktion erzielten, gehörten zu der Gruppe, in welcher Neer in der Rehabilitation auf eine normale Funktion hinarbeitet. Die kann man eben bei den sehr spät operierten Rheumatikern aus *Herrn Lettins* Serie kaum erreichen.

Vielleicht kann uns *Herr Prof. Tillmann* einige klärende Worte über die Auswahl der Patienten sagen.

*Tillmann:* Ich glaube, daß die Situation in unseren Zentren, die mehr rheuma-orthopädisch ausgerichtet sind, ganz anders ist als in den amerikanischen Schulterzentren. Wir operieren wahrscheinlich für amerikanische Begriffe schon zu spät. Der Grund liegt darin, daß wir eine Auswahl von Patienten bekommen, die so vielfach behindert sind, daß viele andere Indikationen vordringlich sind und die Schulter am Ende der Liste für Rekonstruktionen steht. Das ist sicher der Grund, warum wir mehr Schwierigkeiten mit der Rotatorenmanschette haben als die Kollegen in den USA und auch entsprechend schlechtere Ergebnisse. Gerade deswegen habe ich die Resektionsarthroplastik weiter entwickelt, weil ich dadurch Platz bekomme und weil ich dadurch die Rotatorenmanschette besser rekonstruieren kann. Sonst wäre ich wahrscheinlich auch bei den Endoprothesen geblieben.

*Zippel:* Die Probleme mit der Rotatorenmanschette waren der Hintergrund für die Konstruktion eines fest geführten Gelenks. Theoretisch hätte man damit auf die Rotatorenmanschette ganz verzichten können, statt sie mit viel Mühe wieder zu befestigen und dann eine schlechte Beweglichkeit zu bekommen. Es gab die besten Ergebnisse, wenn man die ganze Rotatorenmanschette wegnahm. Leider hat sich gezeigt, jedenfalls bei meiner Prothese, daß man dadurch schnell in den Anschlag kam und daß die Prothese ausbricht. Das ist das Problem der fixierten Schulterendoprothese gewesen.

*Watson:* Herr Lettin, könnten Sie den Prozentsatz der Patienten mit rheumatoider Arthritis angeben, bei denen die Rotatorenmanschette zerstört war oder total fehlte? In unserer Diskussion haben wir herausgearbeitet, daß die Wiederherstellung der Weichteile für die spätere Funktion des Gelenks sehr wichtig ist. Leider ist aber in vielen Fällen die Manschette vollständig zerstört und nicht zu reparieren.

*Lettin:* Ja, ich stimme damit vollkommen überein, und unglücklicherweise haben wir dies zu Anfang nicht ausreichend dokumentiert. Seit wir das aber tun, sehen wir in 60% weitgehend zerstörte Rotatorenmanschetten, die nicht reparabel sind.

Ich möchte nochmals darauf hinweisen, daß meine Erfahrungen in der Schulterendoprothetik bei Nichtrheumatikern sehr begrenzt sind. Bei jungen Patienten mit einer posttraumatischen Omarthrose, die nur eine Schulter betrifft, würden wir eine Arthrodese bevorzugen. Primäre Arthrosen der Schulter sehen wir äußerst selten.

Das einzige, was ich hierzu noch bemerken kann, ist, daß wir trotz guter Rotationsfähigkeit nur selten eine Elevation über 90° erreichen.

Ich möchte betonen, daß nur wenige Verrichtungen des täglichen Lebens mit Überkopfarbeiten verbunden sind. Die meisten Dinge werden ohne Schulterelevation von 90° durchgeführt. Zu Beginn der 70er Jahre wurden unsere ersten 13 Patienten von unserer Beschäftigungstherapeutin bezüglich der Funktion genau untersucht. Für die Verrichtungen des täglichen Lebens ist äußerst selten eine Außenrotation erforderlich, fast alle Tätigkeiten werden doch unter Schulterhöhe vor dem Körper ausgeführt, ausgenommen das Ankleiden und das Waschen des Rückens.

Obwohl wir keine wesentliche Verbesserung der Beweglichkeit mit der Stanmore- und Neer-Prothese erreichen, ist die Operation wegen der späteren Schmerzfreiheit und der dadurch besseren Gelenkfunktion weiterhin indiziert.

*Pahle:* Dr. Lettin, eine Frage bezüglich der Strategie des operativen Vorgehens und der Entscheidung, ob man eine Arthroplastik mit der Neer-Prothese oder eine Arthrodese durchführt: Wie ich Sie verstanden habe, versuchen Sie, zuerst die Rotatorenmanschettenruptur zu verschließen. Wenn dies nicht möglich ist, sehen Sie von der Prothesenimplantation ab und führen eine Arthrodese durch. Ist das richtig interpretiert?

*Lettin:* Nein. Hier haben Sie mich mißverstanden. Bei Rheumatikern halte ich die Arthrodese für ungeeignet, weil natürlich viele Gelenke von der Erkrankung betroffen sind. Ein Faktor ist der meist symmetrische Gelenkbefall bei der rheumatoiden Arthritis. Wenn eine Schulter befallen ist, ist es die andere meistens auch. Deswegen halte ich die Arthrodese der Schulter beim Rheumatiker für schlecht. Daher mache ich immer den Gelenkersatz, ob ich nun die Rotatorenmanschette rekonstruieren kann oder nicht. Die Arthrodese wenden wir für monartikuläre Probleme an, die bei uns meist posttraumatisch sind.

*Vorsitzender:* Zum Ausmaß der Rotationen postoperativ: Liegt die Einschränkung der Außenrotation bei Ihren Ergebnissen an der Konstruktion der Stanmore-Prothese oder liegt es an der Refixation des Subskapularis?

*Lettin:* In der Anfangszeit haben wir den Subskapularis gerafft, weil ich annahm, daß die Luxation ein Problem sein würde. Wir haben also bei den frühen Patienten absichtlich die Außenrotation begrenzt. Als wir aber kein Problem mit den Luxationen hatten, haben wir das nicht mehr getan. Ich glaube nicht, daß eine Einschränkung der Außenrotation am Anschlag der Prothese lag, sondern daß es die Kontraktur und Vernarbung der Weichteile ist, die die Bewegung einschränkt. Wir haben das bei unseren Patienten unter dem Bildverstärker untersucht.

Es ist uns allen bekannt, daß Schultern äußerst schnell nach Operationen oder erlittenen Verletzungen einsteifen. Was diese Steife anbelangt, so gehört sie einfach dazu, und wir sind vielleicht zu optimistisch, wenn wir glauben, daß wir immer eine freie Beweglichkeit erreichen können.

# Schulterersatzarthroplastik

J. A. Pahle*

Seit 1968 werden im Oslo Sanitätsforening Rheumakrankenhaus Synovektomien der Schultergelenke vorgenommen, die zufriedenstellende Ergebnisse selbst in fortgeschrittenen Fällen ergaben [5, 8]. In einer kürzlich durchgeführten Nachuntersuchung von 54 solcher Synovektomien mit einer durchschnittlichen Beobachtungszeit von 5,3 Jahren (1–16 Jahre) konnte ein lang anhaltender, guter Effekt auch in den oben beschriebenen fortgeschrittenen Fällen festgestellt werden. 26 Fälle waren röntgenologisch dem Grad III nach Larsen et al. (1977) zuzuordnen; zusätzlich zur Synovektomie wurde bei diesen Patienten eine Gelenktoilette erforderlich [9]. Nur in 6 dieser Fälle wurde später ein totaler Schultergelenkersatz erforderlich.

Arthrodesen des Schultergelenks können gute Ergebnisse ergeben [11], wenn die skapulothorakale Beweglichkeit gut erhalten ist; nach unseren Erfahrungen ist das aber bei der rheumatoiden Arthritis selten der Fall.

Die ziemlich kleinen Kontaktflächen in Fällen mit schwerer Schultergelenkdestruktion würden eine feste knöcherne Heilung gefährden; darüber hinaus ist das osteogenetische Potential bei der rheumatoiden Arthritis manchmal erheblich reduziert. Die erforderliche Immobilisation für die knöcherne Durchbauung ist daher meistens relativ lang, wodurch benachbarte Gelenke gefährdet werden. Wir halten die Arthrodese des Schultergelenks für die Fälle erforderlich, in denen eine erhebliche Belastung für die Schulter zu erwarten ist, z. B. bei Patienten, die dauernd Achselgehstützen benutzen müssen. Unter diesem Gesichtspunkt allerdings sollen Indikationen und Überlegungen für *rekonstruktive* Operationen an den unteren Extremitäten betont werden. Die Ergebnisse nach Implantation einer totalen Schultergelenkendoprothese sind ermutigend [2]; seit 1973 wurden Arthrodesen in unserem Krankenhaus nicht mehr erforderlich.

## Material und Methode

In unserer Klinik wurden zwischen 1973 und 1984 *64 Schultern bei 56 Patienten* ersetzt (45 Frauen, 11 Männer; Durchschnittsalter 50,3 Jahre (22–72)). 3 Patienten litten an einer ankylosierenden Spondylitis, 2 an juveniler rheumatoider Arthritis. Die übrigen 51 hatten alle eine rheumatoide Arthritis. Die durchschnittliche Erkrankungsdauer betrug 18,7 Jahre und bestand damit wesentlich länger als in den Synovektomiefällen, bei denen die durchschnittliche Erkrankungsdauer 10,5 Jahre betrug. Einer dieser Fälle läßt erkennen, daß durch eine „unterlassene" Arthrodese ein recht gut funktionierendes Gelenk resultieren kann. Die meisten der Fälle wiesen röntgenologisch ein ziemlich fortgeschrittenes Stadium auf (Abb. 1):

---

* Grundlage dieser Arbeit ist ein Artikel aus: Ann Chir Gynaecol 74/198 (1985) [9]. Diese geänderte Fassung darf mit Einverständnis des Herausgebers veröffentlicht werden.

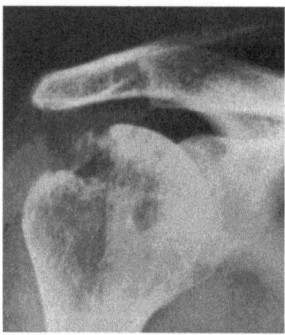

**Abb. 1.** Fortgeschrittene rheumatoide Arthritis. Zysten kurz vor dem Einbruch

Nur in 5 Fällen war bei diesen Schultern zuvor eine Synovektomie durchgeführt worden.

Präoperative Röntgenbefunde: Grad III 2
(Nach Larsen et al. [3 a]) Grad IV 31
Grad V 31.

35 Patienten wurden mit Steroiden behandelt. Bei 8 Patienten mußten beide Schultergelenke ersetzt werden.

Bei den ersten 13 Patienten wurde die halbformschlüssige („semi-constrained") Endoprothese von Lettin/Stanmore [4] verwendet. Die Fixation des glenoidalen Gelenkersatzes ist bei der Lettin-Prothese technisch sehr schwierig, zumal bei Patienten mit rheumatoider Arthritis die Knochenreserve erheblich reduziert ist. Auf dieses Modell haben wir verzichtet, als die kraftschlüssige („non-constrained") Engelbrecht-St. Georg-Prothese 1978 zur Verfügung stand. Engelbrechts radikaler Zugang zum Gelenk durch Aufteilen der Subscapularis-, Supra- und Infraspinatussowie Teres-minor-Sehne macht zwar die Implantation der Prothesenteile leicht, erschwert jedoch den Verschluß der Rotatorenmanschette und die Refixation dieser an den brüchigen osteoporotischen Knochen der Rheumapatienten. Die Engelbrecht-St. Georg-Prothese setzten wir in 10 Fällen ein. In fortgeschrittenen Fällen von rheumatoider Arthritis schränkte allerdings das Höhertreten des Humeruskopfs, oft mit einer „Medialisation" kombiniert, die Zahl der Fälle, die für diesen Prothesentyp in Frage kamen, wegen der ziemlichen Größe des Prothesenkopfs ein.

Das Zusammenziehen der Rotatorenmanschette ergibt in diesen Fällen einfach nicht den erforderlichen Raum für die Prothese. Diese Schulterprothese steht leider nur in einer Größe zur Verfügung (Abb. 2). Es besteht eine klare Notwendigkeit für mehrere Stielgrößen; Patienten mit juveniler chronischer Arthritis brauchen eine wesentlich kleinere Prothese.

Die 2 Kopfgrößen und 6 verschiedenen Stielmaße, die bei der Neer-II-Prothese [7] zur Verfügung stehen, waren dafür entscheidend, daß wir uns 1979 für ein neues Prothesenmodell entschieden haben:

1973–1977: Lettin-Stanmore 13
1978–1979: Engelbrecht-St. Georg 10
1979–1984: Neer II 41.

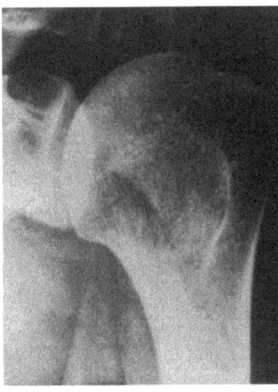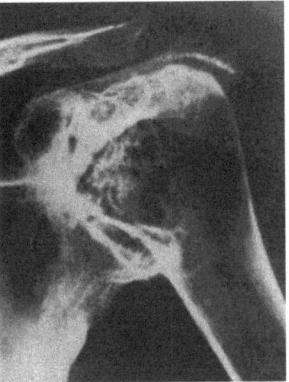

**Abb. 2.** Kraniale und mediale Dezentrierung des Kopfs

## Operationstechnik

Der Chirurg, der den alloarthroplastischen Ersatz des Schultergelenks vornimmt, sollte in der allgemeinen Chirurgie der Schulter, besonders in der Wiederherstellung des Weichteilmantels erfahren sein [7]. Häufiger ist die Rotatorenmanschette bei dieser Erkrankung zerstört, als daß sie intakt ist.

Der Patient wird in Rückenlage operiert, die Schulter ist durch ein stabiles Kissen angehoben; der Arm liegt in abduzierter Stellung auf einem Spezialtisch. Neers großer, deltopektoraler Zugang ist sowohl für die Arthroplastik als auch für die Synovektomie des Schultergelenks empfehlenswert. Manchmal muß der klavikuläre Teil des Deltamuskels vom Ursprung abgelöst werden, üblicherweise aber kann der vordere Anteil des Deltamuskels genügend weit nach kranial und dorsal durch Hohmann-Hebel retrahiert werden, um die Rotatorenmanschette und das proximale Humerusende darzustellen, ohne daß eine zusätzliche Ablösung erforderlich wird.

Es hat sich als ratsam erwiesen, den kranialen Teil der M.-pectoralis-major-Sehne abzulösen, manchmal ist es erforderlich, das korakoakromiale Ligament zu durchtrennen. Die subakromiale und subdeltoidale Bursa können dann, wenn sie entzündet vorgefunden werden, exzidiert werden. Eine Synovektomie des akromioklavikulären Gelenks ist, falls erforderlich, durchzuführen. Die lange Bizepssehne wird in ihrem Sulcus bicipitalis inspiziert und die Tenosynovektomie durchgeführt [8]. In den meisten Fällen wurde diese Sehne rupturiert vorgefunden; der distale Sehenstumpf ist üblicherweise mit dem Periost des Sulcus bicipitalis verklebt. Ist dieses nicht der Fall, sollte er mit dem queren Band im Sulcusbereich vernäht werden. Der proximale Sehnenstumpf kann zur Deckung von Defekten der Rotatorenmanschette verwendet werden.

Säuberlichste Präparation der Subscapularissehne sollte vor ihrer Abtrennung durchgeführt worden sein, nachdem das mediale Stumpfende mit Haltefäden gesichert worden ist. Es sollten auch Ablösungen von Muskelverklebungen am Vorderrand des Glenoids vorgenommen werden, um so sicher zu gehen, daß nach der Refixation ein wirklich frei funktionierender Subscapularismuskel vorliegt. Beim Anziehen des proximalen Sehnenstumpfs sollte man als Zeichen des Muskeltonus einen federnden Widerstand spüren.

Nach Gelenkeröffnung werden die Hohmann-Haken intraartikulär plaziert. Nach Lösen von Verklebungen können die Gelenkflächen gewöhnlich gut dargestellt werden, und es kann jetzt die endgültige Entscheidung, ob eine Synovektomie oder der endoprothetische Ersatz durchgeführt wird, getroffen werden.

Wenn die Gelenkflächen noch kugelförmig und der subchondrale Knochen glatt sind, ergibt eine Synovektomie mit Gelenktoilette gute Dauerresultate, selbst wenn der Knorpel gänzlich fehlt. Die Kopfresektion sollte so gering wie möglich durchgeführt werden, die Osteotomie einer Retroversion von 40° entsprechen, kontrolliert mit der Probierprothese. Bei der juvenilen rheumatoiden Arthritis jedoch verursachen Wachstumsstörungen, die ja bei dieser Erkrankung vorliegen können, eine geringere Anteversion der Glenoidgelenkfläche, manchmal bis hin zu einer 0°-Position. Die Osteotomiefläche am Humerus ist dann entsprechend zu ändern.

Das häufige Höhertreten des Kopfs, das bei Patienten mit rheumatoider Arthritis vorliegt, macht es schwierig, eine gute Zentrierung der Prothesenteile zueinander zu erreichen, außer es wird ein größerer Anteil des Humeruskopfs reseziert. Während der letzten 2 Jahre haben wir in unserem Krankenhaus eine Modifikation der Neer-II-Prothese entwickelt, indem die seitlich angebrachte, perforierte Leiste entfernt und die 3 anderen Leisten so verkleinert wurden, daß sie besser in den engen distalen Anteil des Humeruskopfs passen. Auf diese Weise können Frakturen des osteoporotischen Knochens vermieden werden.

Bei Erwachsenen, bei denen die Osteoporose sehr betont ist, ist der Markkanal meistens weit, im Gegensatz zur juvenilen rheumatoiden Arthritis, bei der die Diaphyse sehr grazil ist und nur den 6,3 mm messenden Prothesenstiel zuläßt. Das Glenoid kann mit Hilfe eines Bankart-Hakens dargestellt werden, der sorgfältig gehalten werden sollte, damit Schaden an dem brüchigen Knochen vermieden wird.

Dadurch kann der dorsale Anteil des Skapulahalses dargestellt werden. Granulationsgewebe und Überbleibsel des Labrum glenoidale werden entfernt, um die gesamte Zirkumferenz der Gelenkfläche darzustellen, die sorgfältig aufbereitet werden sollte, um einen sicheren Sitz des glenoidalen Prothesenteils zu garantieren. Der Schlitz für den Stiel der glenoidalen Komponente wird mit einer Kugelfräse eingeschnitten und der Rand mit einem scharfen Löffel unterminiert. Eine konzentrische Reihe von Bohrlöchern wird in der Kortikalis der Gelenkfläche zur Verbesserung der Zementfixation angelegt. In allen unseren Fällen haben wir das Standard-Polyäthylenglenoid ohne Metallauflage benutzt, da wir meinen, daß das Polyäthylen einen natürlicheren Übergang in den „weichen" rheumatischen Knochen darstellt. Größte Sorgfalt sollte angewandt werden, sich zu versichern, daß der Glenoidteil vor der Verankerung mit Zement einen satten Sitz aufweist. Vorzugsweise sollten beide Prothesenkomponenten vorher mehrmals in ihrem Sitz geprüft worden sein, um sich so einer guten Zentrierung und stabilen Position zu versichern.

Die endgültige Glenoidprothese wird zuerst zementiert. Danach sollte der humerale Anteil nochmals vor Einzementierung bezüglich seines Sitzes geprüft worden sein. Einrisse der Rotatorenmanschette werden repariert. Dazu können Teile der Supraspinatussehne oder auch der proximale Stumpf der langen Bizepssehne benutzt werden. Die Subskapularissehne wird an ihren lateralen Stumpf rückvernäht oder in Bohrlöcher an der Kortikalis (falls erforderlich sogar durch den Zement). Mit adaptierten Nähten werden Delta- und Pectoralis-major-Muskel zueinander plaziert. Eine Redondrainage wird für 24 h eingelegt.

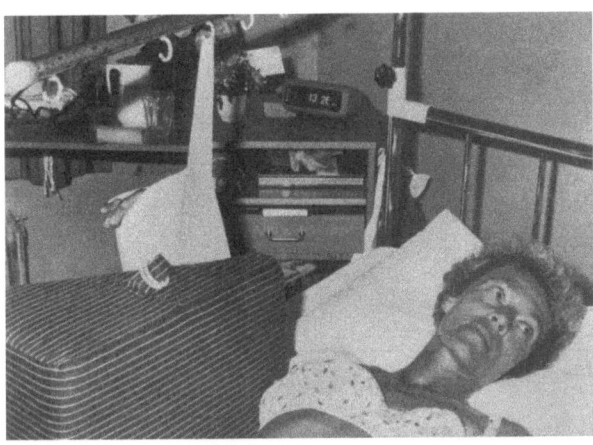

**Abb. 3.** Der Arm ist in einem „Galgen" aufgehängt. Das Abduktionskissen wird benutzt, wenn der Patient aufsteht und umhergeht

Mit dieser minimalen Muskelablösung - wie von Neer angegeben -, bei der nur die Subskapularissehne abgelöst wird, hat sich die postoperative Immobilisationszeit auf wenige Tage reduziert. Der Arm ist in einem „Galgen" (Abb. 3) aufgehängt. Danach dürfen aktive isometrische Übungen begonnen werden, bei denen der Arm auf einem Abduktionskissen ruht. Assistive Bewegungsübungen werden gewöhnlich nach etwa 10-14 Tagen begonnen. Das Trainingsziel heißt eine gute muskuläre Balance zu erzielen, um so das Zentrieren der Kugel-, Gelenkflächenprothese zu sichern.

## Ergebnisse

Die erforderliche 3-Wochen-Ruhigstellung in einem Velpeau-Verband nach Lettins Zugang machte die postoperative Weiterbehandlung schwierig, besonders was die Abduktion anbetraf. Nach Einführung der Engelbrecht-Prothese wurde der Arm 3 Wochen auf einer Abduktionsschiene ruhiggestellt. In dieser Zeit wurden 2mal täglich isometrische Übungen für Außen- und Innenrotatoren sowie des Deltamuskels durchgeführt. Danach nahm i. allg. die Beweglichkeit rasch zu.

Wie in Tabelle 1 dargestellt, ergab sich in allen Fällen ein Zugewinn in der postoperativen Beweglichkeit, außer den 13 Patienten, die mit der Lettin-Stanmore-Prothese versorgt worden waren und bei denen ein geringer Rückgang der Anteversion postoperativ beobachtet wurde. Der gemessene Bewegungssektor ist die *aktive* Beweglichkeit. Die Abduktion wurde als totale Abduktion der oberen Extremität gemessen.

Die Abduktion im glenohumeralen Gelenk wurde nicht gesondert gemessen. Für den Patienten spielt es keine Rolle, ob die Abduktion als kombinierte Bewegung auftritt oder nicht: Für ihn zählt nur die Gesamtbeweglichkeit.

In Tabelle 2 sind die Komplikationen aufgeführt. Als die halbformschlüssige Prothese benutzt wurde, traten am meisten, wie zu erwarten, Lockerungen des glenoidalen Anteils auf. Das liegt mit Sicherheit an den ziemlich großen Kräften, die vom Oberarm auf den kleinen Glenoidteil übertragen werden. Es muß dabei daran erinnert werden, daß die Zerstörungen der glenoidalen Gelenkfläche manchmal bis in den dünnen Skapulahals hineinreichten, wodurch die Knochenbedeckung des Gle-

**Tabelle 1.** Zugewinn der postoperativen Beweglichkeit in 64 Fällen in Graden

|  | Lettin/ Stanmore | St. Georg/ Engelbrecht | Neer |
|---|---|---|---|
| Abduktion | 9,6 | 13,9 | 24 |
| Flexion | −4,2 | 7,8 | 16 |
| Extension | 3,5 | 14,4 | 12,9 |
| Außenrotation | 1,2 | 13,9 | 14,6 |
| Innenrotation | 5,4 | 22,2 | 6,5 |
| Beobachtungsdauer [Jahre] | 9 | 5,6 | 3,2 |

**Tabelle 2.** Komplikationen

|  | Lettin/ Stanmore (n=13) | St. Georg/ Engelbrecht (n=10) | Neer (n=41) |
|---|---|---|---|
| Primärinfektion | 0 | 0 | 1 |
| Lockerung und Spätinfektion | 2 | 0 | 1 |
| Lockerung ohne Infektion | 3 | 2 | 1 |
| Humerusfraktur | 2 | 0 | 1 |
| Glenoidfraktur | 1 | 0 | 0 |
| Luxation | 0 | 0 | 1 |
| Technisches Versagen | 0 | 0 | 5 |

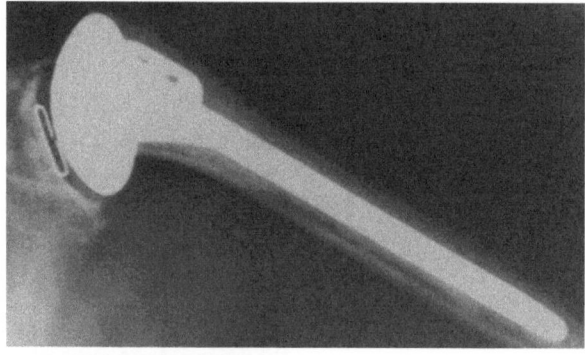

**Abb. 4.** Zufriedenstellende Zentrierung des Kopfs

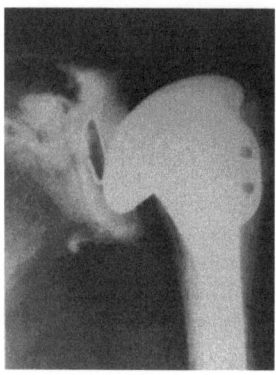

**Abb. 5.** Höhertreten des Kopfs

**Tabelle 3.** Beurteilung des Ergebnisses durch den Patienten

|  | Besser | Unverändert | Schlechter |
|---|---|---|---|
| Schmerz | 51 | 7 | 6 |
| Bewegungsausmaß | 44 | 14 | 6 |
| Funktion | 48 | 11 | 5 |

**Tabelle 4.** Schmerzempfinden vor und nach der Operation

|  | Lettin/ Stanmore (n = 13) | St. Georg/ Engelbrecht (n = 10) | Neer (n = 41) |
|---|---|---|---|
| Schmerz-präoperativ | 13 | 9 | 41 |
| -postoperativ | 5 | 2 | 6 |

noidsockels manchmal bis zu einer schmalen Brücke reduziert war [10]. Manchmal waren in der Tat die Destruktionen zu fortgeschritten, um noch einen prothetischen Ersatz überhaupt zu erlauben.

Die Erfahrungen nach 41 Endoprothesen vom Typ Neer II können summarisch wie folgt dargestellt werden: Die Gesamtergebnisse sind zufriedenstellend (Abb. 4), aber die ovale Form des Kopfs zusammen mit der kleinen Glenoidkontaktfläche und ohne die kraniale Stütze (Fornix) der Engelbrecht-St. Georg-Prothese, die die normale Anatomie ganz gut imitiert, macht die Zentrierung der Prothesenteile zueinander zu einer schwierigen Aufgabe. Im postoperativen Verlauf können Weichteilschrumpfungen auftreten, die ein Kranialwandern des Kopfs hervorrufen (Abb. 5), ein Ergebnis, das in 5 Fällen als technischer Fehlschlag zu klassifizieren war (s. auch Tabelle 2).

Die Einschätzung der Ergebnisse durch die Patienten ist in Tabelle 3 wiedergegeben. Die besten Ergebnisse bezüglich postoperativer Schmerzbefreiung, die in den meisten Fällen auch mit einer reduzierten Analgetikaeinnahme einhergehen, konnten bei der Neer-Prothese erreicht werden, wie in Tabelle 4 wiedergegeben ist. 12 Patienten bestätigten, daß sie nicht auf der operierten Schulter liegen konnten, was aus ihrer Sicht einige Bedeutung hatte.

## Diskussion

Das Hauptproblem der Alloarthroplastik des Schultergelenks bei der rheumatoiden Arthritis stellt die allgegenwärtige Osteoporose dar, die wiederum durch die Krankheit selbst (Vaskulitis?), den weit verbreiteten Einsatz von Steroiden und durch die Inaktivität hervorgerufen wird. Die kleinen und oftmals zerstörten Gelenkflächen des Glenoids vergrößern das Problem der Fixation. Selbst wenn theoretisch die kraftschlüssige Prothese für die Schulter vorzuziehen ist wie auch an anderen Gelenken, macht es die Zerstörung der Rotatorenmanschette mit Verlust der Stabilisierungsfunktion oftmals erforderlich, auch ein halbkraftschlüssiges Modell zur Verfügung zu haben, das eine gewisse Vorgabe an „eingebauter" Stabilität aufweist [4, 10].

Es sollte dann allerdings daran erinnert werden, daß die Übertragung der Kräfte von einem Teil der Prothese auf den anderen unvermeidbar ist. Die jüngste Genera-

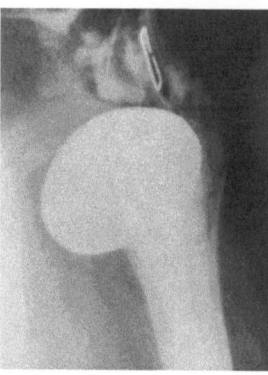

**Abb. 6.** Distale Luxation nach Ruptur des M. supraspinatus

tion der Endoprothesen funktioniert auf dem Prinzip der kraftschlüssigen Prothesen, das oft eine technisch schwierige Wiederherstellung der Rotatorenmanschettenfunktion sowie des Deltamuskels erfordert.

Nur durch ideale Koordination des M. deltoideus und der Muskeln der Rotatorenmanschette kann eine resultierende Kraft, die genau durch das Gelenkzentrum in allen Positionen des Oberarms geht, erreicht werden. Der Abstand zwischen Akromion und Humerus ist normalerweise so weit, um dem Tuberculum majus Raum unter dem Akromion bei der Abduktion [1] zu geben. Wenn die Rotatorenmanschette zerstört ist, steigt der Kopf kranialwärts und die Abduktion wird blockiert. Ohne funktionierenden Supraspinatusmuskel neigt der Oberarmkopf zur Dislokation nach kaudal, da er das Gewicht des hängenden Arms trägt (Abb. 6).

Eine Endoprothese funktioniert nicht ohne „Motor". Die Forderung nach einer gut funktionierenden Rotatorenmanschette und Deltamuskel (Neer, persönliche Mitteilung) soll darlegen, daß eine kraftschlüssige Endoprothese nicht als späte zweitrangige Rettungsoperation versucht werden soll, nachdem schon andere Operationsverfahren fehlgeschlagen sind.

Durch die ideale Schulterprothese sollte sich genügend Beweglichkeit für die Tätigkeiten des täglichen Lebens, besonders Drehbewegungen [3], wiederherstellen lassen. Für den Patienten ist es selten erforderlich, den Arm mehr als 90° zu abduzieren, wenn das Ellbogengelenk gut funktioniert. Die Innenrotation ist von größerer Bedeutung. Das Bewegungsmaß ist hauptsächlich durch die Position der 2 Prothesenhälften zueinander bestimmt, dieses ist allerdings auch wiederum sehr vom verbliebenen Knochenmaterial abhängig.

Wie von Kölbel et al. [3] festgestellt wurde, liegt das Bewegungszentrum in einem natürlichen Schultergelenk ungefähr 10 mm medial der Längsachse des Humerus und etwa 25 mm lateral der Gelenkfläche des Glenoids. Die ideale Prothese sollte daher mit verschiedenen Halslängen für beide Teile zur Verfügung stehen, mindestens auch mit 2 verschiedenen Kopfgrößen. Mehrere Stieldicken sind erforderlich, um Hitzenekrosen zu vermeiden, die durch eine zu dicke Zementschicht in einem weiten Markkanal verursacht werden. Eine zementfreie Fixation der Prothesenteile in fortgeschrittenen Fällen der rheumatoiden Arthritis kann ziemlich unvorhersehbare Ergebnisse wegen der reduzierten osteogenen Potenz ergeben. Um den besonderen Anforderungen eines dysplastischen Oberarmkopfs und Oberarmschafts bei der juvenilen rheumatoiden Arthritis zu genügen, wären spezielle Modelle wünschenswert (Abb. 7). Die Idealprothese sollte schon kraftschlüssig sein, aber zur

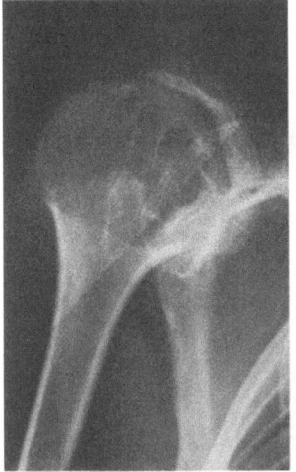 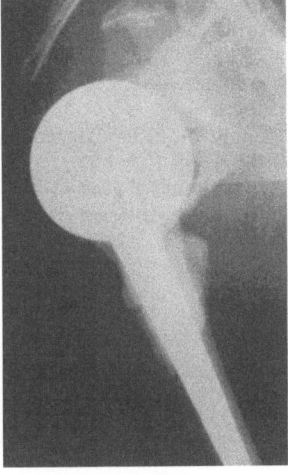

**Abb. 7.** Bei der juvenilen rheumatoiden Arthritis kann der enge Humerusschaft spezielle Konstruktionen des Prothesenstiels erforderlich machen

gleichen Zeit eine kraniale Abstützung aufweisen, die die Tendenz des Höhertretens des Kopfs verhindert und somit die Zentrierung sichert.

Mit verbesserter Operationstechnik können die „technischen Fehlschläge" bei unseren Patienten wahrscheinlich vermieden werden. 8 der Operationen waren doppelseitig, wodurch die Zufriedenheit der Patienten mit dieser Operationsmethode wiedergegeben wird. Aus der Sicht des Patienten ist die Schmerzminderung der wichtigste Erfolg, ergänzt durch die Fähigkeit, wieder auf der operierten Schulter schlafen zu können, sowie die verbesserte Innenrotation, die eine Toilettenhygiene ermöglicht, die Anteflexion, die Kämmen möglich macht, und die Adduktion, die den Patienten in die Lage versetzt, die gegenüberliegende Achselhöhle zu erreichen.

## Literatur

1. Crossan JF, Vallance R (1982) The shoulder joint in rheumatoid arthritis. Manuscript 1982.
2. Kessel L, Bayley I (1979) Prosthetic replacement of shoulder joint: Preliminary communication. J R Soc Med 72: 748-752
3. Kölbel R, Rohlmann A, Bergmann G, Friedebold G (1977) Shoulder joint replacement: Kölbel-Friedebold-method. In: Burri C, Coldewey J, Rüter A (eds) Endoprostheses and alternatives for the arm. Shoulder joint. Huber, Bern pp 47-60
3a. Larsen A, Dale K, Eek M (1977) Radiographic evaluation of rheumatoid arthritis and related conditions by standard reference films. Acta Radiol [Diagn] (Stockh) 18: 481-491
4. Lettin A (1981) Shoulder replacement in rheumatoid arthritis. In: Goldie IF (ed) Surgery in rheumatoid arthritis, reconstruction surgery and traumatology, vol 18. Karger, Basel, pp 55-62
5. Neer CS (1971) The rheumatoid shoulder, surgery of rheumatoid arthritis. Lippincott, Philadelphia, pp 117-125
6. gestrichen
7. Neer CS, Watson KE, Stanton FJ (1982) Recent experience in total shoulder replacement. J Bone Joint Surg [Am] 64 3: 319-337

8. Pahle JA (1981) The shoulder joint in rheumatoid arthritis: Synovectomy. In: Goldie IF (ed) Surgery in rheumatoid arthritis, reconstruction surgery and traumatology, vol 18. Karger, Basel, pp 33-47
9. Pahle JA, Kvarnes L (1985) Shoulder synovectomy. Ann Chir Gynaecol [Suppl] 74/198: 37-39
10. Post M, Jablon M, Miller H, Singh M (1979) Constrained total shoulder joint replacement: A critical review. Clin Orthop 144: 135-150
11. Raunio P (1981) Arthrodesis of the shoulder joint in rheumatoid arthritis. In: Goldie IF (ed) Surgery in rheumatoid arthritis, reconstruction surgery and traumatology, vol 18. Karger, Basel, pp 48-54

# Diskussion

*Blauth:* Sie haben im Zusammenhang mit dem Höhertreten des Oberarmkopfes bzw. der Kopfprothese von technischen Fehlern in 5 Fällen gesprochen. Welche Fehler waren das?

*Pahle:* Als erstes die Positionierung des Glenoidimplantats, das in dem Fall, den Sie gesehen haben, gekippt war, und zweitens, daß wir wohl nicht die richtige Resektionshöhe am Humerus gefunden haben. Ich glaube einfach nicht, daß man nur mit der Resektion einer kleinen Kalotte vom Humeruskopf auskommt. Bei den meisten Fällen von rheumatoider Arthritis hat die Krankheit zu einer Verschiebung des Kopfes nach kranial geführt, und man muß mehr Knochen resezieren. (Anm. des Herausgebers: Mit Hinweis auf die Ausführungen von Welsh und Cofield sei hinzugefügt, daß die relative Stellung zwischen Humerus und Glenoid durch Ablösen der Kapsel erreicht werden muß. Danach braucht nur so viel von der deformierten Kopfkalotte resezieret zu werden, daß die Kopfprothese mit dem Stiel eingeführt und der Kopf richtig aufgesetzt werden kann.)

Das Höhertreten der Kopfprothese liegt hauptsächlich daran, daß wir das Glenoid nicht mit der richtigen Neigung eingesetzt haben.

*N. N.:* Könnten Sie noch einmal herausstellen, wann Sie noch eine Spätsynovektomie durchführen würden und wann Sie die Prothese einsetzen würden?

*Pahle:* Ich glaube, man kann die Entscheidung erst treffen, wenn man das Gelenk eröffnet hat. Das sollte man dem Patienten immer erklären und sich von ihm Entscheidungsfreiheit für die Operation geben lassen. Der intraoperative Befund kann schlechter sein, als es die Röntgenbilder zeigen. Er kann auch besser sein und wenn die Gelenkflächen glatt sind und Kopf und Glenoid annähernd sphärisch sind, dann würde ich keine Totalprothese einsetzen, obwohl kein Knorpel mehr vorhanden ist. Die Langzeitergebnisse nach Synovektomie sind in diesen fortgeschrittenen Fällen absolut überzeugend, auch am Kniegelenk. Wir schließen gerade eine Untersuchung der Zehnjahresergebnisse bei diesen Patienten ab. Was mit den Knie-Totalendoprothesen nach einigen Jahren passiert, wissen Sie alle: Sie lockern sich mehr oder weniger.

*Vorsitzender:* Ich hatte gestern einen Fall von Lupus erythematodes disseminatus gezeigt und gesagt, daß mir das Infektionsrisiko bei solchen Patienten, die manchmal unter Zytostatika und Kortison stehen, zu groß wäre für einen Gelenkersatz. Wie ist Ihr Standpunkt?

*Pahle:* Meine Ansicht ist, daß viele dieser Patienten eine kurze Lebenserwartung haben und daß uns dies nicht daran hindern sollte, ihnen die beste Behandlung zu gewähren. Es zählt nicht die Länge, sondern die Qualität des Lebens. Die Dame, die ich gezeigt habe, konnte ihren Arm absolut nicht gebrauchen, und wir wollten das verbessern. Wir haben ihr gesagt - wie auch in anderen Fällen, in denen das

Ergebnis dann sehr gut war –, daß die Risiken sehr groß sind. In diesem Fall haben wir nicht erwartet, daß es zu einem Versagen so schnell kommt, aber es ist gut, daran erinnert zu werden, daß man an alle Konsequenzen denkt, bevor man eine Totalprothese einsetzt.

# Bemerkungen zum Schultergelenkersatz bei rheumatoider Arthritis

R. H. Cofield

Das pathologische Spektrum der rheumatoiden Arthritis der Schulter ist vielfältig. Primär scheinen Synovialis- und Bursagewebe betroffen, sekundär werden viele andere Gewebe, besonders Gelenkknorpel, Sehnen und Knochen befallen. Laine et al. fanden in ihrer Nachuntersuchung der Schulteraffektionen bei rheumatoider Arthritis eine vielfältige Beteiligung der Weichteilstrukturen und Gelenkanteile [2]. Bei unseren Patienten lagen überwiegend extreme Bursitiden, Synovitiden und nur wenig andere Veränderungen vor, hauptsächlich Rotatorenmanschettenrupturen, Knorpelaffektionen oder eine Kombination von beiden.

Bei der Nachuntersuchung unserer Patienten mit operativen Eingriffen an der Schulter zeigte sich, daß viele verschiedene Operationen durchgeführt worden waren.

Als der endoprothetische Ersatz der Schulter häufiger wurde, stieg sein Stellenwert in der Behandlung von Patienten mit rheumatoider Arthritis. Es wurde nahezu üblich, daß der unter schmerzhaftem Funktionsverlust der Schulter und Knorpeldestruktionen leidende Patient mit dem totalen Schultergelenkersatz behandelt wurde. Bei der Operation wurden zusätzlich verschiedene Maßnahmen wie Synovektomie, Akromioplastik, Rekonstruktion der Rotatorenmanschette, Bursektomie oder Exzision des distalen Klavikulaendes vorgenommen. 29,7% der bei uns zwischen 1976 und 1981 operierten Patienten hatten Schäden an der Rotatorenmanschette. Dies ist deutlich weniger, als von Rybka et al. [3] für Patienten mit einer Schulterarthrodese beschrieben wurde. Es entspricht ziemlich dem, was Ennevarra [1] in einer Arthrographiestudie bei rheumatischen Schultern herausarbeitete. Beim Vorliegen einer Manschettenruptur wird diese üblicherweise beim prothetischen Ersatz des Gelenks rekonstruiert, gleichzeitig wird eine Subscapularistransposition vorgenommen. Für diese Patienten ist die Arthrodese als Alternative zum Schultergelenkersatz propagiert worden. Wir erwägen dieses Vorgehen häufig, praktizieren es jedoch sehr selten. Die funktionellen Ergebnisse liegen bei Patienten mit Schulterarthrodese weit unter denen mit einer Endoprothese versorgten Patienten. Zusätzlich ist die Zahl der Zweiteingriffe nach totalem Schultergelenkersatz bei Rheumapatienten gering. Dies mag mit niedrigen Belastungen am Implantat bei diesen Patienten zusammenhängen. Bei Rheumatikern sind i. allg. viele Gelenke betroffen, und die Reihenfolge des operativen Vorgehens hat in der Diskussion einen etwas philosophischen Charakter angenommen.

Wenn neurologische Veränderungen vorliegen, speziell wenn diese fortschreitend und klinisch deutlich ausgeprägt sind, sollte zunächst an eine zervikale Stabilisierung der Halswirbelsäule gedacht werden, später an andere Verfahren. Wir behandeln vorrangig die untere Extremität, wenn hier die Behinderungen deutlich sind. Erst später wird die obere Extremität in Angriff genommen. Es ist durchaus möglich, eine Schulteroperation in einer Sitzung mit einem kleinen handchirurgischen Eingriff zu kombinieren; eine Operation an Schulter und Ellbogen oder auch kombiniert mit einem großen handchirurgischen Eingriff ist m. E. zuviel. Unserer

Meinung nach ist es einerlei, ob die Schulter oder der Ellbogen eines Arms vorgezogen wird, wenn beide Gelenke den operativen Eingriff benötigen. Entschließt man sich zunächst, den Ellbogen zu operieren, reicht der Zement weit in den proximalen Humerusschaft hinauf, was bei der Operationsplanung für den Schultergelenkersatz zu berücksichtigen ist. Unter 3 Bedingungen sollte man sich für einen Schultergelenk*teil*ersatz und gegen eine Schultervollprothese entscheiden:
1. größere Knochenerosionen an der Skapula (Glenoid),
2. extreme Osteoporose,
3. sog. oligoartikulärer Befall beim jungen Patienten.

Beim jungen Patienten mit oligoartikulärem Befall sind wir mittlerweile in der Schulterendoprothetik recht vorsichtig geworden, weil man nicht voraussagen kann, welcher Patient eine adäquate Schmerzreduktion durch die Prothesenoperation erreicht.

Der letzte Punkt, auf den ich eingehen möchte, sind die pathologischen Veränderungen an der rheumatischen Schulter, die sich im Laufe der Zeit ändern. Wenn nach klinischer Symptomatik ein Schultergelenkersatz indiziert erscheint, die Veränderungen aber noch nicht sehr fortgeschritten sind, um diesen unbedingt zu fördern, würde man gern eine Diskussion mit dem Patienten über diese Problematik führen, weil ein später durchgeführter Eingriff wesentlich schwieriger und das Endresultat schlechter ausfallen kann.

Zusammenfassend ist zu sagen, daß viele Gewebe bei der rheumatoiden Arthritis Veränderungen unterliegen, die Einfluß auf die Operation haben: Die Synovialis kann nicht nur hypertrophisch werden, sondern vernarben und bei dem operativen Eingriff einen sog. „release" erfordern. Der Knochen wird osteoporotisch und oft resorbiert. Beim Schultergelenkersatz ist die Resorption an der Skapula von spezieller Bedeutung. Das Sehnengewebe ist ebenfalls betroffen, Rupturen sehen wir bei ⅓–¼ der operierten Patienten. Der Verschleiß der Sehnen mit Ausdünnung und Verlängerung ist häufiger Begleiter der späteren glenohumeralen degenerativen Veränderungen und hat erheblichen Einfluß auf das Endergebnis hinsichtlich Beweglichkeit und Kraftentwicklung. Es gibt eine Anzahl operativer Möglichkeiten. Unseres Erachtens ist für Patienten, die operative Hilfe benötigen, die Prothese das Mittel der Wahl. Die Hemiarthroplastik sollte unter verschiedenen Bedingungen zwar erwogen werden, die Totalarthroplastik ist bei der Mehrzahl der Patienten indiziert, weil sie außerordentlich gute Schmerzreduktion, einfachere Rehabilitation und danach einen größeren Gewinn an Beweglichkeit ermöglicht. Außerdem erscheinen Belastungen des Implantats bei diesen Patienten gering zu sein, und die Lockerungsrate ist niedrig.

## Literatur

1. Ennevarra K (1967) Painful shoulder joint in rheumatoid arthritis. Acta Rheumatol Scand [Suppl] 11
2. Laine VAI, Vainio KJ, Pekanmaki K (1954) Shoulder affections in rheumatoid arthritis. Ann Rheum Dis 13: 157–160
3. Rybka V, Raunio P, Vainio K (1979) Arthrodesis of the shoulder in rheumatoid arthritis. J Bone Joint Surg [Br] 61: 155–158

## Diskussion

*Blauth:* Wir haben gesehen, daß sich das ganze Problem fast auf die Rotatorenmanschette reduziert, und ich möchte *Dr. Cofield* fragen, ob er besondere Tricks und Hinweise hat, beispielsweise: Benützt er eine Lösung des Supraspinatus aus der Fossa supraspinata oder derartige Kunstgriffe?

*Cofield:* Bei den Rheumatikern ist es wichtig - wie auch bei der Behandlung anderer Patienten mit Rotatorendefekten - herauszufinden, was reaktives, narbiges Gewebe ist und was Sehne ist. Dies ist bei der rheumatoiden Arthritis schwierig, denn die Sehnen sind selbst oft vernarbt und haben eher das Aussehen von Narbengewebe als die gerichtete faserige Struktur von Sehnen. Wenn man das herausgefunden hat, dann sollte man die Rotatorenreste bei diesen Patienten so angehen wie bei anderen auch. Etwa ⅔ der Patienten mit Rotatorendefekten haben fast längs verlaufende Defekte. Das ist natürlich kein Problem, denn dann kann man Sehne an Sehne nähen. Sind sie aber in der anderen Richtung gerissen, dann verankert man die Sehne am Knochen über einer Prothese, die dann einen kleineren Kopf hat. Liegt ein flächiger Defekt vor, dann gibt es Methoden, den Defekt zu verschließen, bevor man experimentiert. Die eine ist die von Mc Laughlin, nämlich die V-Y-Plastik mit Befestigung am Humeruskopf; das ist natürlich nicht möglich, wenn man eine Prothese eingesetzt hat. So muß man eine der beiden anderen Methoden wählen. Was die Verschiebung eines ganzen Muskels belangt, die von einem Franzosen eingeführt wurde, etwa im Sinne der Ablösung des ganzen Supraspinatus und der Verschiebung nach lateral wie bei einem freien Lappen am Gefäßstiel, so ist das wohl nicht nötig. Man kann mit einem Raspatorium vom Defekt aus den Muskel an der Oberfläche und der Unterfläche ablösen und ihn dann verschieben, ohne ihn ganz darzustellen. Am praktischsten ist wohl die Transposition der Sehnenansätze. Man kann das mit dem Subskapularis machen, indem man ihn an seiner Unterfläche und seinen Begrenzungen mobilisiert und ihn dann nach oben zieht. Das gleiche gilt für den Infraspinatus, der aus der anderen Richtung kommt und den man nach unten bis zum N. axillaris mobilisieren kann. Eine weitere Methode ist diejenige, den Defekt mit einem freien Transplantat zu verschließen, was ich aber nicht mehr mache. Ich halte das nicht mehr für eine gute Methode und empfehle die Sehnentransposition.

# Schultergelenkersatz bei Unfallfolgen Arthrosen und Arthropathien

# Indikationen und besondere Hinweise zum Schultergelenkersatz bei Unfallfolgen

K. C. Watson

Posttraumatische degenerative Veränderungen des Schultergelenks stellen eine schwierigere Kategorie für die Indikation zum Gelenkersatz dar. Patienten in dieser Kategorie sind meist jünger als in den anderen Kategorien. Sie sind von der Verletzung während einer aktiven Periode ihres Lebens betroffen. Nach einem Gelenkersatz werden sie das Implantat und seine Verankerung stärker beanspruchen und für einen längeren Zeitraum als man das für ältere Patienten mit degenerativen Veränderungen und für die körperlich weniger aktiven Rheumatiker vorhersehen kann. Häufig wird der dominante Arm betroffen sein und gewöhnlich sind sie schon voroperiert. Begleitverletzungen wie teilweise oder vollständige Paresen (vorwiegend des N. axillaris) und Verlust von Knochensubstanz oder Deformitäten (z. B. bei Pseudarthrosen oder Heilung in Fehlstellung) kommen erschwerend hinzu. Bei Vorliegen solcher komplizierender Faktoren ist eine gründliche präoperative Diagnostik einschließlich der Röntgendarstellung in verschiedenen Strahlengängen und oft auch der Elektromyographie erforderlich. Posttraumatische Schmerzen, Narben und Einsteifungen können eine partielle Axillarisparese verdecken. Diese kann nur durch die Elektromyographie erfaßt werden und würde dann gegebenenfalls die Aussichten auf Erfolg bzw. den Zeitpunkt eines rekonstruktiven Eingriffs beeinflussen.

Bei der Behandlung solcher Probleme ist man oft auf operative Kunstgriffe angewiesen. Wenn die Tubercula in Fehlstellung verheilt sind, müssen sie oft osteotomiert und in veränderter Position fixiert werden. Nach Verletzungen des Glenoids ist dieses oft ungleichmäßig abgeschliffen. Es kann dann erforderlich werden, das Glenoid durch eine Spanplastik wieder herzustellen oder es so zu modellieren, daß ein Implantat in günstiger Stellung für die Funktion und die Stabilität verankert werden kann. Knochendefekte am proximalen Humerusende dürfen nicht belassen werden. Es ist unverzeihlich, die Humeruskopfprothese einfach so weit in den Schaft einzutreiben, bis der Kopf fest aufsitzt. Hierdurch wird das proximale Humerusende verkürzt, was die Wirksamkeit des Deltamuskels schwächt und zur Instabilität prädisponiert. Die richtige Länge des Deltamuskels und damit sein Grundtonus müssen wieder hergestellt werden, damit der Deltamuskel funktionieren kann. Der Humerus muß durch eine Spanplastik zum Ersatz des Knochendefekts auf seine korrekte Länge gebracht werden.

Verkürzungen und Vernarbungen der Rotatorenmanschette sind ziemlich häufig. Die Verwendung der Oberarmkopfprothese mit dem dünneren Kopf kann hier notwendig werden, um die Rotatorenmanschette zu verschließen und die Stabilität zu sichern. Hierbei geht etwas von dem mechanischen Vorteil des dickeren Kopfs – längere Hebelarme – verloren.

Die Innenrotationskontraktur ist ebenfalls häufig, dann wird die Z-förmige Verlängerung der Subscapularissehne notwendig, um eine funktionell ausreichende Außenrotation zu erhalten.

Defekte im Deltamuskel sind am häufigsten in der Pars clavicularis, wenn bei

Voroperationen der Sulcus deltoideopectoralis nicht identifiziert wurde und der medial davon gelegene Teil des Deltamuskels denerviert wurde. Bei mangelhafter Refixation der abgelösten Pars clavicularis kann diese abreißen und atrophieren. Durch Versetzen von Teilen des Deltamuskels und des M. pectoralis major können solche Defekte verschlossen und die Funktion verbessert werden.

In dieser Patientengruppe werden Lagerungsschienen und auf den Einzelfall abgestellte Nachbehandlungsprogramme erforderlich sein. Bei veralteten Luxationen besteht nach dem Gelenkersatz die Neigung zur Reluxation. Daher müssen hier die Weichgewebe ausgedehnter freipräpariert werden, und ganz besonders muß auf die Orientierung des Implantats geachtet werden. Manchmal ist auch eine Abweichung von der normalen Retroversion des Humeruskopfs erforderlich. Während der Heilung der Weichteile müssen diese durch Lagerungsschienen entlastet werden, und sie müssen auch während der Mobilisation geschützt werden.

Wegen der besprochenen Probleme wird bei Patienten mit posttraumatischen Veränderungen als Gruppe am wenigsten Verbesserung der Funktion, besonders in der aktiven Vorhebung, zu erwarten sein. Bei fortgeschrittenem Alter und geringerer körperlicher Aktivität führen jedoch auch bescheidene Verbesserungen der Beweglichkeit dann zu einer akzeptablen Verbesserung der Funktion, wenn gleichzeitig der Schmerz verringert wird.

Wie beim Ersatz anderer Gelenke ist die Indikationsstellung bedeutsam. Es gibt Fälle mit so schwerwiegenden Begleitverletzungen der Nerven und mit Knochendefekten, daß auch durch die Rekonstruktion mit einem Implantat die Funktion nicht so verbessert werden kann, wie es für den Patienten wünschenswert ist. In solchen Fällen könnte die Arthrodese eine bessere Alternative sein.

Zusammenfassend gibt es bei Patienten mit posttraumatischen Veränderungen 4 besondere Probleme, die zu beachten sind:
1. Verlust von Knochensubstanz,
2. Rotatorendefekte,
3. Defekte des Deltamuskels und
4. veraltete Luxationen.

Obwohl diese Probleme auch bei den anderen Indikationskategorien vorkommen, dominieren sie in der posttraumatischen Gruppe und können als komplexe Probleme auch bei einem einzelnen Patienten zusammenkommen. Es erfordert besondere operative Techniken und ausgedehnte Erfahrungen in der Schulterchirurgie, um diese Schultern zu rekonstruieren. Diese Eingriffe können aber wirkungsvoll und lohnend sein, wenn sie beim richtigen Patienten und korrekt ausgeführt werden.

## Literatur

Neer CS, Watson KC, Stanton FM (1982) Recent experience in total shoulder replacement. J Bone Joint Surg [Am] 64: 319–337

## Diskussion

*Vorsitzender:* Es gibt 2 Punkte, die diskutiert werden müßten: Ob wir bei Patienten in dem Alter, wie Sie sie gezeigt haben, einen Gelenkersatz anbieten würden und ob bei dem Patienten mit der übersehenen hinteren Luxation eine offene Reposition und Stabilisierung möglich gewesen wäre, zumal nach dem Röntgenbild anzunehmen war, daß die Gelenkfläche des Humeruskopfes noch gut erhalten war.

*Watson:* Ja, das wäre bei einem Fall im früheren Stadium angemessen gewesen. Bei diesem Fall war schon 1 Jahr vergangen, als wir damit zu tun bekamen, und der Gelenkknorpel war nicht mehr in gutem Zustand: Er war stark verdünnt und am Glenoid z. T. vollständig abgerieben. Nachdem wir versucht hatten, die Fraktur bzw. die Schulter zu reponieren, was sehr schwierig war, war auch die Gelenkfläche am Humeruskopf in schlechtem Zustand. Ich bin auch der Meinung, daß dies nicht die Behandlungsmethode der Wahl bei frischen Verletzungen ist. Die Behandlung der Wahl wäre, diese Verletzung früher zu erkennen. Leider sehen wir solche Verletzungen aber zu oft, wenn es schon zu spät ist.

*Vorsitzender:* Da ist noch ein Problem, das ich der Liste „Rotatorenmanschette, Deltamuskelschaden, Knochenverlust etc." anfügen möchte: die Schwierigkeiten mit den posttraumatischen Verwachsungen. Gibt es nach der Erfahrung etwas, was man dort zur Mobilisation der Weichteile machen muß?

*Watson:* Bei der Operation muß man so viel Bewegungsausmaß wie möglich herausholen, denn mehr kann man bei keiner anderen Gelegenheit erreichen. Weiter sollte man so früh wie möglich mit sehr energischen Übungen anfangen, nicht, um die Rekonstruktion wieder zu zerstören, sondern um den Arm passiv durch das erreichte Bewegungsausmaß zu bewegen und dieses dadurch noch zu verbessern. Wir finden hier die kontinuierliche passive Bewegung (etwa durch die motorisierte Bewegungsschiene) sehr nützlich. Damit kann der Patient den ganzen Tag lang passiv mobilisiert werden, während er sonst nur einmal oder 2mal am Tage zur Krankengymnastik kommt. Ich glaube nicht, daß hierdurch die Langzeitergebnisse wesentlich besser werden, es erleichtert aber die Verbesserung der Beweglichkeit in kurzer Zeit. Ich habe aus diesem Grunde Schultern nach totalem Gelenkersatz nicht in Narkose mobilisiert und in einigen Fällen nicht das volle Bewegungsausmaß erreicht. Die postoperativen Verwachsungen sind sicher bei den Patienten mit veralteten Frakturen ausgeprägter. Die Mobilisation ist schwieriger und dauert länger. Wir sprechen hier von 9 Monaten bis zu 1 Jahr in einigen Fällen, die auch noch nach dieser Zeit aktiv und passiv beweglicher werden.

*Marti:* Ich hatte den Eindruck, daß eine Oberarmkopfprothese gelockert war. Sie schien nach oben und unten zu pumpen. Wenn das der Fall wäre, wie würden Sie ein solches Problem behandeln? Bereitet es Schmerzen oder beachten Sie das nicht weiter?

*Watson:* Die Prothese bewegte sich nicht im Humerus auf und ab, sondern mit dem Humerus relativ zur Skapula. Ich glaube, bei der Patientin lag eine erhebliche Schwäche im Deltamuskel vor. Wir hatten nicht erwartet, daß sie ihre Beweglichkeit so gut wieder erlangen würde. Die Patientin hatte keine Schmerzen und ist sehr zufrieden. Falls diese Subluxationen stärker werden, dann wird dieses Problem sehr schwer zu beherrschen sein. Es gibt ja Patienten mit Rotatorendefekt, bei denen die Prothese dann bis unter die Klavikula wandert. Für so etwas haben wir keine wirklich gute Lösung. Nimmt man die Prothese heraus, dann ändert sich das Problem nicht, denn dann bewegt sich der Humerusschaft in der gleichen Art und Richtung. Die Rekonstruktion der Tuberkula mit Knochenspänen und Befestigung der Rotatorenmanschette daran ist auch nur zeitweise erfolgreich gewesen, weil die Knochenspäne anschließend abgebaut wurden. Das ist also ein Gebiet, das wir noch bearbeiten, und mit zunehmenden Zahlen von Gelenkersatz an der Schulter werden wir leider mit diesem Problem in der Zukunft noch mehr zu tun bekommen.

*Blauth:* Nachdem Sie uns über Ihre Indikationen und die technischen Gesichtspunkte beim Gelenkersatz wegen Unfallfolgen gesprochen haben, könnten Sie uns noch sagen, wieviele Patienten Sie übersehen, wieviele Jahre Sie kontrolliert wurden, welche Komplikationen Sie hatten und wie die Ergebnisse sind?

*Watson:* Wir kontrollieren die Patienten sehr lange, zunächst jede Woche, dann alle 2 Wochen, dann einmal im Monat usw. Sie kommen dann jedes Jahr zu einer klinischen und radiologischen Untersuchung zurück. Die Ergebnisse sind, was die Beseitigung der Schmerzen anbelangt, sehr akzeptabel gewesen; was die Funktion betrifft, so ist diese verbessert worden. Die radiologische Auswertung hat keine signifikante Verschlechterung gezeigt. Auch die Funktion ist nicht schlechter geworden, im Gegenteil, Patienten, die wir nach 1 Jahr und dann nach 2 Jahren wiedersehen, sind oft nach den 2 Jahren besser als nach dem 1. Jahr.

*Vorsitzender: Prof. Blauths* Frage bezog sich auf die große Serie, die Sie mit Dr. Neer 1982 veröffentlicht haben. Würden Sie noch einmal sagen, wieviele von diesen Patienten solche mit posttraumatischen Zuständen waren.

*Watson:* Ich glaube, es waren 46; von diesen hatte etwa $\frac{1}{3}$ bis zur Hälfte wirklich gute Ergebnisse; $\frac{2}{3}$ hatten befriedigende bis ausgezeichnete Ergebnisse, und dann gab es die anderen – etwa $\frac{1}{3}$ –, die weniger als befriedigend waren. Ich glaube, die 3 Patienten aus der ganzen Serie, bei denen subjektiv keine Besserung erzielt wurde, gehören nicht zur posttraumatischen Gruppe.

*Blauth:* Haben Sie Ihre Indikationen geändert gegenüber denjenigen von vor 3 oder 5 Jahren?

*Watson:* Mit zunehmender Erfahrung und zunehmendem Vertrauen zur Haltbarkeit des prothetischen Ersatzes neigen wir dazu, weniger zurückhaltend mit dem prothetischen Ersatz bei jüngeren Patienten zu werden, zumal es sich um ihre aktive Lebensperiode handelt. Ich könnte Ihnen nicht widersprechen, wenn Sie sagen, daß man bei Beteiligung nur eines Gelenks mit einer Arthrodese in puncto Dauerhaftigkeit nicht auch gut oder besser fährt. Auch die Frage, ob es sich um den dominanten oder nichtdominanten Arm handelt, muß bedacht werden. Aber besonders bei einem jüngeren Menschen, dessen dominanter Arm befallen ist, und der deswegen nicht arbeiten kann und Schmerzen hat, würde ich ganz ausdrücklich eine Rekonstruktion mit einer Prothese versuchen. Ich glaube doch, daß man bei einem notwendig werdenden sekundären Eingriff noch eine Arthrodese erzielen kann, obwohl das nicht einfach ist. Man kann das in solchen Situationen versuchen und ziemlich gute Ergebnisse erreichen.

*N. N.:* In den früheren Arbeiten von Neer wurde die Mehrsegmentenfraktur und Mehrsegmentenluxationsfraktur als eine eindeutige Indikation zum Gelenkersatz herausgestellt. Mir scheint dieses Patientengut etwas unterrepräsentiert in der vorgestellten Gruppe. Wie halten Sie es konkret bei einer Mehrsegmentenluxationsfraktur bei einem 50jährigen Patienten?

*Watson:* Bei erheblicher Verschiebung der Tubercula und damit Unterbrechung der Blutversorgung zur Gelenkfläche würden wir die Rekonstruktion mit einer Prothese machen. Wenn die Tubercula abgebrochen, aber nicht verschoben sind, dann kann man das mit einer Osteosynthese oder konservativ behandeln. Das ist keine Indikation für eine Prothese. Die Verschiebung der Bruchstücke ist ausschlaggebend, und ich glaube, daß die Blutversorgung dann ausreichend ist, wenn z. B. ein Tuberculum stark verschoben, der Kopf aber intakt und mit dem anderen Tuberculum noch in Kontakt ist. Die Blutversorgung der Gelenkfläche würde dann durch das nicht verschobene Tuberculum gehen. Das wäre dann eine Indikation für eine Rekonstruktion ohne Prothese. Wir reservieren also die Prothese für ganz bestimmte von diesen Frakturen (Anm. des Herausgebers: Vierfragmentenfrakturen mit erheblicher Verschiebung und Isolierung des Kopffragments sowie Frakturen mit Zertrümmerung des Kopffragments) – die meisten Patienten mit Vierfragmentenfraktur bekommen aber keine Prothese.

*Lettin:* Dr. *Watson* sagt uns, daß es möglich sei, die Schulter nach einem mißglückten totalen Gelenkersatz zu arthrodesieren. Ich möchte ihn fragen, wie oft er das versucht hat. Ich bin gespannt auf die Antwort, weil diese Fälle in der veröffentlichten Serie fehlen bzw. weil alle Patienten bei Reoperationen mit einem erneuten Gelenkersatz versorgt wurden.

*Watson:* Das ist richtig. Zu der Serie, über die wir berichtet haben, gehörten keine Revisionen von Neer-Prothesen. Während ich bei Neer gearbeitet habe, gab es aber einige Fälle, bei denen wir Prothesen anderer Typen entfernt und Arthrodesen versucht haben. Ich erinnere mich an einen Fall, bei dem dies besonders schwierig war. Dieser hatte auch eine Infektion. Wir haben daher zunächst die Prothese entfernt und ein Débridement gemacht. In zweiter Sitzung haben wir dann die Arthrodese versucht. Ich selbst habe in Fällen ohne Infektion die Prothese entfernt und mit der AO-Technik Erfolg gehabt. Hierbei kann man ja ausreichend Metall verwenden und damit Stabilität erreichen. Wenn man aber so viel Metall vermeiden muß, wie in Situationen mit Infekt, dann haben wir versucht, den Humerus an das Glenoid heranzuziehen, ihn dort anzuhängen, Knochenspäne einzusetzen und die Schulter des Patienten für viele Monate ruhigzustellen. Das ist schwierig, und die Erfolgsrate ist nicht besonders hoch. Bei nichtinfizierten Fällen sind wir mit dieser Technik auch zum Ziel gekommen. Wir haben 3 Patienten so operiert, und ich glaube, sie sind alle knöchern fest geworden. In einem weiteren Fall, den ich erst vor 4 Monaten operiert habe, bin ich noch nicht so sicher, aber zuversichtlich.

# Zur Behandlung der subkapitalen Humerustrümmer- und Luxationsfrakturen. Osteosynthese oder Prothese

R. Marti, T. E. Lim, C. W. Jolles

## Einleitung

Rund 85% der proximalen Humerusfrakturen sind wenig disloziert, eingekeilt und damit bewegungsstabil. Das funktionelle Endresultat wird durch kleinere Achsenabweichungen und Ad-latus-Verschiebungen wenig beeinflußt. Voraussetzung für ein gutes Resultat ist die frühfunktionelle Behandlung dieser meist bei 60- bis 70jährigen Patienten auftretenden Fraktur. Bei rund 15% der proximalen Humerusfrakturen stellen sich diagnostische und therapeutische Probleme. Diagnostische, weil die Dislokation auf der Übersichtsaufnahme nur schwierig zu beurteilen ist, therapeutische, weil die Prognose eng mit der initialen Dislokation zusammenhängt. Trümmer- und Luxationsfrakturen lassen sich einerseits nur selten stabil reponieren und damit funktionell nachbehandeln, andererseits besteht das Risiko der späteren Kopfnekrose. Durchschnittlich ist diese Gruppe etwas jünger mit ± 60 Jahren. Klassische, aber heute doch veraltete Frakturklassifikationen wie beispielsweise von Kocher (1896) und später Böhler berücksichtigen nur die rein mechanisch-morphologischen Aspekte. Vaskulär-biologische Gesichtspunkte sind heute im Zeitalter der endoprothetischen Versorgungsmöglichkeiten jedoch entscheidend für die zu wählende Therapie.

Die Klassifikation von Neer (1970) berücksichtigt sowohl die morphologischen als auch die prognostischen Aspekte der proximalen Humerusfrakturen. Sie beruht auf der Fragmentenanzahl und deren Dislokation (Abb. 1).

Minimal verschobene Frakturen stellen unabhängig von der Fragmentenanzahl dieselben Probleme für Behandlung und Prognose. Ihr Anteil beträgt 85%, sie lassen sich in der Regel funktionell behandeln. Dislozierte Frakturen sollten in bezug auf Dislokation und damit Gelenkinkongruenz, aber auch in bezug auf eine mögliche Kopfnekrose genauestens analysiert werden. Eine Vierfragmentenfraktur mit Abriß beider Tubercula und freiem Kopffragment führt zur schwersten Beeinträchtigung der Blutversorgung des Humeruskopfs. Bei großem, nichtluxiertem Kopffragment ist die Prognose in bezug auf Kopfnekrose trotzdem nicht schlecht.

Das Risiko der Kopfnekrose nimmt mit zunehmender Dislokation zu und ist bei Vierfragmentenluxationsfrakturen zu erwarten.

Wir konzentrieren uns im folgenden auf die Analyse dieser Problemfrakturen, d. h. der komminutiven proximalen Humerusbrüche und der Luxations- und Trümmerfrakturen Neer (IV–VI). Neben den prospektiv verfolgten operativ versorgten Frakturen war es uns möglich, 9 konservativ, funktionell behandelte Fälle retrospektiv zu kontrollieren und zum Vergleich heranzuziehen.

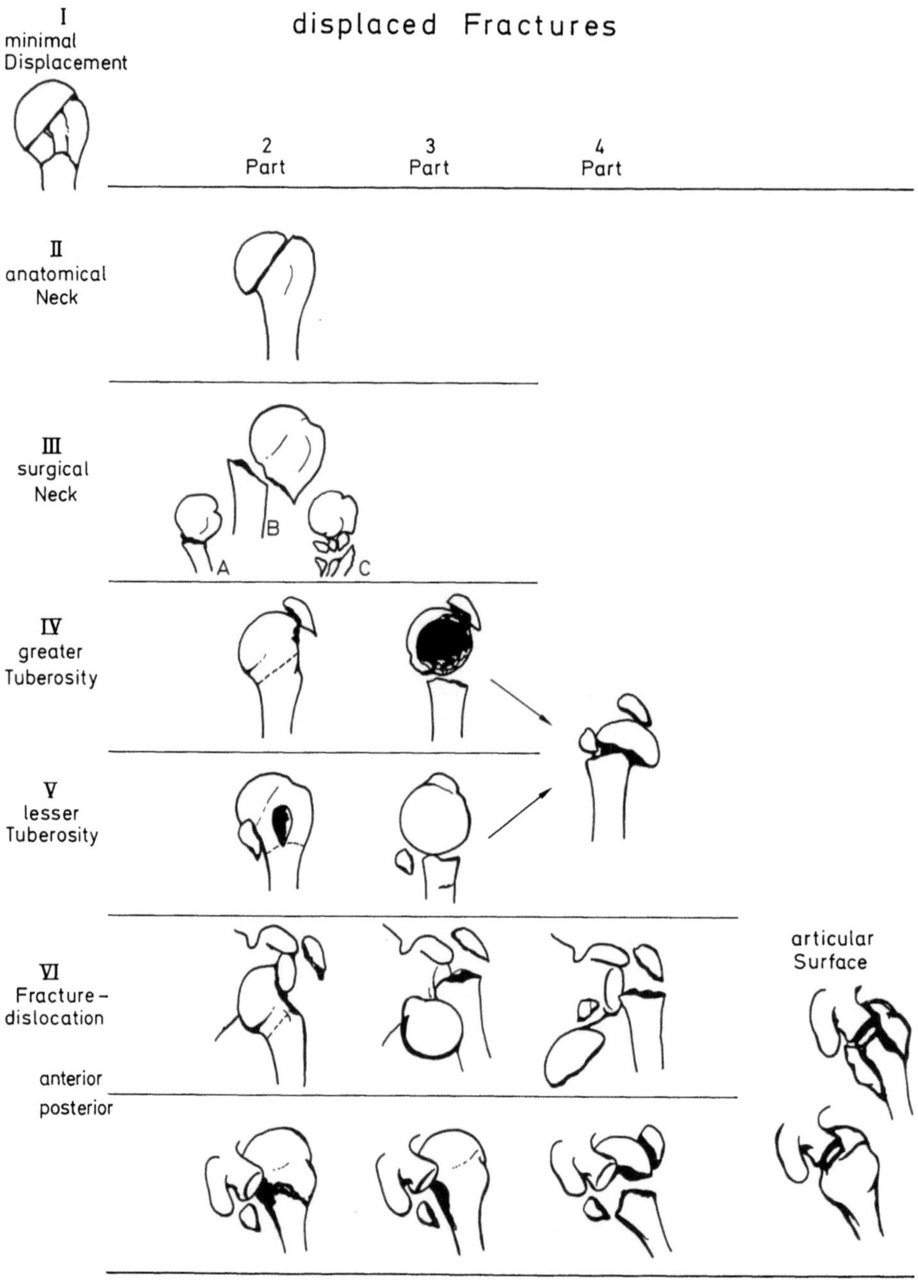

**Abb. 1.** Klassifikation nach Neer

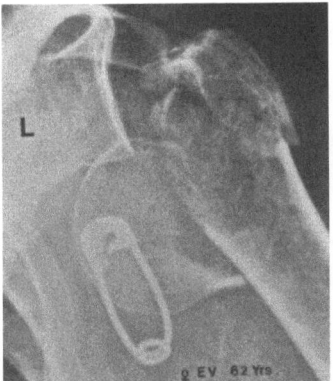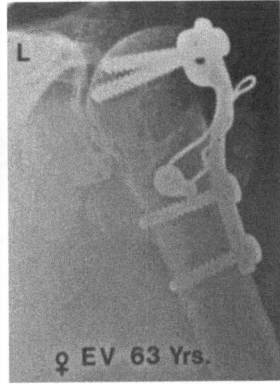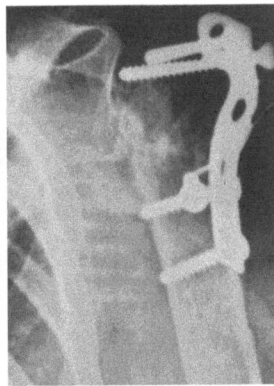

**Abb. 2.** Mehrfragmentenluxationsfraktur, versorgt mit Plattenosteosynthese. Ausgedehnte Kopfnekrose, schlechtes Resultat

## Behandlungsrichtlinien

Minimal dislozierte Drei- bzw. Vierfragmentenfrakturen werden funktionell behandelt. Bei sekundärer Dislokation gelten dieselben Prinzipien wie für die primär dislozierten.

Grundsätzlich bestehen 2 Möglichkeiten der operativen Versorgung: *Osteosynthese* oder *Endoprothese*.

Mit der *Osteosynthese* sollte die Blutversorgung des Humeruskopfs nicht zusätzlich beeinträchtigt werden (Abb. 2) [3]. Zusammen mit anderen Autoren haben wir mit der Minimalosteosynthese gute Erfahrungen gemacht [1, 4, 5]. Mittels Cerclagezuggurtung der einzelnen Fragmente an den Humerusschaft kann das Kopffragment eingestaucht fixiert werden (Abb. 3-5). Zusätzliches Anbringen von einzelnen Schrauben verbessert die Revaskularisationsmöglichkeit. Eine Eröffnung der Kapsel ist selbst bei der Luxationsfraktur nicht notwendig. Die noch vorhandene Restzirkulation wird damit nicht beschädigt (Abb. 4). Eine Valgusimpaktion des Kopffragments wird aus denselben Gründen belassen und nicht korrigiert. Die erreichte Stabilität genügt zur direkt postoperativen funktionellen Nachbehandlung und trägt zur eventuellen Revaskularisierung bei.

Unsere Schlußfolgerungen sind deutlich. Die Behandlung komminutiver proximaler Humerusfrakturen richtet sich nach der Prognose in bezug auf eine Kopfnekrose. Solange keine Luxation des Kopffragments besteht, werden dislozierte Frakturen mittels Cerclagezuggurtung (Minimalosteosynthese) behandelt.

Dasselbe gilt für Luxationsfrakturen beim jüngeren Patienten.

## Ergebnisse

1983 haben wir über 21 Patienten berichtet, wovon 9 konservativ, 9 mittels Osteosynthese und 3 mittels Prothese versorgt wurden [4]. Ende 1985/Beginn 1986 erfolgte die Nachkontrolle der zwischen 1974 und 1984 behandelten komminutiven und Luxationsfrakturen des proximalen Humerus (Neer IV und VI). Nachkontrolliert wurden die operativ versorgten Brüche. Die totale Gruppe umfaßte 24 Patien-

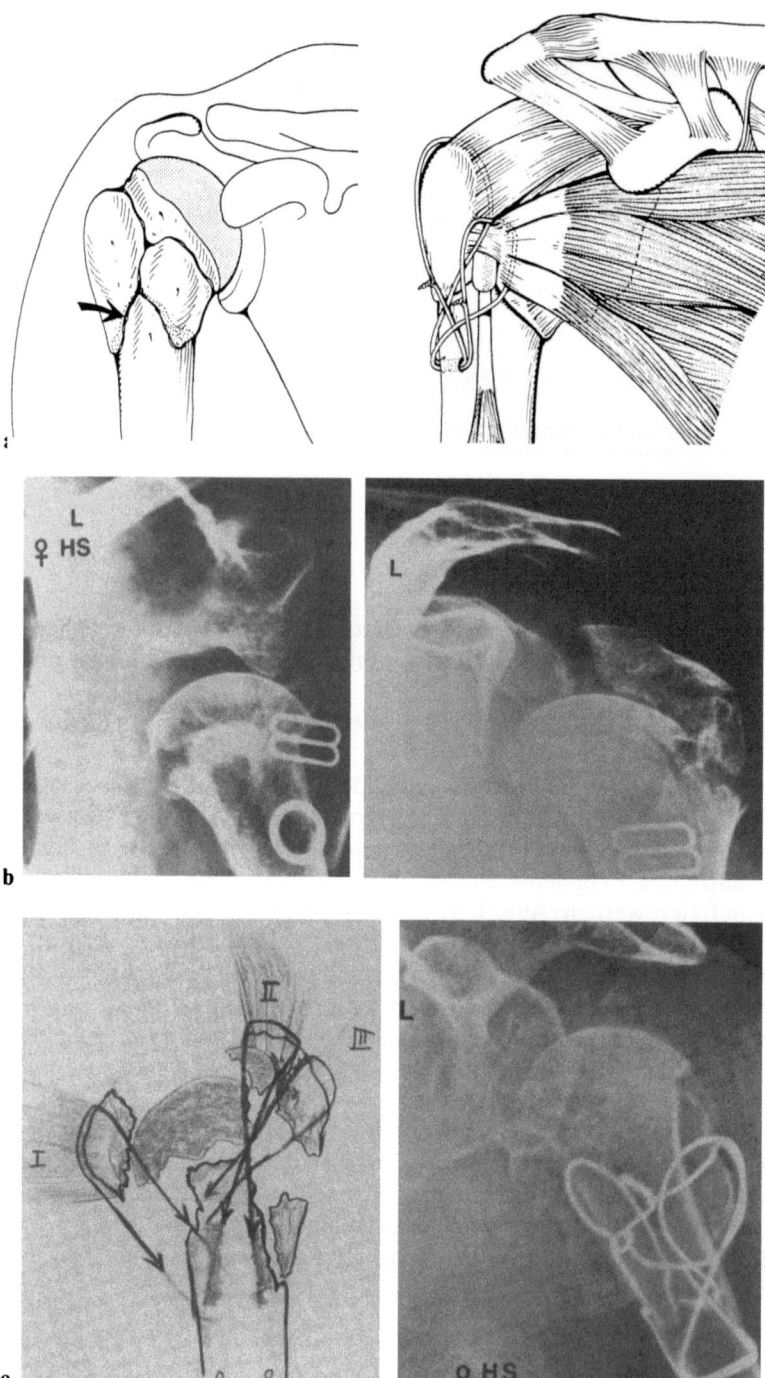

**Abb. 3a.** Das Prinzip der Minimalzuggurtungsosteosynthese besteht darin, die einzelnen Anteile der Rotatorenmanchette mit dem entsprechenden Knochenfragment an den in den Kopf eingestauchten Humerusschaft zu fixieren. **b** Je nach Anzahl der Fragmente sind 1–3 Cerclagedrähte notwendig. Es kann sinnvoll sein Supra- und Infraspinatus separat zu fixieren. **c** Das Beispiel zeigt eine Mehrfragmentenluxationsfraktur mit interponierten Fragmenten nach Reposition. Stabile Zuggurtungsosteosynthese mit 3 Cerclagedrähten

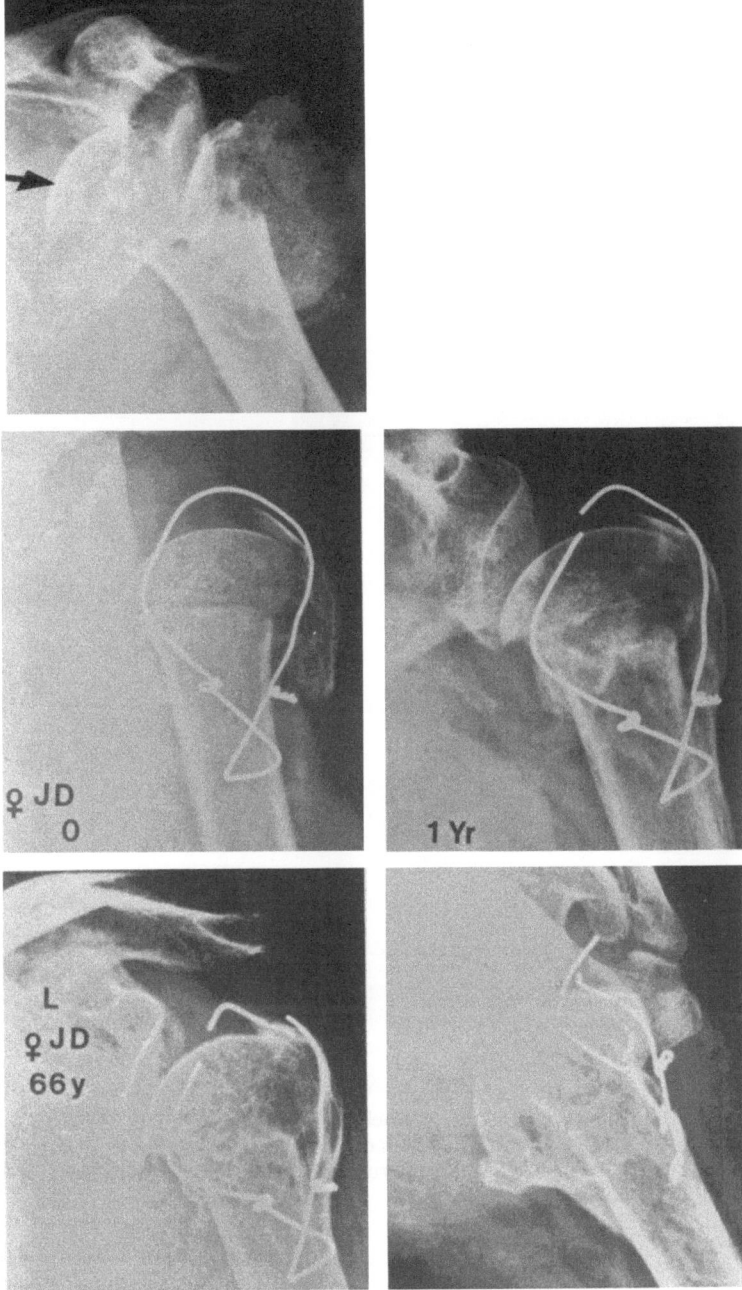

**Abb. 4.** Mehrfragmentenfraktur mit abgesprengtem luxiertem Kopffragment *(Pfeil)*. Einfache Zuggurtung. Der tiefstehende Kopf wird im Heilungsprozeß durch den Muskelzug reponiert. Nach 5 Jahren deutlicher Revitalisation keine Kopfdeformation

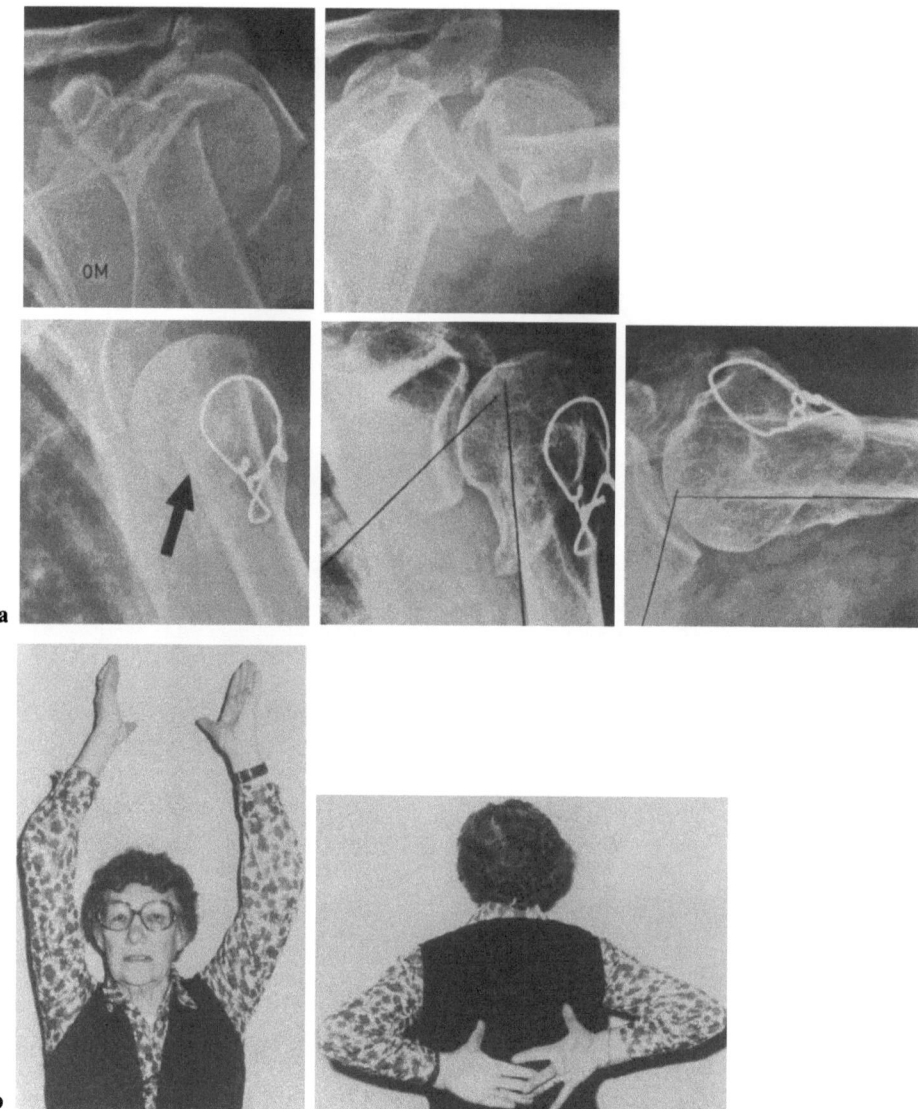

**Abb. 5a.** Irreponible Mehrfragmentenfraktur, 4 Wochen nach konservativer Behandlung. Einfache Zuggurtungsosteosynthese mit Einstauchen des Schafts in das große Kopffragment *(Pfeil)* **b** 8 Jahre später perfektes Einstellen des Humeruskopfs ins Gelenk. Beschwerdefreiheit und beinahe symmetrische Funktion

ten, 13 komminutive Frakturen ohne und 11 mit Luxation. 19mal wurde eine Osteosynthese ausgeführt, 5mal primär eine Neer-Prothese eingesetzt. Das Durchschnittsalter der Patienten betrug 63 Jahre. 15 der 19 Osteosynthesen wurden mittels Zuggurtungscerclagen versorgt, 4mal kam die Platte zur Anwendung.

Bei der Nachkontrolle waren 19 der 24 Patienten zufrieden mit dem Resultat, nämlich 4 von 5 mit Prothesen versorgten Luxationsfrakturen und 15 von 19 mittels Osteosynthese behandelter Patienten. Objektiv, unter Gebrauch der Kriterien von

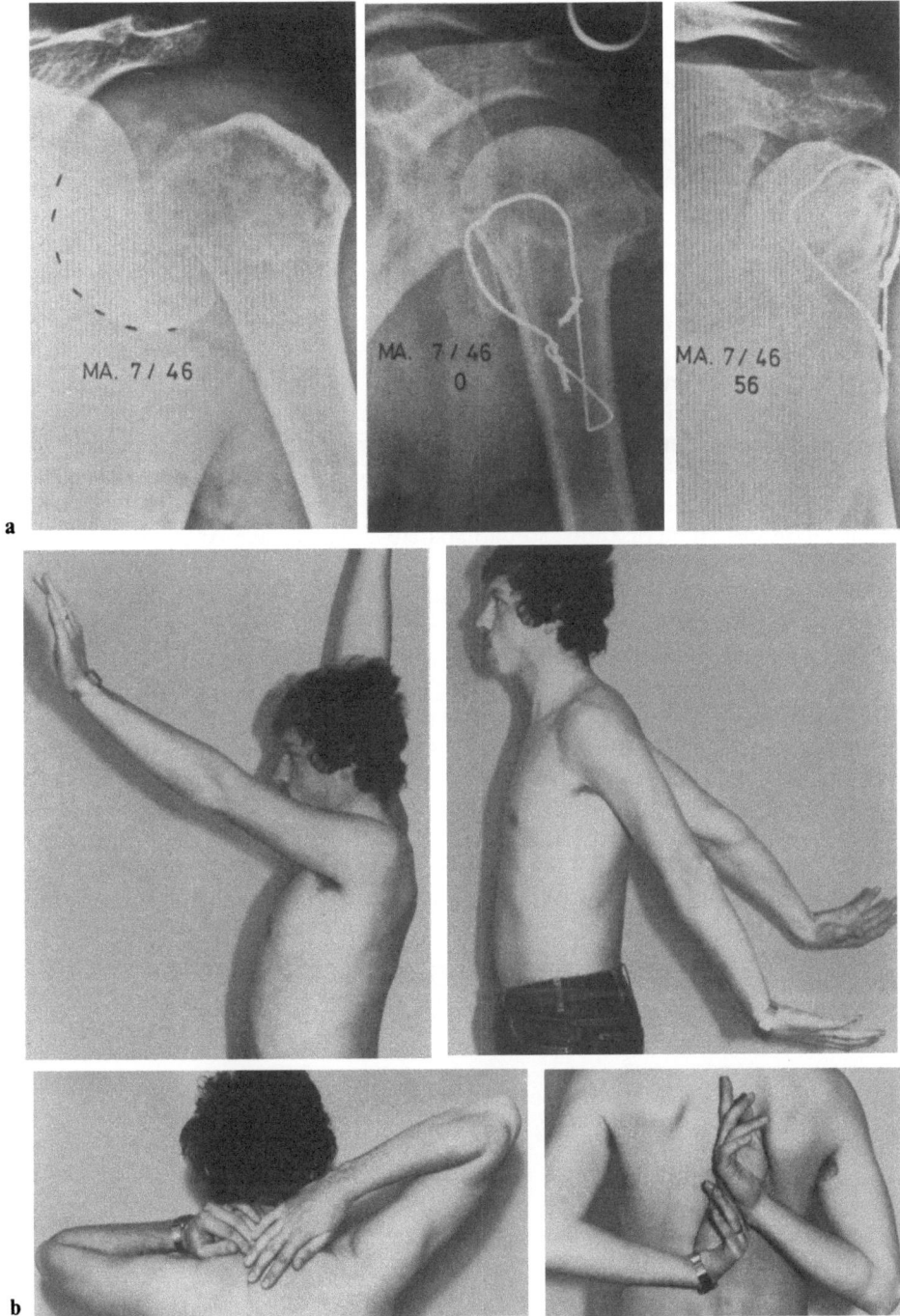

**Abb. 6a.** Veraltete Mehrfragmentenluxationsfraktur. Zuggurtungsosteosynthese. Nach 1 Jahr deutliche Kopfnekrose. **b** 10 Jahre postoperativ eingeschränkte Schulterbeweglichkeit bei relativ wenig Beschwerden und voller Arbeitsfähigkeit. Bis heute kein Sekundäreingriff bei diesem jungen Patienten

Neer sind ¼ gut, ¾ mäßig bis schlecht. Auffallend ist dabei, daß 4 der 5 mit Prothese versorgten Patienten der schlechten Gruppe zugeordnet werden müssen.

Eindeutige Kopfnekrosen wurden bei 11 der 19 mittels Osteosynthese versorgten Frakturen diagnostiziert. Nur 4 dieser Patienten klagten über Beschwerden und fallen damit in die Gruppe der unzufriedenen Patienten. Es besteht also keine Korrelation zwischen Kopfnekrose und subjektivem Resultat.

## Diskussion

Die Analyse unserer operativ behandelten Luxations- und Trümmerfrakturen des proximalen Humerus zeigt eine Diskrepanz zwischen subjektivem und objektivem Resultat. Diese Diskrepanz beruht v. a. auf dem Umstand, daß eine Kopfnekrose wohl zur Funktionseinschränkung führt, aber nicht unbedingt Schmerzen verursacht (Abb. 6a, b). Der Patient scheint der Funktion eine weniger große Bedeutung zuzumessen als Neer in seinem Beurteilungsscore. Durch die Minimalosteosynthese und die damit funktionelle Nachbehandlung kommt es zur partiellen Revaskularisation des Humeruskopfs, so daß spätere Eingriffe wie Arthrodese, Resektionsarthroplastiken oder Endoprothesen möglich sind. Bei Trümmerfrakturen ohne Luxation ist die Prognose in bezug auf eine Kopfnekrose nicht zu stellen, in unserem Material hatten 6 von 13 Patienten eine spätere Kopfnekrose. Die Kopfnekrose kann auch durch die Minimalosteosynthese komminutiver Frakturen nicht immer verhindert werden. Sie kommt jedoch deutlich weniger frequent vor als bei der Plattenosteosynthese. Die Hypothese, daß der ausgedehnte Zugang, zusammen mit dem relativen groben Implantat zur Zirkulationsstörung beiträgt, wird in unserer Analyse dadurch unterstützt, daß alle 9 konservativ behandelten Patienten keine Kopfnekrose entwickelten. In dieser Gruppe fanden sich 7 komminutive sowie 2 Luxationsfrakturen. Bei der Luxations- und Trümmerfraktur ist die Kopfnekrose beinahe sicher zu erwarten. Wir fanden sie bei 5 von 6 Patienten. In 1 Fall dürfte die Minimalosteosynthese zur Revaskularisation beigetragen haben (Abb. 4). Wir glau-

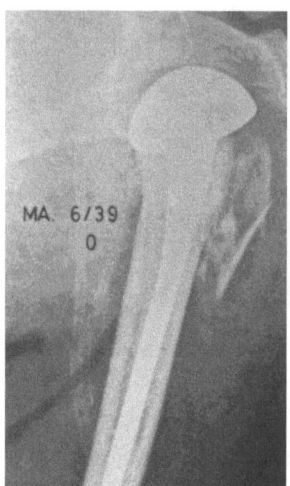
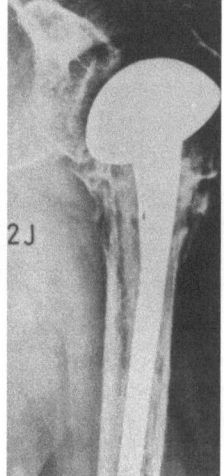
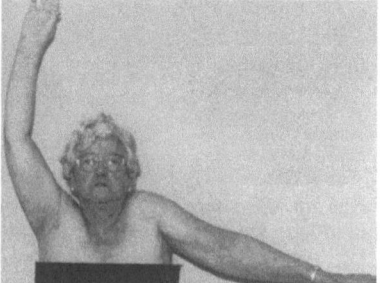

**Abb. 7.** Primäre Neer-Prothese, keine wesentlichen Beschwerden, das funktionelle Resultat entspricht jedoch einer Arthrodese (s. Abb. 9)

Zur Behandlung der subkapitalen Humerustrümmer- und Luxationsfrakturen 145

ben, daß die Osteosynthese bei beiden Frakturtypen dann vorzuziehen ist, wenn dem Patienten später ein Zweiteingriff zugemutet werden kann. Für uns ist die Indikation zur primären Prothese gegeben, wenn beim älteren, bereits behinderten Patienten eine Luxations- und Trümmerfraktur besteht. Eine relative Indikation ist die Trümmerfraktur ohne Luxation beim älteren Patienten. Das Operationsteam sollte auf beide Eingriffe vorbereitet sein. Der deltoidopektorale Zugang erlaubt alle Möglichkeiten. Dieselben Zuggurtungscerclagen können zur Rekonstruktion des Rotatorcuffs bei der primären Prothese gebraucht werden, der Zugang ist derselbe.

## Sekundäreingriffe

Pseudarthrosen sind sowohl bei operativer wie konservativer Behandlung selten [6]. Die Patienten klagen über starke Schmerzen, Bewegungseinschränkungen und Kraftlosigkeit.

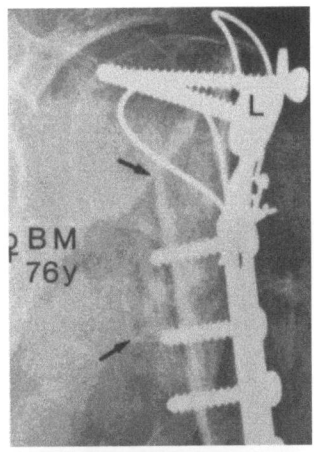
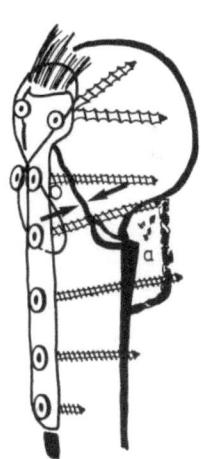
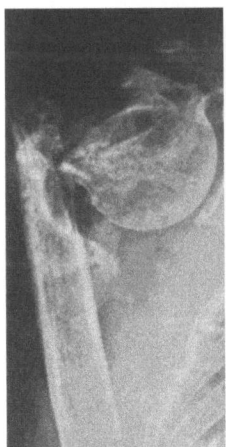
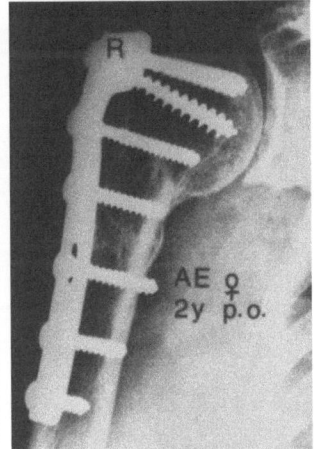
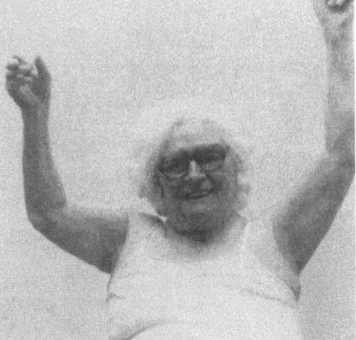

**Abb. 8a.** Prinzip der Pseudarthrosenbehandlung. Stabilisierung mittels Platte, Zuggurtung und medial liegendem Span mit freier Spongiosa. **b** Bei genügendem Halt der Schrauben im Humeruskopf genügt die Plattenosteosynthese mit Einstauchen des Schaftfragments in den Humeruskopf. Einwandfreie Konsolidation, Schmerzfreiheit und ansprechende Funktion

Infolge der schlecht durchbluteten sklerotischen Fragmentenden kann die absolute Stabilität nur mittels Platte und eventueller Zuggurtung erreicht werden (Abb. 7). Ein überbrückender Span sowie freie Spongiosa trägt zur raschen Heilung bei. Der Eingriff lohnt sich auch beim älteren Patienten, die Schulterbeweglichkeit kommt langsam zurück (Abb. 8a, b). Die Zuggurtungsosteosynthese sichert den schlechten Halt der Schrauben im Humeruskopf. Alle unsere 7 Pseudarthrosen konnten auf diese Weise zur Ausheilung gebracht werden. Die Patienten waren beschwerdefrei, verfügten über die notwendige Kraft bei durchschnittlicher Abduktionsmöglichkeit von 130°. Dies bei einem Durchschnittsalter von 65 Jahren (29-82). Arthrodesen nach Kopfnekrose sind technisch kein Problem. Infolge der verminderten Knochenqualität ist auch hier die überbrückende Plattenosteosynthese nach dem AO-Prinzip zu empfehlen, evtl. in Kombination mit einem autologen Knochentransplantat (Abb. 9). Die Arthrodese nach gescheiterter endoprothetischer Versorgung ist technisch wesentlich schwieriger und nur durch ausgedehnte überbrückende Knochentransplantationen zu erreichen (Abb. 10a-c).

Die Resektionsarthroplastik kann zu einem funktionell befriedigenden Resultat führen, so lange die Rotatormanschette mittels osteotomierter Knochenlamellen reinseriert wird. Mit dem Einsetzen von Totalprothesen haben wir keine Erfahrung.

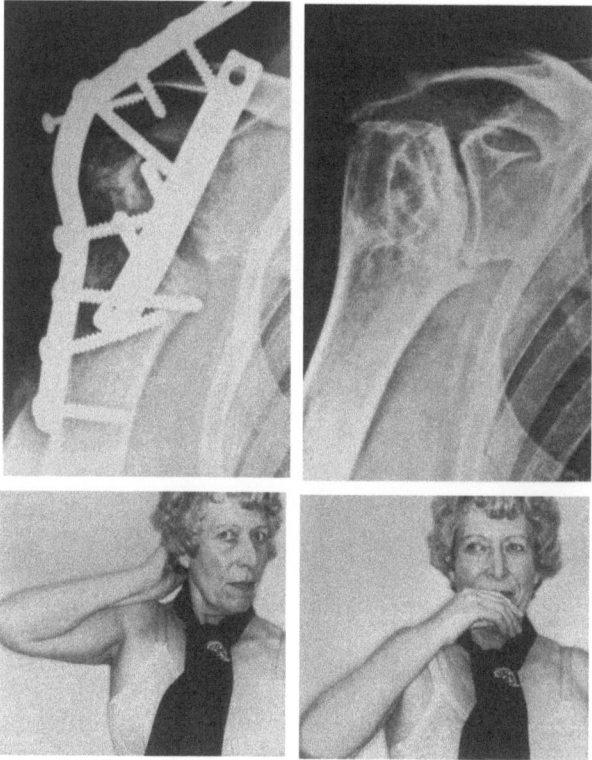

**Abb. 9.** Kopfnekrose nach konservativ behandelter Fraktur, Plattenarthrodese, einwandfreies funktionelles Resultat

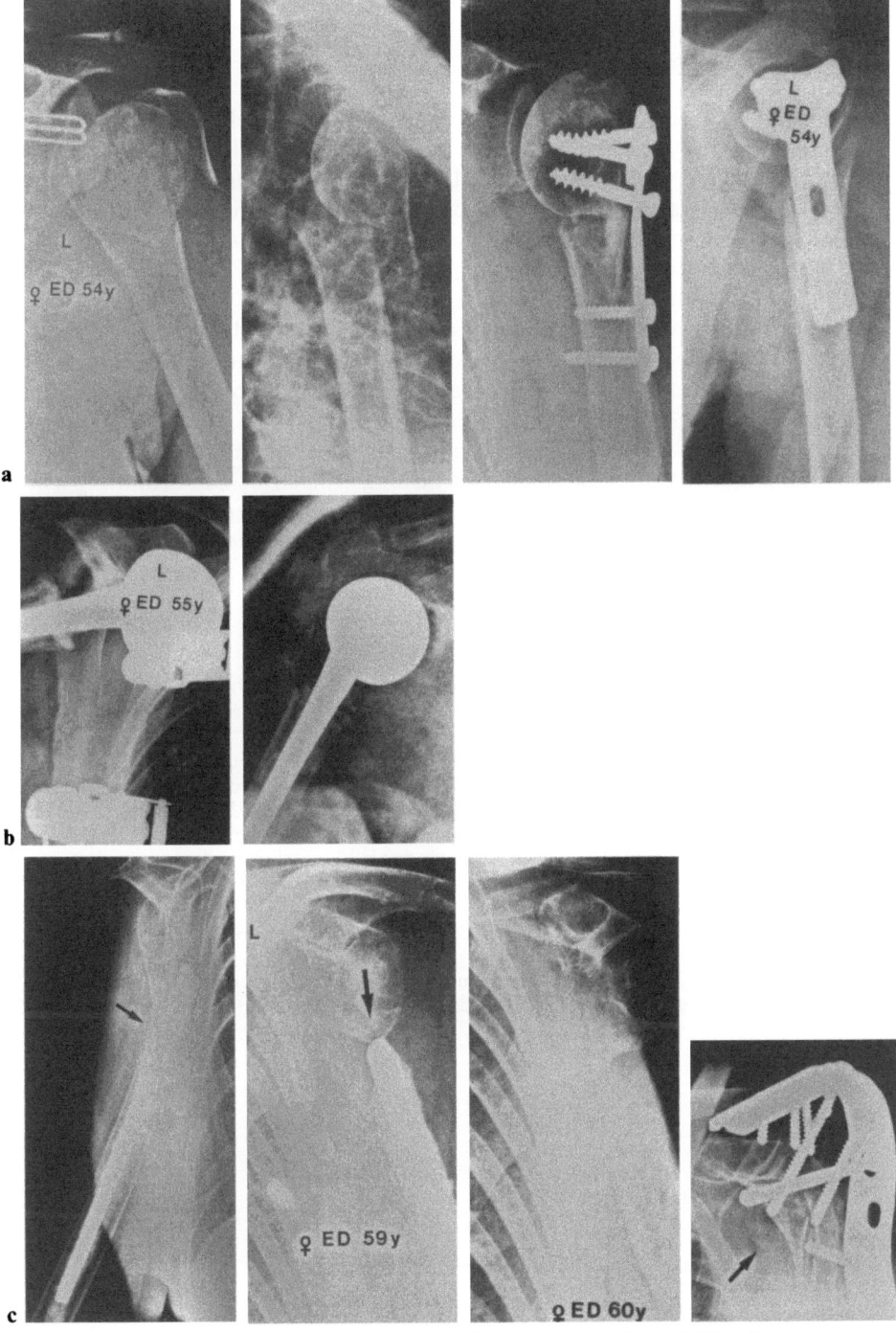

**Abb. 10a.** Vierfragmentenfraktur, schlechte Platten-Osteosynthese. **b** Einbringen einer zementierten Prothese, Luxation, starke Schmerzen. **c** Das Entfernen der Prothese ist nicht möglich. Der Kopf wird abgesägt mit dem Resultat eines völlig unbrauchbaren schmerzfreien Arms. Verlegung der Patientin. In einem ersten Eingriff wird der Prothesenstiel entfernt, später erfolgt die Überbrückungsarthrodese mit Platte und kortikospongiösen Spänen. Dieser Fall illustriert das Problem der Plattenosteosynthese, der sekundären Endoprothese und die Schwierigkeit der Arthrodese nach Endoprothese

## Zusammenfassung

Das Endergebnis einer proximalen Humerusfraktur ist direkt abhängig von der ursprünglichen Frakturform. Die an eine Klassifikation zu stellenden Bedingungen werden durch Neers Einteilung erfüllt. Die Operationstechnik und die Wahl des Implantats beeinflussen die Häufigkeit der Kopfnekrose. Eine Kopfnekrose kann auch nach Jahren auftreten, jedoch in bezug auf Schmerzen asymptomatisch bleiben. Spätere Eingriffe wie Arthrodese, Arthroplastik oder Endoprothese sind immer noch möglich.

Die primäre prothetische Versorgung ist der Luxations- und Trümmerfraktur des älteren Patienten reserviert. In allen anderen Fällen bevorzugen wir bei gegebener Operationsindikation die Minimalosteosynthese mit funktioneller Nachbehandlung.

Pseudarthrosen sind selten, lassen sich bei vitalem Humeruskopf mittels Platte, Zuggurtung und Spongiosaplastik zur Ausheilung bringen [6]. Die Erfahrung lehrt, daß nach Sanierung der Pseudarthrose die Beweglichkeit zurückkehrt und daß damit das Einsetzen einer Prothese bei Pseudarthrosen nicht indiziert ist.

## Literatur

1. Jakob RP, Ganz R (1981) Proximale Humerusfrakturen. Helv Chir Acta 48: 595-610
2. Kocher T (1896) Beiträge zur Kenntnis einiger praktisch wichtiger Frakturformen. Sallmann, Basel Leipzig
3. Laing PG (1956) The arterial supply of the adult humerus. J Bone Joint Surg [Am] 38: 1105
4. Lim TE, Ochsner PE, Marti R, Holscher AA (1983) The results of treatment of comminuted fractures and fracture dislocations of the proximal humerus. Neth J Surg 35/4
5. Magerl F (1974) Osteosynthesen im Bereich der Schulter. Helv Chir Acta 41: 225
6. Marti R, Ochsner PE, Lim TE (1984) Therapie der subkapitalen Humeruspseudarthrose. In: Chapchall G (Hrsg) Verletzungen und Erkrankungen der Schulterregion. Thieme, Stuttgart New York
7. Müller ME, Allgöwer M, Schneider R, Willenegger H (1979) Manual of internal fixation. Springer, Berlin Heidelberg New York
8. Neer CS (1970) Displaced proximal humerus fractures (I). J Bone Joint Surg [Am] 52: 1077
9. Neer CS (1970) Displaced proximal humerus fractures (II). J Bone Joint Surg [Am] 52: 1090

# Diskussion

*Watson:* Der Vortrag hat einige Punkte herausgestellt, die nicht zu unserem Standpunkt im Gegensatz sind. Es gibt viele Punkte, in denen wir übereinstimmen.

Offensichtlich kommt es in einigen Fällen nicht zur Humeruskopfnekrose. Bei solchen Patienten, wenn sie schon älter sind und keine großen Erwartungen an die Wiederherstellung der Funktion haben, wird das Ergebnis ausreichend gut sein bei beiden Behandlungsmethoden.

Ich glaube, es ist sehr wichtig zu rekonstruieren, und wenn wir das tun, dann machen wir doch häufiger eine Osteosynthese, als daß wir eine Prothese einsetzen. Obwohl viele von den gezeigten Fällen schlimme Frakturen hatten, sind die meisten doch nicht so schlimm, und die Mehrzahl – wahrscheinlich 80% – braucht überhaupt keine Operation. Wenn allerdings starke Verschiebungen der Fragmente da sind, finde ich, daß man sie reponieren und fixieren soll.

Weil ich selbst aber Erfahrungen mit dem Gebrauch der Prothese und der postoperativen Rehabilitation habe, glaube ich, daß ich in bestimmten Situationen durch die Rekonstruktion mit Hilfe einer Prothese mehr für meine Patienten erreichen kann als mit einer Osteosynthese. Jemand, der die Erfahrungen von *Dr. Marti* bei Osteosynthesen hat, mag gegenteilige Erfahrungen haben, und ich kann auch einsehen, daß eine Osteosynthese sich lohnt und für den Patienten besser ist.

Der Bruch von Drähten hat uns ziemliche Sorgen gemacht, v. a. wegen der Möglichkeit, daß Drahtstücke in das Gelenk gelangen. Anscheinend ist das Problem hier anders als an der Hüfte, wo ja nach dem Gelenkersatz die Trochanterdrähte oft brechen und dann Probleme machen oder nicht, aber nur selten in das Gelenk wandern. Wir haben aber den Eindruck gehabt, daß die Schulter solche Drahtfragmente geradezu ansaugt, und wir haben aus diesem Grunde oft genug Metall entfernen müssen. Mich würde interessieren, was *Dr. Marti* hierüber denkt.

*Marti:* Was die Drähte anbetrifft, so haben wir schon Brüche gesehen. Diese waren aber kein Problem, weil sie in den Weichteilen blieben. Man könnte natürlich auch Nylon oder Dacron, wie wir es für die Bandrekonstruktionen benutzen, in solchen Fällen einsetzen, wenn es um die Fixation von Fragmenten am Humerusschaft geht.

*Blauth:* Schränkt die kleine Zahl von Fällen Ihre Aussagen nicht etwas ein?

*Marti:* Die Luxationsfrakturen sind nicht häufig. In Anbetracht dessen sind 31 Fälle auch keine kleine Zahl. Gewöhnlich ist dies eine Fraktur der älteren Menschen. Ich habe Ihnen aber hier einen Mann von 26, einen anderen von 36 und eine Frau von 52 Jahren gezeigt, und über die Indikationen bei diesen Patienten sollten wir diskutieren.

Was die über 65jährigen Patienten betrifft, so bin ich zu dem Schluß gekommen, daß wir mit den Osteosynthesen hier nicht mehr so ehrgeizig sein sollten. Hier sollte man eine Prothese einsetzen.

(Anm. des Herausgebers: Gegensätze in der Auffassung werden hier doch sehr deutlich. Für *Watson* ist der endoprothetische Ersatz zwar auch ein operativ anspruchsvolles Verfahren und ist v. a. mit einer intensiven aufwendigen Nachbehandlung verbunden. Die Verwendung von Endoprothesen erscheint aber auch langfristig sicher, und die funktionellen Ergebnisse sind überlegen. Daraus ergibt sich, daß die Rekonstruktion mit Hilfe der Endoprothese auch bei relativ jungen Leuten benutzt wird. *Marti* erscheint die osteosynthetische Rekonstruktion anspruchsvoller und offenbar das „Einsetzen einer Prothese" als Frakturbehandlung weniger. Auch scheint er die langfristige Sicherheit bei einer Verwendung der Endoprothese weniger hoch einzuschätzen. Konsequenterweise wird damit hier ein Standpunkt deutlich, analog dem Vorgehen an der Hüfte, nämlich bei jüngeren Leuten eher eine Osteosynthese mit Erhaltung des Gelenks anzustreben und bei alten Menschen eine Prothese einzusetzen.)

*Vorsitzender:* Ich habe aus dem, was *Dr. Watson* und *Dr. Cofield* vorgetragen haben, herausgehört, daß die Ansprüche, die die Patienten in USA an eine Behandlung haben, wahrscheinlich etwas höher sind als bei uns und daß gerade aus diesem Grunde auch die Altersgrenze für die Verwendung der Prothese herabgesetzt worden ist. Wir haben damit zwar nicht vollständig die Behandlung von Oberarmkopfbrüchen abgehandelt, wohl aber über den begrenzten Platz, den die Endoprothesen bei diesem Problem haben, diskutiert.

# Polyacetalharzschulterprothesen bei posttraumatischen Zuständen und Arthrosen

C. Burri

Es besteht heute wohl kein Zweifel mehr, daß adäquat konstruierte Schulterprothesen, wie diejenige aus Polyacetalharz von Mathys, für die Behandlung von Tumoren am proximalen Humerusende, die eine Kontinuitätsresektion verlangen, ihren festen Platz in der Tumorchirurgie erlangt haben. Hier stellt die Implantation einer Tumorprothese eine echte Alternative zur Exartikulation dar. Die Anwendung von autologen Transplantaten, z. B. der Fibula, mit oder ohne mikrovaskulärem Anschluß, erscheint zunächst faszinierend, tritt aber mehr und mehr in den Hintergrund, da die Kongruenz des Schultergelenks nicht erreicht werden kann und gerade die isoelastische Prothese aus Polyacetalharz in passenden Größen zur Verfügung steht und günstige Ergebnisse auch im Hinblick auf die Entstehung einer Sekundärarthrose gebracht hat. Wir verfügen über Beobachtungen an Patienten über mehr als 12 Jahre, die außerordentlich zufriedenstellend ausgefallen sind. Bei diesem Prothesentyp scheint die Verankerung im Schaft nach Ablauf von 6–12 Monaten nicht mehr gefährdet, man kann auch unter Anwendung einiger Vorsicht von einer Dauerfestigkeit sprechen, da es zu einem engen Kontakt zwischen Prothesenstiel und Knochen kommt. Eigene Untersuchungen von 2 Präparaten verstorbener Patienten haben eine hohe und zuverlässige Festigkeit der Prothese ergeben; anhand dieser biomechanischen Untersuchungen, die auf verschiedenen Höhen des Prothesenstiels durchgeführt wurden, konnten zusätzliche Verbesserungen angeregt werden.

Wesentlich eingeschränkter erscheint uns die Indikation bei Arthrosen der Schulter, da wir hier nicht die radiologischen Veränderungen, sondern den subjektiven und objektiven Zustand eines Einzelindividuums behandeln. Die Indikation, wie sie bereits 1977 auf der Reisensburg festgehalten wurde, hat unverändert Gültigkeit behalten:

Eine gute Anzeigenstellung ist hier der Patient mit einer Polyarthrose, v. a. Rheumatiker, bei denen der Arm wegen allgemeiner Gebrechlichkeit Stützfunktionen in vermehrtem Maße übernehmen muß. Als diskutierbare Indikation sehen wir aber auch alle Fälle mit posttraumatischen Schäden, wie Kopfnekrosen, Arthrose und Pseudarthrosen, die zu einer schmerzhaft stark eingeschränkten Beweglichkeit des Schultergelenks geführt haben.

Für die genannten Indikationen stehen 2 Prothesentypen im Vordergrund, die einfache Kopfprothese mit unterschiedlichen Kopf- und Stieldurchmessern sowie die Kugelprothese bei fehlendem Kopf. Die Anwendung der letzteren ist auf äußerst seltene Fälle mit Fehlen der Rotatorenansätze zu beschränken, sie bietet lediglich Abstützfunktion (Abb. 1 a–d, 2 a, b). Wir haben zudem selbst in lediglich 2 Fällen eine Totalprothese eingesetzt, wobei bei der einen Patientin eine Pfannenlockerung mit Sekundärdislokation aufgetreten ist, die die Entfernung der Pfanne notwendig machte. Wir sind zu der Meinung gekommen, daß Polyacetalharz eine äußerst gewebefreundliche Substanz darstellt und bei Auswahl der richtigen Kopfgröße auch über 10 Jahre hinweg keine schmerzhafte Sekundärarthrose auftritt. Die

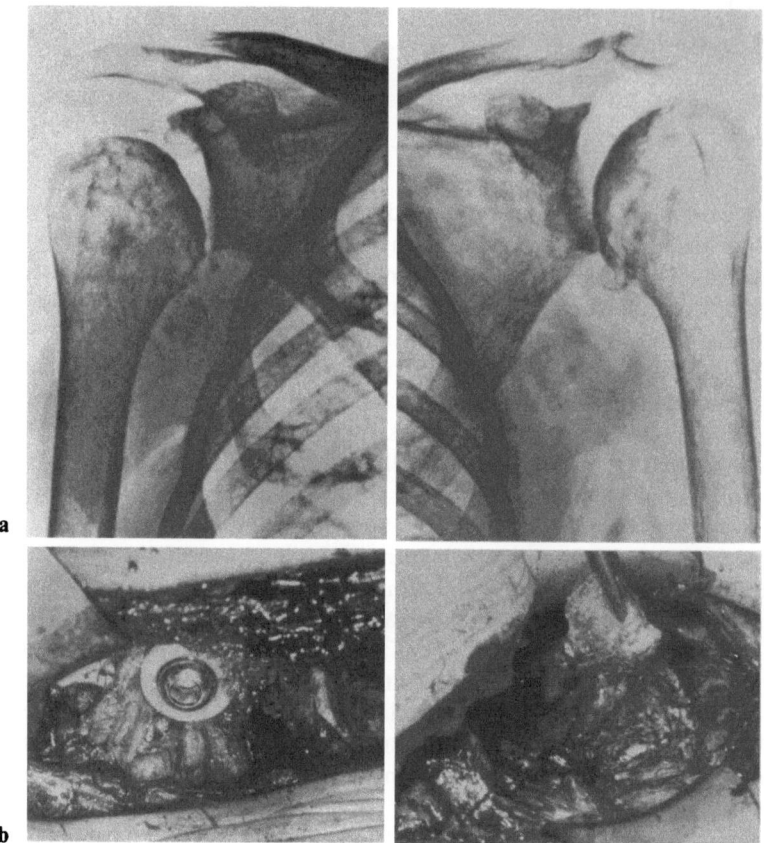

**Abb. 1a–d.** Doppelseitige Prothese bei Omarthrose beidseits. **a** Präoperative Röntgenbilder, **b** intraoperativer Situs: die zum Einlegen der Prothese abgemeißelte Insertion des Subkapularis wird mit Schraube und Unterlage refixiert, **c** postoperative Röntgenkontrollen, **d** funktionelles Ergebnis

Tatsache, daß es sich bei der Schulter um ein relativ wenig belastetes Gelenk handelt, unterstützt diese Schlußfolgerung.

## Operationstechnik

Die erforderlichen Prothesenkopfdurchmesser sowie die Länge der Schäfte und das Kaliber des Stiels können unter Zuhilfenahme einer Acrylglasschablone auf dem Röntgenbild der betroffenen, ggf. der kontralateralen Schulter bestimmt werden. Der Eingriff erfolgt in Rückenlage des Patienten bei beweglich abgedecktem Arm. Der Hautschnitt beginnt proximal über dem Akromion, verläuft leicht kurvenförmig nach distal über den Sulcus deltoideopectoralis. Das Leitgebilde stellt die V. cephalica dar, an ihrem lateralen Rand wird in die Tiefe eingegangen, falls nötig der vordere Ursprung des M. deltoideus inzidiert und der M. subscapularis dargestellt. Bei Status nach Trümmer- und Luxationsfrakturen kann die anatomische Präpara-

Polyacetalharzschulterprothesen bei posttraumatischen Zuständen 153

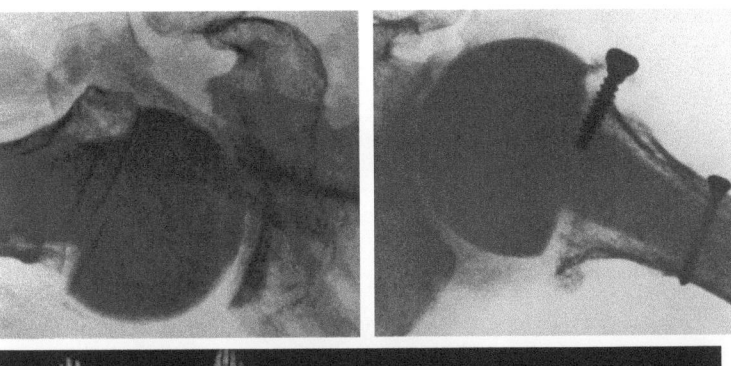

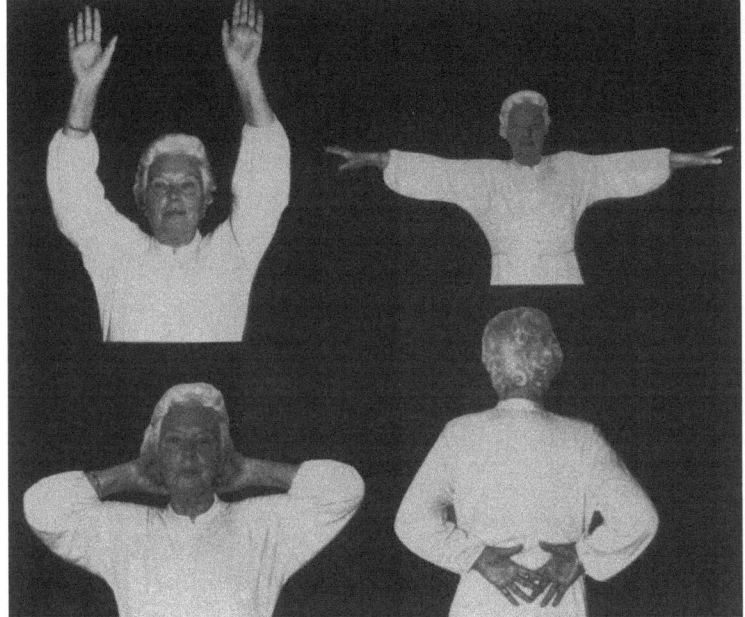

**Abb. 1 c u. d.**

tion erschwert sein, in jedem Fall aber sollten die Rotatorenansätze sowie derjenige des M. subscapularis identifiziert und in Zusammenhang mit der entsprechenden Sehnenplatte bzw. Sehne erhalten bleiben. Bei der Arthrose oder beim Rheumatiker wird nach neuestem Vorgehen lediglich der Ansatz des M. subscapularis abgemeißelt, die Kapsel exzidiert.

Auch ohne Osteotomie des Korakoids gewinnt man einen guten Überblick über das Schultergelenk. Bei Schulterzertrümmerungen soll immer der Versuch gemacht werden, die Sehnenansätze an ihren ursprünglichen Lokalisationen an der Prothese zu reinserieren. Es erscheint uns von überragender Wichtigkeit, dabei eine ossäre Verbindung zum Humerusschaft zu gewährleisten. Nur durch diese Maßnahme kann eine günstige Beweglichkeit und ein dauerhafter Zustand geschaffen werden.

Nach Entfernung des Kalottenfragments bzw. nach der Resektion des veränderten Kopfs, erfolgt die Aufbereitung des Humerusschafts für den Prothesenstiel mit dem Markraumbohrer. Hierfür hat sich das übliche Markraumbohrinstrumentarium der AO besser bewährt als die speziellen Handbohrer, da es in 0,5-mm-Schrit-

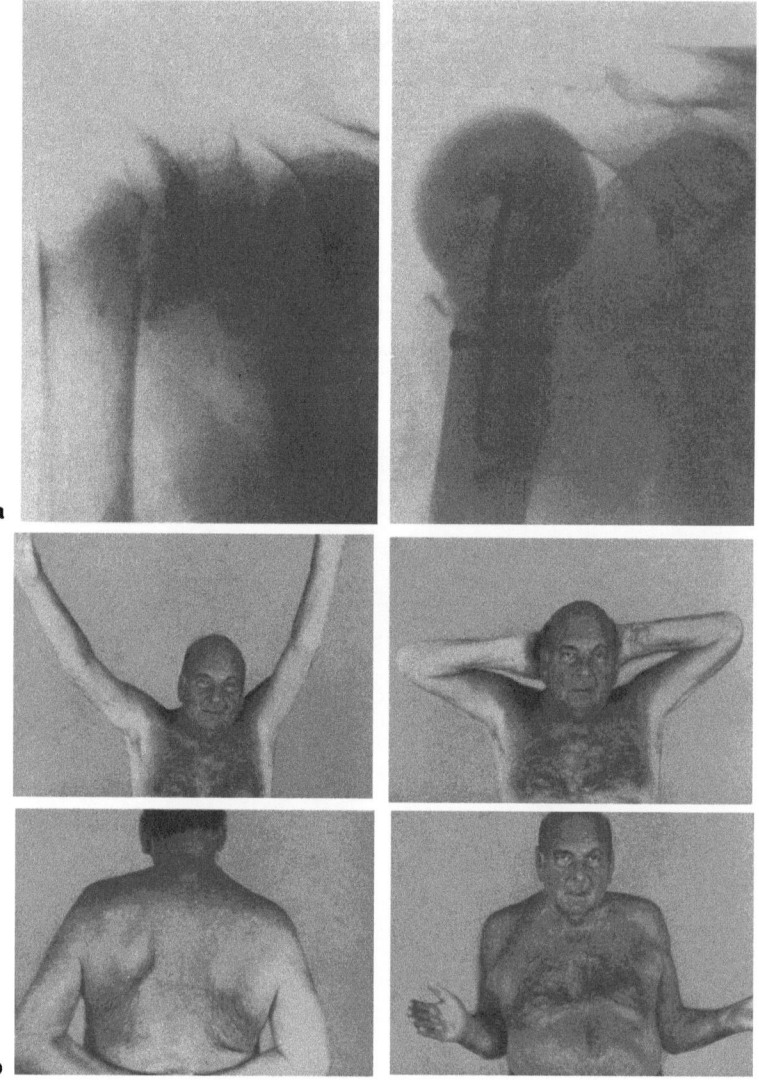

**Abb. 2a, b.** Schmerzfreie Pseudarthrose des Humeruskopfs bei schwerster Funktionseinschränkung. **a** Prä- und postoperative Röntgenkontrolle mit Kugelkopfprothese, **b** funktionelles Ergebnis

ten zur Verfügung steht. Zwar ist die Gefahr gegeben, daß durch die flexible Welle eine gewisse S-Form des Markraums belassen wird. Diesen kleinen Krümmungen paßt sich der Prothesenstiel jedoch ausreichend an. Die exakte Paßform für den Prothesenersatz wird durch die konische Fräse erreicht. Ist der dem ausgewählten Prothesenstiel angepaßte Raum geschaffen, wird die Kopfprothese in einer etwas verstärkten Retroversion um 40° eingesetzt. Dieser Winkel entspricht demjenigen, der bei der Derotationsosteotomie nach Weber angestrebt wird und weitgehende Luxationssicherheit bedeutet. Durch den schrägen Aufsitz und die leistenförmige Überhöhung des Profils am Prothesenhals ist die Kopfprothese an sich ausreichend gegen Rotation gesichert. Vorsichtshalber sollte jedoch auch bei diesen Prothesen zusätzlich eine Verankerungsschraube verwendet werden. Wir benutzen hierzu eine Kleinfragmentenkortikalisschraube, die 3-5 cm distal der Resektionsfläche durch Humerus und Prothesenstiel eingedreht wird.

Bei der einfachen Arthrose wird nun das osteotomierte Knochenstück des Subskapularisansatzes in den bestehenden Defekt eingepaßt und an die Prothese geschraubt, der Kontakt zwischen den Resektionsrändern muß dabei wiederhergestellt werden, damit ein ossärer Einbau erfolgen kann.

Bei Zertrümmerungen werden die Sehnenansätze an physiologischer Stelle ebenso an die Prothese geschraubt, verbleibende Defekte sollen mit autologem Spongiosamaterial - z.B. aus der Kalotte - aufgefüllt werden, um auch hier wieder einen intakten proximalen Humerusanteil zu schaffen. Technisch schwieriger wird es, wenn der ganze Humeruskopf wegfällt und die Rotatorenmanschette nicht mehr darstellbar ist (s. Abb. 2). Hier bleibt uns nichts anderes, als die Kugelprothese fest im Schaft zu verankern, die Schulter zu reponieren und die Wunde schichtweise über einen tiefen und einer oberflächlichen Saugdrainage zu verschließen.

Postoperativ wird der Arm auf eine Abduktionsschiene gebracht. Sobald sich der Patient in der Lage sieht, ohne Schmerzen aktiv unterstützte Bewegungsübungen von der Schiene aus durchzuführen, werden diese aufgenommen. Vermag der Patient selbständig den Arm über die Horizontale zu heben, kann auf die Abduktionsschiene verzichtet werden. Das Verfahren mit der Reinsertion durchtrennter oder traumatisch abgerissener Sehnenansätze hat gegenüber einer multizentrischen Studie, die 1975 abgeschlossen wurde, eine deutliche Verbesserung der Ergebnisse gebracht.

In der Folge sollen die Gesamtergebnisse von 60 nachkontrollierten Patienten, bei denen eine isoelastische Schulterprothese aus den genannten Indikationen eingesetzt wurde, dargestellt werden.

## Ergebnisse

Zu der Gemeinschaftsstudie aus 30 Kliniken haben wir unsere eigenen neueren Fälle addiert und kommen heute auf 166 implantierte Schulterprothesen, 35 bei frischem Trauma, 63 bei Arthrose und posttraumatischen Zuständen und 68 bei Tumoren.

60 Patienten mit einem mittleren Alter von 52,4 Jahren (32-78) konnten im Durchschnitt 37 Monate nach der Implantation nachkontrolliert werden. Es handelte sich um 26 Männer und 34 Frauen.

*Operatives Vorgehen:* Der Zugang erfolgte in der überwiegenden Mehrzahl der Fälle, nämlich 53mal, im Sulcus deltoideopectoralis. Die früher gelegentlich gewählte Akromionosteotomie (7 Patienten) wurde vollständig aufgegeben. An Prothesenmodellen kamen 47mal die übliche Kopfprothese, 10mal eine Rundkopfprothese, 1mal eine Tumorprothese sowie 2mal eine Totalprothese zur Anwendung. Heute sind wir der Ansicht, daß man sich, wenn immer möglich, auf die Kopfprothese mit dem Resektionswinkel von 45° beschränken sollte.

Die Verankerung geschah in 3 Fällen ohne Schraube, in 50 mit einer, in 5 mit 2 Schrauben und in 2 aus der ursprünglichen Studie mit Zement.

Auch die Muskelinsertion hat sich gegenüber der ursprünglichen Studie verändert, heute wird die Verankerung mit Schrauben vorgezogen. Insgesamt erfolgt sie

18mal durch Naht, 2mal durch Bizepsdoppelung, und 5mal konnte sie überhaupt nicht durchgeführt werden.

Wie erwähnt, ziehen wir heute die kurzfristige Lagerung in Abduktionsstellung vor. Früher durchgeführte Extensionen sowie der Desault-Verband sind aufgegeben.

An Komplikationen sahen wir 4 Hämatome, 2 Infekte, 2 Lockerungen, 2mal in der Frühphase einen Prothesenbruch und 3 Luxationen.

Das subjektive Ergebnis bezeichneten 19 Patienten als sehr gut, 27 als gut, 10 als mäßig und lediglich 4 als schlecht. Keine Beschwerden verspürten 31 Patienten, gelegentliche 18, häufige 5 und starke 6.

Es kann demnach gesagt werden, daß die isoelastische Schulterprothese in über 80% der Fälle günstige subjektive Ergebnisse bringt. Die Beweglichkeit als wichtiges Kriterium zur Beurteilung des Vorgehens bei posttraumatischen Zuständen an der Schulter konnte gegenüber der früheren Studie durch die Schraubenreinsertion der Sehnenansätze eindeutig verbessert werden. Im Mittel fanden wir nun im Gesamtkrankengut eine vordere Elevation um 95°, eine seitliche um 87°, eine Innenrotation um 54° sowie eine Außenrotation um 36°. Hinzuzufügen ist, daß 9 Patienten an einer posttraumatischen Nervenschädigung, vorwiegend des N. axillaris, litten, was einen signifikanten Einfluß auf die Gesamtbeweglichkeit nimmt.

Eine Zunahme des Bewegungsumfangs ließ sich bei 56–59 von 60 Patienten feststellen.

Nur in Ausnahmefällen kann eine absolut freie Beweglichkeit des Schultergelenks durch die isoelastische Prothese erreicht werden. In vielen Fällen aber bleibt die Bewegungseinschränkung in einem Maß, das für den täglichen Bedarf einen voll befriedigenden Umfang ermöglicht.

Das hervorstechendste technische Merkmal der letzten Jahre beim Einsetzen von isoelastischen Schulterprothesen ist das Bestreben, nach Möglichkeit die Sehnenansätze der Rotatoren an diesem Gelenk in stabiler Form zu fixieren.

Die Verankerung in die Polyacetalharzprothese mit Schrauben unter Schaffung einer Verbindung zum verbliebenen Knochen des proximalen Humerus durch adäquates Einpassen bzw. durch autologe Knochentransplantation bei Defekten hat zu einer signifikanten Verbesserung der Ergebnisse geführt. Wir meinen, daß im beschriebenen Prothesenmodell heute ein Hilfsmittel zur Verfügung steht, das unter der Voraussetzung eines vollständigen Instrumentariums und Vorhandensein der notwendigen Prothesentypen und unter Anwendung einer adäquaten Operationstechnik einen festen Platz in der Behandlung posttraumatischer Schäden am Schultergelenk eingenommen hat.

## Zusammenfassung

Die isoelastische Schulterprothese besitzt ihre sicherste Indikation in der Tumorchirurgie, falls die onkologischen Kriterien nicht einen verstümmelnden Eingriff fordern. Bei Rheuma und schwerer Beeinträchtigung nach Traumen, vorwiegend nach schweren Luxationsfrakturen, kann man ihre Anwendung diskutieren. Dabei gestattet der Prothesentyp aus Polyacetalharz eine aussichtsreiche Möglichkeit der Reinsertion von Sehnenansätzen, indem im Gegensatz zu metallischen Typen die Befestigung mit Schrauben möglich ist. Die funktionellen Ergebnisse hängen weitgehend von den Rekonstruktionsmöglichkeiten der Weichteile, insbesondere der

Rotatoren ab. Bei richtiger Technik sind Komplikationen nicht häufig, die isoelastische Prothese erreicht mit ihrer zementfreien Verankerung in nahezu allen Fällen einen dauerhaft festen Sitz. Die Spätergebnisse können durch heterotope Verkalkungen am nachhaltigsten beeinträchtigt werden.

## Literatur

Burri C, Rüter A (1977) Prothesen und Alternativen am Arm, Teil I: Schultergelenk. Huber, Bern Stuttgart Wien

## Diskussion

*Vorsitzender:* Sie sagten, 14 Monate sei der durchschnittliche Nachuntersuchungszeitraum gewesen. Mich würde interessieren, wann die letzte Nachuntersuchung dieser Gruppe war.

*Burri:* Wir haben diese Serie bereits 1974 publiziert. Es gibt kaum Fälle, die dann nochmals kontrolliert worden sind. Unsere eigenen Fälle haben wir dann hinzu genommen.

*Vorsitzender:* Wenn Sie Bohrlöcher in den Kunststoff bohren am Übergang vom Kopf zum Hals, haben Sie da Probleme gesehen?

*Burri:* Nein, wir haben keine Brüche durch die Schraubenlöcher gesehen.

*Vorsitzender:* Sie haben einen Fall von Pseudarthrose gezeigt. Würden Sie sich zu dieser Indikation noch einmal äußern?

*Burri:* In diesem Fall war das Kopffragment wirklich nicht mehr viel wert. Im übrigen ist die Pseudarthrose bei der subkapitalen Humerusfraktur nicht selten. Wir haben 24 Fälle - 8 von uns selber - gefunden. Sie bewegen sich in der Pseudarthrose ganz deutlich. Wenn sie stabilisiert sind, kommt die Schulterbewegung zurück, die Schulter bleibt nicht steif.

Ich wollte hier aber nicht meine Einstellung zu Frakturen oder Pseudarthrosen darlegen, sondern die Anwendung der Schulterprothese in gewissen Fällen.

*Thomas:* Die Rotatorenmanschettenansätze werden bei Ihnen primär verschraubt. Eine definitive Daueranheilung ist aber nicht denkbar. Wie stellt man sich also auf Dauer die Funktion der Rotatorenmanschette vor?

*Burri:* Die Schraube hält das Fragment mit den Rotatoren nur am Schaft, damit es unten bleibt. Aber die Spongiosaplastik schafft die Dauerstabilität.

*Vorsitzender:* Es werden bei der Neer-Prothese auch die Tubercula am Schaft angebunden und auch mal durch Beckenkammspongiosa rekonstruiert. Sie werden aber häufig einfach reabsorbiert. Haben Sie das bei Ihren angeschraubten Tubercula auch ähnlich beobachtet?

*Burri:* Wenn Sie autologes Gewebe dazwischen schalten, dann wissen wir von der Hüftchirurgie her, daß ein autologes Transplantat in 6-8 Wochen eine feste Verbindung hat. In dieser Zeit muß man die Leute schonen und auf der passiven Elektroschiene bewegen und sie nicht überfordern mit aktiven Bewegungen, die die Späne wieder herausreißen.

*Gekeler:* Inwieweit erleidet der Kunststoff Polyazetal bei der Funktion im Gelenk Abrieb?

*Burri:* Wir haben die Versuche mit den Totalprothesen aufgegeben, weil wir mit dem Glenoid nicht zufrieden waren. Wir haben aber Fälle über 12-14 Jahre beobachtet, die praktisch so aussehen wie nach 1 Jahr. Das werde ich beim Thema Tumoren noch zeigen, wie auch ein Diapositiv von Gelenkknorpel 18 Monate nach Hemialloplastik.

*Lettin:* Eines der interessantesten Dinge, die sich aus der Diskussion ergeben haben, ist, daß bei den Ergebnissen von *Prof. Marti* (Osteosynthesen) und von *Prof. Burri* (Endoprothesen) die Bewegungsumfänge ziemlich gleich sind. Man kann nach meiner Erfahrung – abgesehen vielleicht von den Ergebnissen mit der Neer-Prothese – nicht erwarten, daß man mit dem Arm über Schulterhöhe kommt. Bei *Prof. Burri* waren natürlich die Ergebnisse bei der Rotation auch wieder sehr gut.

Ich will damit sagen, daß diese Ergebnisse wieder meinen Standpunkt unterstützen: daß nämlich die Ergebnisse vielleicht doch ziemlich vorherbestimmt sind etwa in der Weise, wie das bei den Schenkelhalsfrakturen der Fall ist. Welche Technik wir auch gebrauchen, wir wissen, daß es einen bestimmten Prozentsatz von Kopfnekrosen gibt, und es gibt, was die Schultern anbelangt, diese posttraumatischen Verwachsungen. Deswegen müssen wir erwarten, daß die Beweglichkeit begrenzt bleibt.

Wichtig erscheint mir, daß die 10 Patienten von *Prof. Marti* mit der Neer-Prothese zwar den Arm nur etwa im rechten Winkel heben konnten, aber alle schmerzfrei waren. Die Beweglichkeit war in Wirklichkeit nicht besser als bei einer Arthrodese. Ich glaube aber, daß das Einsetzen einer Kopfprothese eine einfachere Operation ist als die Arthrodese und daß man nachher nicht so lange ruhigstellen muß. Daher: Obwohl man keine so gute Beweglichkeit bekommt, ist es doch eine lohnende Operation.

# Schultergelenkersatz: Prognose in Abhängigkeit von der Diagnose

R. H. Cofield

Die Schmerzbefreiung für die Patienten nach totalem Schultergelenkersatz ist in allen nach Diagnosen eingeteilten Gruppen i. allg. zufriedenstellend. Das Bewegungsausmaß und die Kraft hingegen können durchaus unterschiedlich sein, ebenso wie Typ und Häufigkeit von auftretenden Komplikationen.

## Osteoarthritis (Arthrose)

Bei der Arthrose ist die Pathologie, die der Operateur vorfindet, i. allg. sehr ähnlich. Der Knochen ist sklerotisch, der Humeruskopf ist zentral deutlich abgeflacht und in den oberen Anteilen finden sich periphere Osteophyten. Die Gelenkpfanne erscheint ebenfalls deutlich abgeflacht mit Erosionen im hinteren Anteil. Die vordere Kapsel ist straff, gelegentlich finden sich Risse in der Rotatorenmanschette, und es findet sich eine Tendenz zur hinteren Subluxation des Humerus (Abb. 1).

In 3 Nachuntersuchungsserien wurde über die Häufigkeit von Rupturen der Rotatorenmanschette bei Osteoarthritis berichtet. Diese variierte von 2 bis 11%.

Die wichtigste operative Variante, die man erkennen und behandeln muß, ist die hintere Pfannenranderosion mit der damit verbundenen Tendenz zur hinteren Humerussubluxation. Die Behandlungsempfehlungen umfassen das Plazieren der Gelenkpfanne in Retroversion, das Glätten der vorderen Gelenkanteile sowie die Wiederherstellung der hinteren Pfannenkontur. Letzteres kann auf 3 Arten vorgenommen werden:
- Wiederaufbau des Defekts durch Zement mit oder ohne Verwendung von Schraubenmaterial

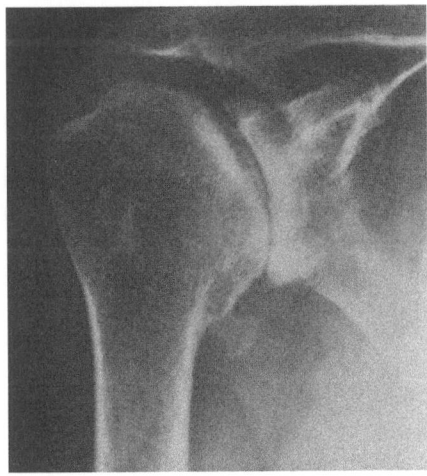

**Abb. 1.** Typischer Röntgenbefund bei Arthrose der Schulter

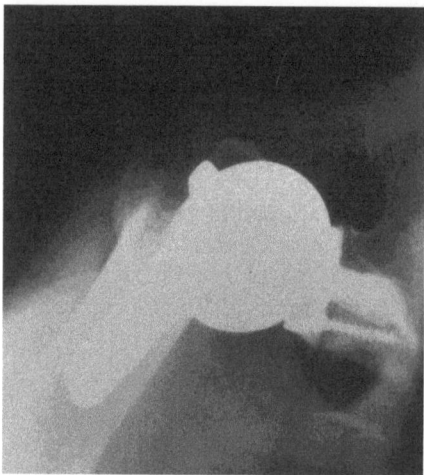

**Abb. 2.** Axialaufnahme bei einem Patienten nach totalem Schultergelenkersatz. Zerstörungen des dorsalen Glenoids erforderten knöcherne Wiederherstellung (Knochentransplantat) vor Einzementieren der Glenoidkomponente. Das Transplantat ist etwa 5 mm dick und wurde mit einer Schraube fixiert

- durch Knochentransplantation
- oder durch Anwendung einer Spezialkomponente.

Alle diese Techniken sind bisher verwendet worden. Im Augenblick erscheint die Verwendung von Knochenmaterial die beste Alternative zu sein (Abb. 2). Verbleibt die Gelenkpfanne in der Retroversionsstellung, wird sich eine hintere Instabilität entwickeln.

Bei unseren 31 Patienten mit Arthrose betrug die präoperative aktive Abduktion durchschnittlich 86°, die postoperative aktive Abduktion 141°. 21 von 31 Patienten hatten ein Bewegungsausmaß, das 150° Abduktion deutlich überschritt [1].

## Rheumatoide Arthritis

Innerhalb des Krankenguts mit rheumatoider Arthritis findet sich eine große Variationsbreite. Einige der Probleme die mit der Schulterchirurgie bei rheumatoider Arthritis verbunden sind, wurden bereits in einer früheren Publikation erwähnt. Eines der Hauptprobleme ist die Lockerung der glenoidalen Komponente, wenn der Knochen zu osteoporotisch ist oder eine deutliche zentrale Pfannenerosion vorlag. Darüber hinaus ergeben sich Probleme bei Patienten mit Beteiligung der Rotatorenmanschette, die postoperativ erneut Rupturen aufweisen kann.

Osteoporose und die Minderwertigkeit der Weichteilstrukturen rufen 2 intraoperative Komplikationen hervor:
1. die Humerusschaftfraktur und
2. Traktionsverletzungen des Plexus brachialis.

Bei unseren 29 Patienten konnte eine Verbesserung der Abduktion von präoperativ 57° auf 102° postoperativ festgestellt werden. 18 dieser Patienten hatten eine Abduktionsfähigkeit von über 90°. War die Abduktion geringer als 90°, so fand sich bei diesen Patienten entweder eine Beteiligung der Rotatorenmanschette, oder sie waren aufgrund ihren schweren generalisierten rheumatischen Erkrankung nicht in der Lage, an einem aktiven Therapieprogramm teilzunehmen.

## Traumafolgen

Der totale Schultergelenkersatz ist bei veralteten Traumen häufig durch knöcherne Fehlstellung bzw. erhebliche Narbenbildung erschwert. Dies trifft insbesondere bei vorangegangenen Operationen zu. Darüber hinaus kann ein Eingriff bei Verlust an knöcherner Substanz als Resultat vorangegangener Operationen deutlich erschwert sein. Bei unseren 13 Patienten mit posttraumatischer Arthrose, die totalen Schultergelenkersatz hatten, konnte die aktive Abduktion von durchschnittlich 94° präoperativ bis auf 109° postoperativ verbessert werden. Wurde eine aktive Abduktion von 90° nicht erreicht, so war dies auf Komplikationen zurückzuführen.

Die Komplikationen dieser Patientengruppe bestanden aus Pseudarthrosenbildung im Bereich der Tubercularefixation, einer wieder auftretenden Schulterinstabilität, Rotatorenmanschettenrupturen oder waren auf eine intraoperative nervale Schädigung zurückzuführen.

## Bewertung der Ergebnisse

Wir nahmen die Einteilung unserer Ergebnisse nach dem System von Neer vor, der die Ergebnisse mit exzellent, zufriedenstellend oder nichtzufriedenstellend einteilte [2]. Eine separate Gruppe bildeten Patienten, bei denen von vornherein nur begrenzte Theerapieerfolge zu erwarten waren. Diese Patienten litten v. a. unter größeren Rotatorenmanschettenrupturen und nahmen an einem unterschiedlichen postoperativen Therapieprogramm teil. Hierbei wurde mehr Wert auf Erhalt der Schulterstabilität als auf Wiedergewinnung der Beweglichkeit gelegt.

In Anlehnung an diesen Bewertungsmaßstab waren von 31 Patienten mit *Osteoarthritis* 20 als exzellent, 2 als zufriedenstellend und 7 als nichtzufriedenstellend einzustufen. In 29 Fällen mit *rheumatoider Arthritis* waren 5 exzellente, 16 zufriedenstellende und 7 nichtzufriedenstellende Ergebnisse zu verzeichnen. Bei 13 Patienten mit *veralteten Traumen* waren 4 Patienten mit exzellent, 6 als zufriedenstellend und 3 als nichtzufriedenstellend zu beurteilen. Bei den nichtzufriedenstellenden Ergebnissen bei den Arthrosepatienten wurde in 3 Fällen nach Lockerung der Gelenkpfanne eine chirurgische Revision erforderlich. Gleroidlockerung und Schmerz waren in einem Fall zu verzeichnen, wie auch eine postoperative Manschettenruptur mit deutlicher Herabsetzung der Beweglichkeit. Bei einem Patienten entwickelte sich postoperativ eine Reflexdystrophie. In einem Fall bestanden nicht zu erklärende Schmerzzustände.

Bei der rheumatoiden Arthritis wurden die 7 als nichtzufriedenstellend eingestuften Ergebnisse an der mangelnden aktiven Abduktionsfähigkeit bis 90° gemessen. Bei den nichtzufriedenstellenden Ergebnissen bei posttraumatischer Arthrose erreichte ein Patient eine aktive Abduktion von nur 80°, die anderen 3 Patienten waren durch intraoperative Komplikationen in ihrer aktiven Beweglichkeit deutlich eingeschränkt. 3 Patienten wurden als begrenzt rehabilitierungsfähig eingestuft. Bei 2 dieser Patienten wurde das Therapieziel trotzdem erreicht.

## Rotatorendefektarthropathie

Arthropathien nach Rotatorenmanschettenruptur sind eine ausgesprochene Rarität und wurden kürzlich von Neer definiert. Sie sind durch einen massiven, schon längere Zeit bestehenden Defekt der Rotatorenmanschette und durch Verlust an glenohumeralem Knorpel sowie häufig vorhandener Veränderungen der knöchernen Gelenkanteile gekennzeichnet. In der Regel bietet die Röntgenaufnahme ein relativ charakteristisches Bild. In Fällen hypertrophen Wachstums kann es jedoch mit arthrotischen Veränderungen verwechselt werden (Abb. 3). Von 1976 bis 1982 wurden in unserer Abteilung 20 Schultern mit einer Rotatorendefektarthropathie operiert und mit verschiedenen Modellen eine prothetische Versorgung vorgenommen. 14 Patienten mit 16 operierten Schultern waren zum Zeitpunkt der Nachuntersuchung noch am Leben, die durchschnittliche Beobachtungsdauer betrug 43 Monate. Es handelte sich um 9 Frauen und 5 Männer. Das Durchschnittsalter betrug 68 Jahre. Der jüngste Patient war 53, der älteste 79 Jahre alt. Die Operation schloß die Naht der Rotatorenmanschette in 12 Fällen ein, überwiegend wurde eine Transpositionstechnik angewendet. Der Ersatz des proximalen Humerus erfolgte in 4 Fällen. Bei 8 Patienten wurde der totale Schultergelenkersatz vorgenommen, bei 4 Fällen von totalem Schulterersatz wurde eine glenoidale Komponente mit kranialer Abstützung verwendet. Postoperativ hatten 7 Patienten überhaupt keine oder nur geringe Schmerzen, entsprechend 44%. Generell ist festzustellen, daß für die postoperative Schmerzfreiheit bei allen angewendeten Op-Methoden keine wesentlichen Unterschiede festzustellen waren. Bei Patienten mit totalem Schultergelenkersatz schien die Schmerzbefreiung dann aber effektiver als bei Patienten mit alleinigem proximalen Humerusersatz. Bei den Patienten mit Rotatorendefektarthropathie war die postoperative Beweglichkeit der Schulter nicht so gut wie bei den Patienten, bei denen ein totaler Schultergelenkersatz in den 3 zuvor genannten Diagnosegruppen durchgeführt wurde. Nur 50% dieser operierten Schultern erreichten eine aktive Abduktionsfähigkeit über 90°. Für die Wiedergewinnung der aktiven Abduktion konnte bei Verwendung der abstützenden glenoidalen Komponente gegenüber den anderen beiden Operationsverfahren kein Vorteil festgestellt werden.

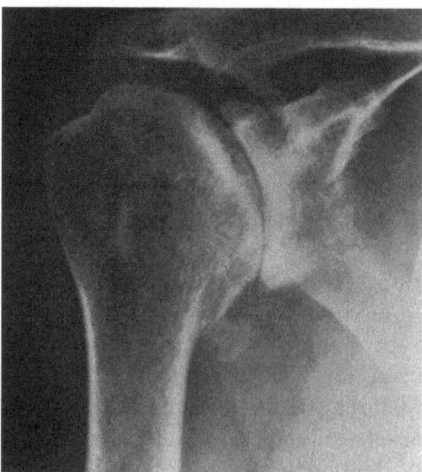

**Abb. 3.** 73jährige Frau mit langdauernder Ruptur der Rotatorenmanschette, die jetzt zusätzlich Knorpelminderung im Glenohumeralgelenk zeigt: Arthropathie

Bei 6 operierten Schultern, entsprechend 38%, stellten sich Komplikationen ein. Dabei handelte es sich um erneute Rotatorenmanschettenrupturen in 3 Fällen, 2 Lockerungen der Glenoidkomponente und 1 Luxation bei einem Patienten mit Abstützglenoid. Dennoch äußerten 12 von 16 Patienten, daß ihnen durch die Operation geholfen wurde.

Aufgrund dieser Erfahrungen möchten wir die Meinung vertreten, daß die Rotatorendefektarthropathie sehr schwierig zu behandeln ist. Wir sahen keinen wesentlichen Vorteil bei Verwendung der Glenoidkomponente mit kranialer Abstützung. Eine verbesserte Nahttechnik für die Manschettenrupturen scheint die beste Voraussetzung darzustellen, um zufriedenstellende Ergebnisse für dieses Krankengut zu erzielen.

## Zusammenfassung

Setzt man die Prognose in Beziehung zur Diagnose, kann man feststellen, daß für alle Untersuchungsgruppen mit Ausnahme der Rotatorendefektarthropathien eine ausgezeichnete postoperative Schmerzfreiheit zu erzielen war. Bei den *Arthrosepatienten* wurde die beste Beweglichkeit und grobe Kraft erreicht. Unglücklicherweise ist allerdings bei dieser Erkrankung auch die höchste Lockerungsrate zu verzeichnen gewesen; auf Erosionen der hinteren Gelenkpfanne und damit verbundene Instabilitäten sollte stets geachtet werden.

Bei der *rheumatoiden Arthritis* sind die Komplikationen wegen des generellen Gelenkbefalls, der Beteiligung der Rotatorenmanschette und kapsulärer Kontrakturen sehr vielschichtig.

In Fällen *posttraumatischer Arthrose,* vor allen Dingen auch nach vorangegangenen Operationen, sind kapsuläre und perikapsuläre Narbenbildung sehr ausgeprägt. Bei Voroperationen mit Knochenresektion z.B. stellt ein Verlust an knöcherner Substanz ein besonderes Problem dar. Die Pseudarthrosenbildung der Tubercula ist ebenfalls ein besonderes Problem.

Die *Rotatorendefektarthropathie* ist sehr schwierig zu behandeln. Sie hat die höchste Komplikationsrate, meist vergesellschaftet mit erneuten Manschettenrupturen. Sie ist also nach wie vor ein besonderes Problem. Verfeinerte Nahttechniken für die Sehnenrupturen scheinen die besten Voraussetzungen zur Verbesserung der Prognose für diese Patientengruppe zu sein.

## Literatur

1. Cofield RH (1984) Total shoulder arthroplasty with the Neer prosthesis. J Bone Joint Surg [Am] 66: 899-906
2. Neer CS II, Watson KC Stanton, FJ (1982) Recent experience in total shoulder replacement. J Bone Joint Surg [Am] 64: 319-337
3. Neer CS II, Craig EV, Fukuda H (1983) Cuff-tear arthropathy. J Bone Joint Surg [Am] 65: 1232-1244

# Diskussion

*Blauth:* Sie sprachen bei der Darstellung Ihrer Ergebnisse und der eingetretenen Lockerung im Rahmen der Gruppe Arthrose des Schultergelenks von einer bestimmten Gruppe, die dazu neigte. Welche Formen der Arthrose waren damit gemeint?

*Cofield:* Die Gruppe, auf die ich mich bezog, war die mit degenerativen Veränderungen im allgemeinen. Wie ich versucht habe, darzustellen, ist ihre Pathologie ziemlich einheitlich, und ich habe keine Untergruppe herausgegliedert, die sich vom Rest durch die Neigung zur Lockerung unterscheiden würde.

*Lettin:* Meine Erfahrungen mit primärer Arthrose sind klein, weil wir sie offenbar sehr selten sehen. Es würde mich interessieren, ob das auf dem Kontinent auch so ist. Zweitens scheint mir der Unterschied, den Sie zwischen Ihren 2 Gruppen Arthrose und Rotatorendefektarthropathie machen, wirklich nur ein Unterschied im Schweregrad der degenerativen Veränderungen zu sein. Nach meiner Ansicht ist die Rotatorendefektarthropathie eigentlich eine Arthrose mit sekundär durchgeriebener Rotatorenmanschette. Mich würde interessieren, was Sie dazu meinen.

*Cofield:* Etwa ⅓ der Patienten, die bei uns den Schultergelenkersatz brauchen, haben eine Arthrose; die anderen ⅔ haben rheumatoide Arthritis und posttraumatische Zustände mit kleinen Untergruppen.

Was bedeutet Rotatorendefektarthropathie? Einige Kollegen bei uns halten sie für eine Spielart der Kristallarthritis mit einem Mechanismus, bei dem durch die Kristallablagerungen Enzyme aus den Synovialiszellen freigesetzt werden, die dann Knorpel und Sehnen zerstören. Das ist aber eine Hypothese. Man kann aber auch Patienten mit ausgedehnten degenerativen Veränderungen der Rotatorenmanschette und Rotatorendefekten über Jahre beobachten, und diese Patienten werden dann eine Arthrose bekommen. In dieser Reihenfolge ist es klar, daß der Rotatorendefekt zuerst kam und die Arthrose sekundär war. Ich glaube, es war sehr wichtig herauszustellen, daß bei der Arthrose die Rotatorenmanschetten normal sind und daß es bei der Rotatorendefektarthropathie massive Defekte gibt. Obwohl nun die Schäden an den Gelenkflächen ähnlich ausgedehnt sein mögen, so ist doch die Rotatorendefektarthropathie deutlich verschieden von der Arthrose, und es scheint nicht so, daß es einen kontinuierlichen Übergang vom einen zum anderen gibt.

*Vorsitzender:* Die Rotatorendefektarthropathie mit dem Kontakt zwischen Oberarmkopf und Akromion entwickelt sich besonders schnell nach traumatischen Luxationen und massiven Abrissen der Rotatorenmanschette. Hier gibt es relativ schnell metaplastische Knochenneubildungen an Oberarmkopf und Akromion, und die glenohumeralen Gelenkflächen degenerieren durch die Subluxation auch sehr schnell. Bei diesem Ablauf kann man die Entwicklung der sekundären Veränderungen nach Rotatorendefekten gut ablesen. Es ist wichtig, den Unterschied zur Omarthrose, d.h. der primären Arthrose zu kennen. Ich fühle mich bestärkt in der Vorsicht, bei der Rotatorendefektarthropathie Endoprothesen zu verwenden. Sicher würde man die Neer-Prothese in Mißkredit bringen, wenn man sie einfach einsetzen würde, ohne weitere aufwendige Maßnahmen zur Rekonstruktion der Rotatorenmanschette und ohne Wiederherstellung der Relation zwischen Humerus und Skapula. Zum jetzigen Zeitpunkt kann man davor nur warnen.

# Schultergelenkersatz bei Knochentumoren

# Indikation und Ergebnisse der Resektionsbehandlung von schultergelenknahen malignen Knochengeschwülsten

K. Knahr, M. Salzer, M. Salzer-Kuntschik

Wird nach klinischer und röntgenologischer Voruntersuchung durch eine Probeexzision die Diagnose *maligner Knochentumor* gestellt, so erhebt sich bei der Notwendigkeit der chirurgischen Entfernung der Geschwulst immer die Frage, ob dies nur durch die Amputation der betroffenen Extremität gelingt oder ob eine Möglichkeit besteht, durch lokale Resektion die Extremität zu erhalten.

Jeder *primär maligne Knochentumor* muß onkologisch radikal entfernt werden. Dies erfordert eine Resektion des Tumors ohne Eröffnung der Tumorkapsel vollständig im Gesunden [7, 15]. Nur bei dieser radikalen Vorgangsweise ist die Entstehung eines Lokalrezidivs zu verhindern. Das Lokalrezidiv stellt ein Versagen der operativen Maßnahme dar und gefährdet das Leben des Patienten.

Auch beim Vorliegen einer *Knochenmetastase* ist manchmal die Indikation zu einer Resektionsbehandlung gegeben, besonders bei „solitären" Absiedelungen nach Nieren- und Thyreoideakarzinomen. Dabei sollte hinsichtlich der Radikalität chirurgisch ähnlich vorgegangen werden wie bei primär malignen Knochengeschwülsten. Bei generalisierter Metastasierung ist dieses Vorgehen nicht notwendig; hier liegt im Vordergrund die Befreiung von eventuellen Schmerzen durch pathologische Frakturen sowie die möglichst rasche Rehabilitation.

Welche chirurgische Maßnahme bei malignen Knochengeschwülsten des proximalen Humerus zu indizieren ist, hängt neben der Diagnose v. a. von der Ausdehnung der Geschwulst ab. Die Ausdehnung des Tumors im Knochen ist am besten durch das Nativröntgen sowie durch einen lokalen Knochenscan zu bestimmen. Die Tomographie bringt diesbezüglich meist keine weitere Information. Entscheidend für die Frage – Resektion oder Amputation – ist die Ausdehnung der Geschwulst in die Weichteile. Hier ergeben v. a. die Angiographie (vgl. Abb. 2a) und die Computertomographie (vgl. Abb. 1b) wertvolle Aufschlüsse.

Welche operative Maßnahme zu wählen ist, wird primär aus onkologischer Sicht beurteilt. Die Radikalität des Eingriffs steht an erster Stelle und darf unter keinen Umständen wegen einer möglichen Funktionsverbesserung der Extremität gefährdet werden. Erst nach der Festlegung des onkologisch notwendigen Resektionsausmaßes kann versucht werden, das für den Patienten bestmögliche funktionelle Resultat anzustreben. Die Erhaltung der Hand steht hier im Vordergrund, da diese auch durch die technisch aufwendigste Prothese nicht zu ersetzen ist. Dies selbst dann, wenn zur Sicherstellung der onkologischen Radikalität 2 der 3 Hauptnerven reseziert werden müssen und somit nur die Sensibilität der Finger sowie eine geringe Restfunktion resultieren.

Aufgrund dieser Überlegungen wurden im eigenen Patientengut in den letzten Jahren maligne Knochengeschwülste in der Mehrzahl lokal reseziert und nur in Einzelfällen, bei denen der gesamte Gefäß-Nerven-Strang vom Tumor betroffen war, die obere Extremität interthorakoskapular amputiert bzw. im Schultergelenk exartikuliert.

## Amputation

### Interthorakoskapulare Amputation

Die Indikation zu diesem sehr verstümmelnden Eingriff ist dann gegeben, wenn die maligne Geschwulst bis an das Gefäß-Nerven-Bündel heranreicht. Eine onkologisch suffiziente Entfernung der Geschwulst bei gleichzeitiger Erhaltung einer funktionstüchtigen oberen Extremität ist dadurch nicht mehr möglich [4, 9, 17].

### Schulterexartikulation

Diese Amputationshöhe ist sehr selten bei primär malignen Knochentumoren des Humerus zu indizieren [11] und betrifft v. a. Geschwülste des distalen Humerusanteils. Vereinzelt bleibt auch bei ausgedehnten metastatischen Destruktionen die Enukleation im Schultergelenk die einzige therapeutische Alternative.

## Resektionen

### Skapulektomie

Die totale Skapulektomie ist nur bei jenen malignen Skapulageschwülsten indiziert, die sowohl zum Gefäß-Nerven-Strang als auch zum Gelenk einen ausreichenden Abstand aufweisen [1, 2]. Durch Fixation des Humeruskopfs an die Thoraxwand, kann häufig eine gute Hand- und Ellbogenfunktion erzielt werden (Abb. 1a, c).

### Tickhor-Linberg-Resektion

Bei dieser Operation wird neben der Skapula der proximale Humerus sowie der laterale Klavikulaanteil in toto entfernt. Indiziert ist diese Methode dann, wenn die maligne Geschwulst gelenknahe am proximalen Humerus bzw. an der Skapula gelegen ist, jedoch den Gefäß-Nerven-Strang noch nicht erreicht hat [8, 10]. Diese Resektion des Schultergürtels ist eine verstümmelnde Maßnahme, die zum völligen Funktionsverlust des Schultergelenks führt. Dennoch erscheint auch in diesem Fall die Implantation einer Endoprothese sinnvoll, da das Implantat zu einer deutlichen Verbesserung der Ellbogenfunktion führt (Abb. 2b-d) und dadurch den Aktionsradius der Hand entscheidend erweitert.

In Einzelfällen wird es auch notwendig sein, zusätzlich zur Tickhor-Linberg-Resektion, einen Teil der Thoraxwand mit zu resezieren, um dadurch den Tumor ausreichend im Gesunden eliminieren zu können.

### Resektion des proximalen Humerus

Bei malignen Knochengeschwülsten ist die alleinige Resektion des proximalen Humerus nur dann onkologisch radikal möglich, wenn kein oder nur ein kleiner Weichteiltumor vorliegt, so daß der Gefäß-Nerven-Strang ohne Gefährdung der Radikalität erhalten werden kann. Vereinzelt wird es auch notwendig sein, den N.

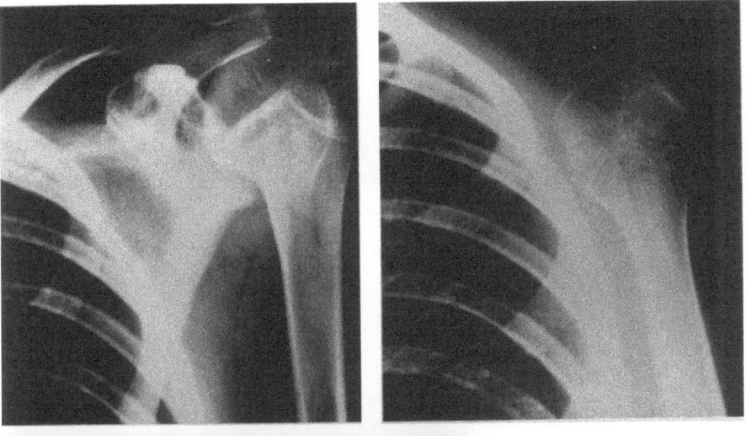
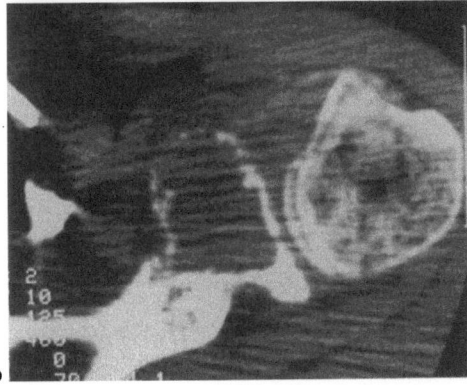

Abb. 1 a-c. S. W. männl., 26 Jahre, Ewing-Sarkom linke Skapula. **a** Nativröntgen präoperativ (keine Aussage über Tumorgröße möglich), **b** deutliche Darstellung des großen Weichteiltumors im CT, **c** Rö.-Kontrolle 16 Monate nach totaler Skapulektomie

radialis aufgrund seiner engen Lagebeziehung zum Knochen zu resezieren. In diesen Fällen resultiert dennoch eine sinnvolle funktionelle Restaktivität des Unterarms und der Hand, so daß die Durchtrennung des N. radialis keine Kontraindikation zu einer Resektionsbehandlung darstellt. Durch Überbrückung des Defekts mit einer Endoprothese kann die Funktion des Ellbogens und damit die Gesamtfunktion des Arms deutlich verbessert werden (Abb. 3 a, b) [3, 14].

**Totale Humerusresektion**

Reicht intraossär der Tumor sehr weit nach distal, muß der Humerus im Ellbogengelenk enukleiert und in toto entfernt werden. Die Versorgung mit einem Stützapparat stellt eine definitive Lösung dar und ermöglicht durch die passive Stellungsänderung im Ellbogengelenk eine gute Handfunktion (Abb. 4 a, b). Es bleibt abzuwarten, ob die vereinzelt eingesetzten Totalhumerusprothesen ebenso auf lange Zeit eine beschwerdefreie Funktion im Ellbogengelenk gewährleisten können [6].

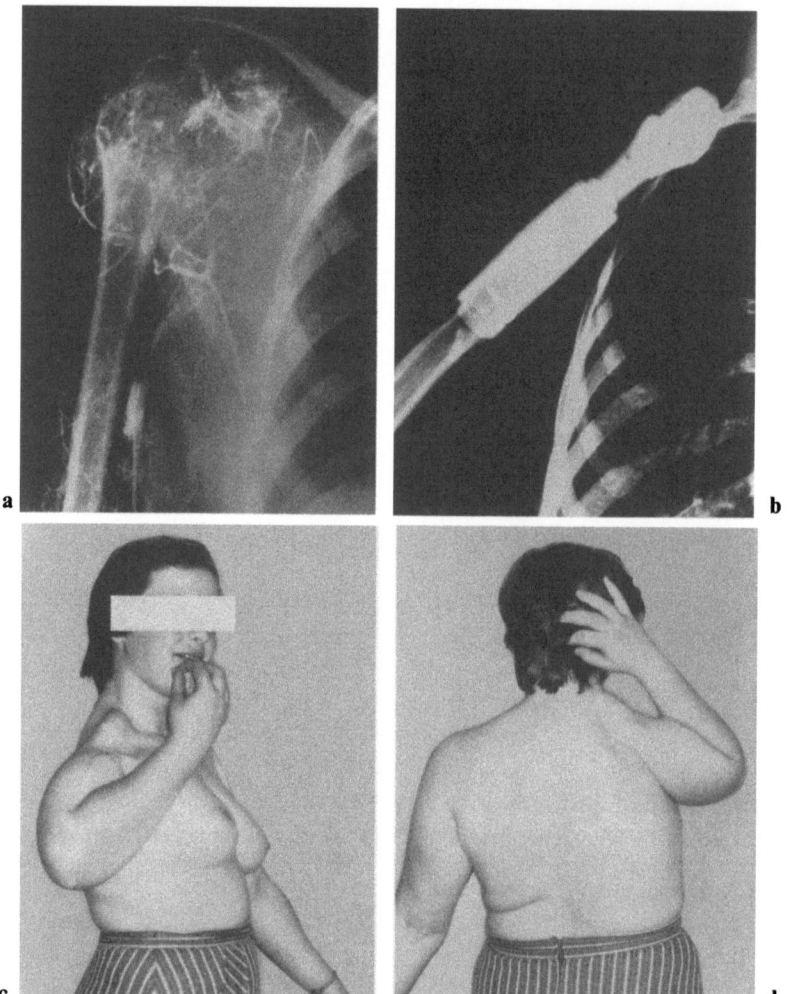

**Abb. 2a–d.** E. R. weibl., 16 Jahre, Fibrosarkom rechte Schulter. **a** Angiographische Darstellung des ausgedehnten Weichteiltumors; **b** Rö.-Kontrolle 9 Jahre nach Tickhor-Linberg-Resektion und Implantation einer keramischen Endoprothese; **c, d** sehr gutes funktionelles Ergebnis, die Patientin führt selbständig den Haushalt

## Operationstechnik bei proximaler Humerusresektion mit Implantation einer Endoprothese

Das operationstechnische Vorgehen richtet sich nach der Ausdehnung der Geschwulst. Es ist somit nicht möglich, ein Schema für das schrittweise Vorgehen anzugeben, da man sich immer an den individuellen Verhältnissen orientieren muß. Dennoch sind einige prinzipielle Dinge zu beachten:

Der Hautschnitt ist so zu legen, daß alle Biopsiennarben umschnitten werden und diese Hautanteile mit dem Tumor entfernt werden. Meist wird der Hautschnitt im Bereich des Sulcus deltoideopectoralis gewählt. Danach wird der Gefäß-Nerven-Strang distal der Geschwulst identifiziert und vorsichtig bis in den Axillabe-

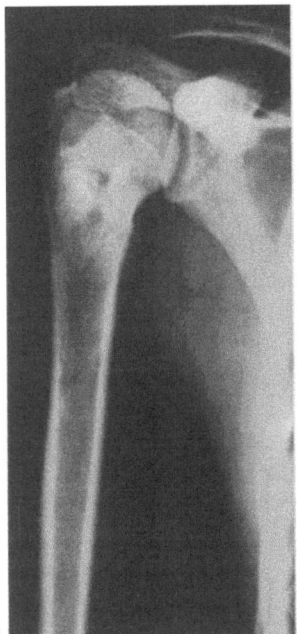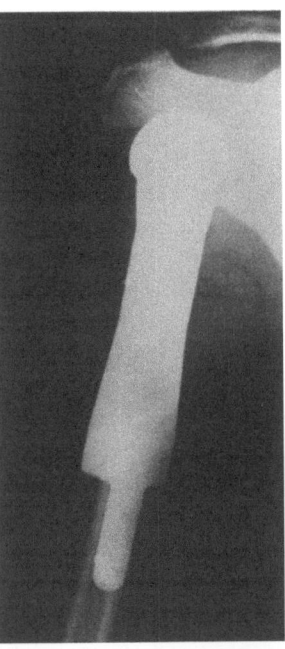

**Abb. 3a, b.** H. Ch. männl., 18 Jahre, Osteosarkommetastase rechter proximaler Humerus. **a** Überwiegend intraossäre Destruktion des proximalen Humerus, **b** Rö.-Kontrolle 42 Monate nach Implantation einer metallischen Tumorendoprothese

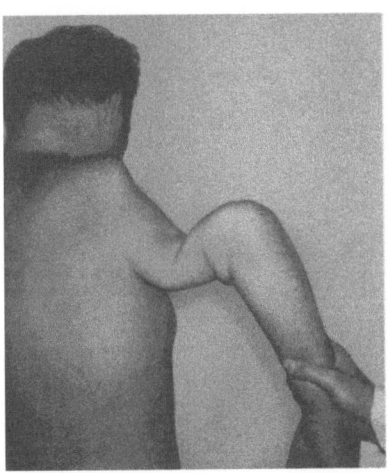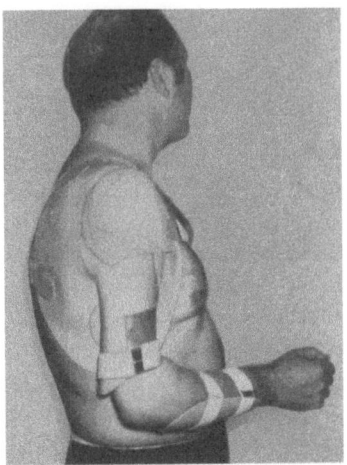

**Abb. 4a, b.** E. A. männl., 39 Jahre, Fibrosarkom rechter Humerus. **a** Zustand nach Tumorresektion ohne endoprothetischen Ersatz, **b** Versorgung mit einer Schulterprothese mit sperrbarem Ellbogengelenk

reich vom Tumor isoliert. Der M. pectoralis major wird an seinem Ansatz durchtrennt, ebenso die von der Thoraxwand zum Humerus ziehenden Mm. teres minor, latissimus dorsi und subscapularis. Vereinzelt können die vom Korakoid entspringenden Muskeln (kurzer Bizeps, M. coracobrachialis) erhalten werden. Sehr häufig ist es notwendig, den N. axillaris zu durchtrennen. Alle dem Tumor direkt anliegen-

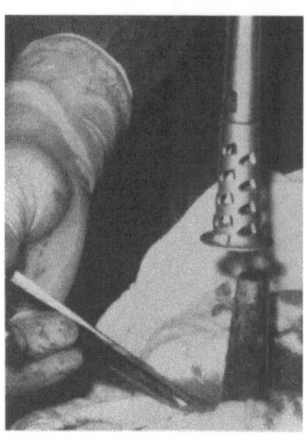 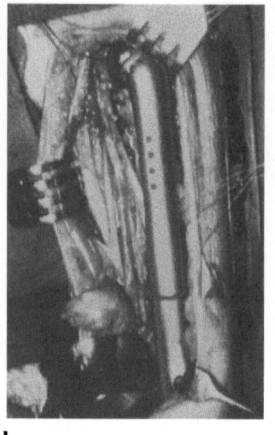 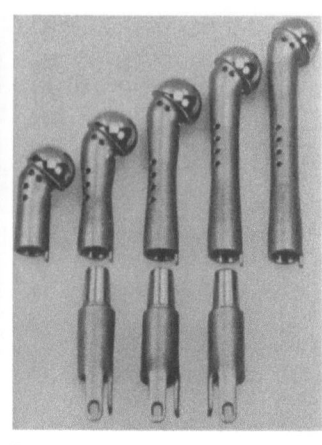

**Abb. 5. a** Konisches Zufräsen des distalen Humerus mit einem Spezialfräser, **b** Operationssitus nach Implantation der Endoprothese, **c** Baukastensystem mit 3 verschiedenen Konusgrößen (17-21 mm Durchmesser) und 5 Distanzstücken (100-220 mm). Ferner steht aus dem Humerus-Femur-Baukasten ein Konus mit 24 mm Durchmesser zur Verfügung

den Muskeln werden mit der Geschwulst entfernt. Dies betrifft, je nach Lokalisation, unterschiedliche Anteile des M. deltoideus, M. brachialis, M. biceps sowie M. triceps. Obwohl es zur Verankerung der Endoprothese günstig wäre, wenn Anteile der Rotatorenmanschette bzw. Gelenkkapsel erhalten werden könnten, ist es aus Gründen der Radikalität meist notwendig, daß diese vollständig mitentfernt werden.

Nachdem der Tumor en bloc entfernt wurde, wird bei der von uns gewählten Konusverankerung der Humerusstumpf mit einem Konusfräser zugeformt und anschließend die Prothese formschlüssig aufgebracht (Abb. 5a). Während bei den keramischen Implantaten die Rotationssicherung mit einer Schraube erfolgt, werden bei den Metallprothesen Laschen angebracht, die neben der Rotationsstabilisierung auch einen gewissen Zuggurtungseffekt ausüben sollten (Abb. 5c).

Die Länge des Implantats ist so zu wählen, daß der Prothesenkopf dicht unter den Fornix humeri positioniert wird, in einer Retrotorsion von etwa 15°-20° (Abb. 5b). Die muskuläre Rekonstruktion hängt von der verbliebenen Muskulatur ab. Prinzipiell ist anzustreben, daß das Implantat weitgehend von Muskulatur gedeckt ist und daß die verbliebenen Muskelansätze entsprechend ihrer ursprünglichen Position mit Hilfe der an der Prothese vorgesehenen Perforationen wieder refixiert werden. Zu achten ist auf eine exakte Blutstillung und das Einlegen von mehreren Redondrainagen, um das Auftreten von Hämatomen in diesem großen Wundgebiet zu vermeiden.

Postoperativ wird in einer Desault-Bandage einige Tage ruhiggestellt und anschließend mit vorsichtigen Bewegungsübungen begonnen. Zur Entlastung des Gelenks soll der Patient den Arm jedoch für längere Zeit in einer Schlinge tragen

## Patientengut

An der Allgemeinen Orthopädischen Abteilung des Krankenhauses Wien-Gersthof wurden in der Zeit von 1974 bis 1984 42 Tumorresektionen des proximalen Humerus mit anschließender Implantation einer Endoprothese durchgeführt. Es handelte sich dabei um 15 Männer und 27 Frauen im Alter von 8–74 Jahren. Das Durchschnittsalter lag bei 32,8 Jahren. Die Grunderkrankung war bei 13 Patienten ein Osteosarkom, bei 7 Patienten ein Chondrosarkom, 3 Patienten hatten ein Ewing-Sarkom, 2 ein malignes Lymphom und je 1 Patient ein Plasmozytom, Fibrosarkom bzw. malignes fibröses Histiozytom. Bei 11 Patienten lagen metastatische Knochengeschwülste vor. In 3 Fällen mit primären Knochentumoren, die auswärts durch lokale Strahlentherapie bzw. Chemotherapie vorbehandelt wurden, konnte anhand des Operationspräparats die Diagnose nicht mehr eindeutig gestellt werden.

## Onkologische Ergebnisse

Die Beurteilung der Radikalität erfolgte nach dem von Enneking et al. (1980) angegebenen Surgical Staging System. Alle 13 Osteosarkome waren als Grad II B zu klassifizieren. Von den 7 Chondrosarkomen war eines geringerer Malignität (Grad I B), die übrigen 6 waren ebenfalls hochmaligne Geschwülste vom Grad II B. Da bei diesem Klassifikationssystem hämatologische und metastatische Geschwülste ausgeschlossen werden, haben wir uns bei der Analyse der Radikalität des eigenen Materials ausschließlich auf die Osteo- und Chondrosarkome beschränkt.

Jeder maligne Tumor muß unbedingt onkologisch radikal entfernt werden, was nach dem von Enneking et al. angegebenen Staging System mindestens eine Radikalität „wide" erfordert. Diese Radikalität war im eigenen Patientengut nur bei 2 Osteosarkomen und 4 Chondrosarkomen gegeben, während die übrigen 11 Osteosarkome bzw. 3 Chondrosarkome als „marginal" zu beurteilen waren (Resektion knapp im Gesunden).

Die klinische Nachbeobachtung zeigt, daß von den 11 marginal resezierten Osteosarkompatienten, 7 derzeit nach 18–131 Monaten (durchschnittl. 58,1 Monate) geschwulstfrei leben, während 4 in der Zwischenzeit nach 6–18 Monaten verstorben sind. Bei einer verstorbenen Patientin war auch ein Lokalrezidiv aufgetreten. Von den 3 Chondrosarkompatienten mit marginaler Resektion leben alle 3 noch mit einer Nachbeobachtungszeit von 42–92 Monaten.

Von den 2 „wide" resezierten Osteosarkompatienten lebt einer mit einer relativ kurzen Nachbeobachtungszeit von 8 Monaten, ein weiterer ist nach 15 Monaten an generalisierter Metastasierung verstorben. Von den 4 „wide" resezierten Chondrosarkompatienten leben 2 mit einer Nachbeobachtungszeit von 16 bzw. 46 Monaten, während die beiden anderen nach 11 bzw. 29 Monaten verstorben sind.

Beurteilen wir die Humerusresektion hinsichtlich ihrer onkologischen Effektivität, so ist bedauerlicherweise festzustellen, daß, nach den von Enneking et al. angegebenen Kriterien, das chirurgische Vorgehen bei den Osteo- und Chondrosarkomen bei nahezu ¾ der Fälle insuffizient war. Das entscheidende Problem stellt hier die Weichteilkomponente des Tumors dar. Von allen 11 marginal resezierten Osteosarkomen konnte bei der Operation die Knochenresektion weit im Gesunden, also „wide" durchgeführt werden. Die „marginale" Resektionsfläche lag also ausschließlich im Bereich der Weichteile vor. Trotzdem sind im eigenen Material die klinischen Ergebnisse nicht so schlecht, wie sie aufgrund der inadäquaten Radikalität zu erwarten gewesen wären. Die Überlebensrate der 11 marginal resezierten Osteosarkompatienten (alle mit prä- und postoperativ hochdosierter Methotrexate-Therapie) beträgt 63,6% bei einer durchschnittlichen Nachbeobachtung von 58,1 Monaten und entspricht etwa den Ergebnissen der Resektionsbehandlung der COSS-80-Studie [20]. Dennoch darf man mit diesen Ergebnissen nicht zufrieden sein.

Beim Osteosarkom des proximalen Humerus muß die Vorgangsweise des Memorial Hospital New York empfohlen werden: Nach präoperativer Chemotherapie erfolgt prinzipiell bei allen Patienten die Tickhor-Linberg-Resektion. Postoperativ erhalten die Patienten eine hochdosierte Polychemotherapie. Die Resultate dieses Vorgehens sind beeindruckend: kein Lokalrezidiv, 23 von 25 Patienten (92%) leben nach durchschnittlich 5 Jahren tumorfrei [13].

## Prothesenmodell

Bei der *keramischen Endoprothese* handelt es sich um eine Baukastenprothese, welche von der Fa. Rosenthal hergestellt wurde [14]. Diese besteht aus einem konusförmigen Verankerungsteil, einem Distanzstück sowie dem Kopf der Prothese. Entsprechend dem Ausmaß der Resektion kann das Implantat individuell zusammengesetzt werden. Die Verankerung erfolgte ohne Knochenzement. Nachdem vom Hersteller dieses Implantat nicht mehr zur Verfügung gestellt wurde, konnte mit der Fa. Aesculap eine *metallische Baukastenprothese* entwickelt werden, die auf demselben Konstruktionsprinzip beruht (vgl. Abb.5c). Zur besseren Stabilisierung der Verankerung wurden zusätzlich Zuggurtungslaschen am Konus angebracht, die gleichzeitig eine Rotationssicherung ermöglichen [16, 19]. Ein wesentlicher Vorteil der Kegelhülsenverbindung gegenüber der Stielverankerung [3, 5, 12, 18] liegt darin, daß selbst bei ausgedehnten Resektionen eine stabile Fixation der Prothese am kurzen Humerusstumpf gelingt.

## Komplikationen (Tabelle 1)

### Implantatlockerung

Bei den 42 Patienten mit Resektion des proximalen Humerus wurden 24 keramische und 18 metallische Implantate eingesetzt. Von den keramischen Endoprothesen sind bei einer Nachbeobachtungszeit von 3-131 Monaten (im Durchschnitt

**Tabelle 1.** Komplikationen bei Endoprothesen nach Ersatz des proximalen Humerus (n = 42)

|  | Stabil | Größere Komplikationen | | Geringere Komplikationen (Subluxation, verzögerte Wundheilung) |
|---|---|---|---|---|
|  |  | Lockerung | Infektion |  |
| Keramikimplantat (n = 24) | 20 | 4 (12-80 Monate) | 4 (1-2 Wochen) | 8 |
| Metallimplantat (n = 18) | 17 | 1 (30 Monate) | 0 | 3 |
| Insgesamt | 37 | 5 | 4 | 11 |

49,2 Monate) von 24 noch 20 stabil, während es bei 4 Prothesen 12-80 Monate postoperativ zur Lockerung der Knochen-Konus-Verbindung gekommen ist. Einmal war die Lockerung verursacht durch ein adäquates Trauma, 2mal durch einen lokalen Infekt. Eine Patientin ist trotz der Lockerung beschwerdefrei und möchte daher auch nicht operiert werden.

### Infektionen

Ein Frühinfekt trat 4mal auf. Bei einer Patientin wurde die Prothese nach 3 Wochen, bei einer weiteren 12 Monate postoperativ ersatzlos entfernt. 2 Patienten verstarben 5 Monate bzw. 12 Monate nach der Implantation an ihrer Grundkrankheit. Eine Reoperation der Prothese war nicht notwendig.

### Übrige Komplikationen

Bei 3 Patienten kam es postoperativ zu einer p.s.-Heilung, die jedoch durch konservative Maßnahmen beherrscht werden konnte. Relativ hoch ist die Zahl der Subluxationen bzw. Luxationen im Bereich des Schultergelenks. Es betraf insgesamt 8 Patienten. Diese hohe Zahl ist erklärbar durch die fehlende Weichteildeckung des Implantats, bedingt durch die ausgedehnten Tumorresektionen. Die funktionelle Beeinträchtigung durch die Subluxation bzw. Luxation ist jedoch gering.

### Schlußfolgerungen

Die lokale Resektion von malignen Knochengeschwülsten des Schultergelenks stellt für den onkologisch tätigen Orthopäden eine große Herausforderung dar. Die onkologische Radikalität des Eingriffs sowie die Erhaltung einer sinnvollen Restfunktion der Hand sind die beiden wesentlichen Faktoren, welche die Wahl des operativen Vorgehens entscheidend beeinflussen. Dabei steht es außer Frage, daß immer die Erhaltung des Lebens (= onkologisch adäquate Operation) dem funktionellen Resultat der Vorzug zu geben ist.

Die Analyse des eigenen Patientenguts hat gezeigt, daß beim Osteosarkom, dem häufigsten primär malignen Knochentumor des proximalen Humerus, die onkologisch adäquate Radikalität („wide" nach Enneking et al.) bei 11 von 13 Osteosarkomen nicht erreicht werden konnte. Aus diesem Grunde muß daher für alle Osteosarkome des proximalen Humerus die Tickhor-Linberg-Resektion gefordert werden. Durch die Implantation einer Endoprothese mit Fixation des Prothesenkopfs an die Thoraxwand, kann ein nahezu gleich zufriedenstellendes funktionelles Ergebnis wie nach alleiniger Humerusresektion erzielt werden.

Bei der von uns entwickelten Tumorprothese hat sich die zementfreie Konusverankerung bewährt. Der Vorteil gegenüber Prothesen mit Stielverankerung liegt darin, daß die Implantation selbst dann noch gelingt, wenn die Resektion des Humerus sehr weit distal erfolgt. Um langdauernde Spezialanfertigungen zu vermeiden, wurde ein Baukastensystem entwickelt. Dadurch steht jederzeit eine passende Endoprothese zur Verfügung

## Literatur

1. Bacci G, Campanacci M, Pagani A (1978) Adjuvant chemotherapy in the treatment of clinically localised Ewing's sarcoma. J Bone Joint Surg [Br] 60: 567–574
2. Becker F, Becker W (1968) Operative Behandlung der Tumoren der Knochen, der Gelenke und Weichteile des Stützgewebes. In: Holder E, Meythaler F, du Mesnil de Rochemont R (Hrsg) Therapie maligner Tumoren, Hämoblastome und Hämoblastosen, Bd II. Encke, Stuttgart, S 791
3. Burri C, Rüter A (1977) Prothesen und Alternativen am Arm, Teil I: Schultergelenk. Huber, Bern
4. Campanacci M, Laus M (1980) Local recurrence after amputation for osteosarcoma. J Bone Joint Surg [Br] 62: 201–207
5. Campanacci M, Calderoni P, Cervellati C, Guerra A, Calderoni P (1983) Modular rotatory endoprosthesis for segmental resection of the proximal humerus. In: Chao EYS, Ivins JC (eds) Tumor prostheses for bone and joint reconstruction. Thieme-Stratton, New York
6. Engelbrecht E, Siegel A, Röttger J, Heinert K (1980) Erfahrungen mit der Anwendung von Schultergelenksprothesen. Chirurg 51: 794–800
7. Enneking WF, Spanier SS, Goodman MA (1980) A system for surgical staging of musculoskeletal sarcoma. Clin Orthop 153: 106–120
8. Kotz R, Salzer M (1975) Resection therapy of malignant tumors of the shoulder girdle. Oesterr Z Onkol 2: 97
9. Marcove RC, Mike V, Hajek JV, Levin AG, Hutter RVP (1970) Osteogenic sarcoma under the age of twenty-one. A review of onehundred and forty-five operative cases. J Bone Joint Surg [Am] 52: 411–423
10. Marcove RC, Lewis MM, Huvos AG (1977) En-bloc upper humeral interscapulo-thoracic resektion. Clin Orthop 124: 219–228
11. Mc Kenna RJ, Schwinn CP, Soong KY, Higinbotham NL (1966) Sarcomata of the osteogenic series, osteosarcoma, fibrosarcoma, chondrosarcoma, parosteal osteogenic sarcoma and sarcoma arising in abnormal bone. J Bone Joint Surg [Am] 48: 1–26
12. Neer II ChS (1983) Design and technical considerations for proximal humerus and shoulder prostheses. In: Chao EYS, Ivins JC (eds) Tumor prostheses for bone and joint reconstruction. Thieme-Stratton, New York
13. Rosen G (1985) Preoperative (neoadjuvant) chemotherapy for osteogenic sarcoma: A ten year experience. Orthopedics vol 8/5: 659–664
14. Salzer M, Knahr K, Locke H, Stärk N, Matejowsky Z, Plenk H jr, Punzei G, Zweymüller K (1979) A bioceramic endoprosthesis for the replacement of the proximal humerus. Arch Orthop Trauma Surg 93: 169–184
15. Salzer M, Knahr K, Salzer-Kuntschik M (1977) Indications for radical resection of malignant bone tumours. Results in forty-six cases. Ital J Orthop Traumatol 3: 155–166
16. Salzer M, Knahr K (1983) Design problems – cement-free anchorage of tumor prostheses. In: Chao EYS, Ivins JC (eds) Tumor prostheses for bone and joint reconstruction. Thieme-Stratton, New York
17. Sim FH, Pritchard DJ, Ivins JC (1977) Forequarter amputation. Orthop Clin North 8/4: 921–931
18. Sim FH, Pritchard DJ, Chao EYS (1983) Prosthetic replacement of the proximal humerus. In: Chao EYS, Ivins IC (eds) Tumor prostheses for bone and joint reconstruction. Thieme-Stratton, New York
19. Ungethüm M, Knahr K, Salzer M, Blömer W (1983) Zementfrei zu implantierende Spezialprothesen nach dem Baukastenprinzip für den proximalen Femur – und Humerusersatz. Med Orthop Tech 4: 104–113
20. Winkler K, Beron G, Kotz R et al. (1985) Einfluß des lokalchirurgischen Vorgehens auf die Inzidenz von Metastasen nach neoadjuvanter Chemotherapie des Osteosarkoms. Z Orthop (in press)

## Diskussion

*Vorsitzender:* Was Sie über den „Baukasten" gesagt haben, legt die Frage nahe, wieviel die Bauklötze wiegen.

*Knahr:* Das System ist aus Titan und relativ leicht. Die Prothesen sind leichter als Keramikprothesen.

*Vorsitzender:* Knochenzement wird meist dann in Verbindung mit einer Lockerung gebracht, wenn er benutzt wurde, um Mängel in der sonstigen Montage und Orientierung eines Implantats auszugleichen. Er gleicht Mängel in der Montage für eine gewisse Zeit aus, aber nicht auf die Dauer, und dann bricht die Montage zusammen. Ich glaube, daß Knochenzement dort, wo er gut, d. h. im Sinne von Charnley eingesetzt wird, auch eine Dauerlösung ist und daß man ihn nicht für alle Anwendungen gleichmäßig diskreditieren sollte.

*Knahr:* In unserem Hause stehen wir dem Knochenzement sehr skeptisch gegenüber. Im Bereich des proximalen Humerus gibt es sicher keine großen Probleme. Allerdings haben wir bei Tumorprothesen im Kniegelenksbereich, also dort, wo erheblich stärkere Beanspruchungen auftreten, festgestellt, daß es zu Auslockerungen des Knochenzements kommt.

*Vorsitzender:* Der Knochen sieht nur die Oberfläche des Implantats und reagiert auf die Belastung, die ihm von dieser Seite kommt. Ob Knochenzement oder Metall: Wenn es gut gemacht ist, hält es, und wenn es schlecht gemacht ist, hält es nicht.

*Blauth:* Mich hat die Zahl 88% überrascht, die Sie im Hinblick auf die Stabilität mit der Konusverankerung erzielt haben. Ich habe große Bedenken, daß diese Art der Verankerung langfristig wirklich das hält, was Sie erwarten. Gibt es Probleme mit der Vitalität des Knochenstumpfes, den Sie in den Konus hineinbringen, und hat der Humerus besondere kritische Zonen seiner Durchblutung? Wo liegen diese, was haben Sie für Erfahrungen gesammelt und wie lange übersehen Sie diese Fälle im einzelnen?

*Knahr:* Bei den keramischen Prothesen ist es ein Minimum von 5 Jahren Nachbeobachtungen bis zu 9 Jahren. Wir haben danach keine Keramik-Prothesen mehr verwendet, weil die Firma die Produktion aufgegeben hat. Von 24 Prothesen sind 20 stabil geblieben. Bei den Metall-Prothesen beobachten wir die Patienten jetzt 1-5 Jahre. Die 88% beziehen sich auf die gesamte Zahl.

Wir haben gesehen, daß sich bei Patienten die Prothese gelockert hat. Wir haben dann über eine gewisse Zeit ruhiggestellt, und dann haben sie sich wieder völlig restabilisiert und konsolidiert.

Wir haben Metastasenpatienten, bei denen wir immer wieder sehen können, daß der Stumpf vital bleibt. Die Konusverankerung ist am Oberarm wohl möglich, weil dort die mechanischen Beanspruchungen nicht so stark sind. Wir haben dann die Konusverankerung auch bei den Knietumorprothesen probiert; sie sind aber alle schlecht geworden. Für das Femur hat sich das zumindest im distalen Anteil nicht bewährt; beim Humerus scheint es sich derzeit noch zu bewähren. Sicherlich muß man aber die langfristigen Ergebnisse noch abwarten.

# Funktionelle Ergebnisse nach endoprothetischem Ersatz des proximalen Humerusendes

J. Sekera und M. Salzer

Bei der malignen Destruktion des proximalen Humerus stehen folgende operative Sanierungsmöglichkeiten zur Verfügung:
1. die Amputation im Sinne einer Exartikulation bzw. einer interthorakoskapularen Amputation [1, 4, 5, 6, 9],
2. die ersatzlose Resektion [2, 3],
3. die Resektion mit anschließender Endoprothesenimplantation [7, 8].

In letzterem Fall haben wir uns ausschließlich der Hemiarthroplastik bedient. Das Ziel war, eine bessere Funktionstüchtigkeit der oberen Extremität zu erreichen, wobei es insbesondere zu einer Verbesserung der Aktivität von Ellbogengelenk, Unterarm und Hand kommen sollte.

Um die Frage beantworten zu können, wie funktionstüchtig solch ein operierter Arm ist, haben wir unsere Patienten nach dem von Enneking erstellten Analysebogen nachuntersucht. Da uns die dadurch mögliche Beurteilung nicht aussagekräftig genug erschien, haben wir versucht, den Fragebereich zu erweitern. Anhand der Fähigkeit, wichtige Tätigkeiten aus dem täglichen Leben ausüben zu können, sollte die Wiedereingliederung und die soziale Stellung des Patienten zu seiner Umwelt besser dargestellt werden.

## Patientengut

In den Jahren 1974–1984 wurden an der orthopädischen Krankenanstalt Wien-Gersthof 42 Patienten nach Entfernung eines malignen Knochentumors des proximalen Humerus mit einer Endoprothese versorgt. Bei 31 Patienten lag ein primärer, bei 12 Patienten eine metastatische Destruktion des proximalen Humerus vor. 16 Patienten waren noch vor Beginn dieser Nachuntersuchung an ihrer Erkrankung verstorben. 8 Patienten aus dem Ausland sind derzeit nicht erreichbar, und bei 2 Patienten war die Nachuntersuchungszeit weniger als 1 Jahr. Somit standen für die vorliegende Untersuchung 16 Patienten zur Verfügung. 10 der Patienten waren weiblich, 6 männlich. Das Durchschnittsalter betrug 29 Jahre, wobei die jüngste Patientin 11 und die älteste Patientin 71 Jahre zählte. Die mittlere Nachuntersuchungszeit war 62 Monate (14–132 Monate).

Bei 4 Patienten war die Ursache der Destruktion ein Chondrosarkom, bei weiteren 4 ein Ewing-Sarkom, bei 3 ein Osteosarkom und bei je 1 Patienten ein malignes fibröses Histiozytom bzw. ein Fibrosarkom. Bei 3 Patienten lag ein metastatisches Geschehen vor, wobei der Primärtumor einmal ein Osteosarkom des Femurs, das andere Mal ein Ewing-Sarkom der Rippe und im 3. Fall ein Schilddrüsenkarzinom war.

7 der nachuntersuchten Patienten waren mit einer Keramikprothese und 9 mit einer Metallprothese versorgt, wobei es sich in allen Fällen um eine Hemiarthroplastik handelt, welche zementfrei mit dem Knochen verankert wurde [8]. Bei 3 Patien-

ten erfolgte die Resektion im proximalen Drittel. Bei 8 Patienten im mittleren Drittel und bei 5 Patienten im distalen Drittel des Humerus.

Alle der zur Nachuntersuchung erschienenen Patienten waren lokal rezidivfrei.

## Komplikationen

Bei der Untersuchung der Gelenksituation der operierten Schultern stand bei 10 Patienten der Prothesenkopf zentral, wobei davon einmal der Kopf an eine Rippe nach vorangegangener Skapularesektion fixiert wurde. 4 Patienten wiesen eine Luxation auf, 2 weitere Patienten boten eine klinisch unbedeutende Subluxationstendenz.

Sowohl klinisch als auch röntgenologisch war zum Zeitpunkt der Nachuntersuchung bei 14 von den 16 Patienten die Prothesenknochenverbindung fest und bis auf 2 Fälle mit geringer Fehlstellung achsengerecht.

Bei 2 Patienten war eine eindeutige Lockerung 30 bzw. 80 Monate postoperativ nachweisbar. Beide Patienten kommen jedoch trotz der Lockerung weitgehend zurecht und wünschen derzeit keine neuerliche Operation.

In einem Fall ist eine traumatische Fraktur der Prothesen-Knochen-Verbindung 54 Monate nach Implantation aufgetreten. Nach Entfernung der Keramikprothese wurde eine Metallprothese implantiert. Die Nachuntersuchungszeit seit der Reoperation beträgt 43 Monate.

## Ergebnisse

6 der operierten Patienten hatten eine aktive Abduktion von weniger als 10°. 7 Patienten konnten den Arm bis 40° und 3 Patienten mehr als 40° abduzieren. 11 der 16 Patienten boten eine Anteversion unter 40° und Außenrotation über 50° auf und 14 der 16 Patienten hatten eine aktive Innenrotation von mehr als 60°.

Bezüglich der Schmerzanamnese waren 9 der 16 Patienten schmerzfrei und 2 gaben zeitweise Schmerzen an. 3 Patienten klagten über Schmerzen bei starker Belastung und 2 Patienten über ständige Beschwerden.

## Beurteilung nach Enneking

In dem von Enneking erstellten Analysebogen werden im wesentlichen folgende Fakten erfaßt:
- Bewegungsumfang bzw. Gelenksituation
- Kraft
- Schmerz
- emotionelle Einstellung zum Operationsergebnis
- eventuelle Komplikationen.

Bei dieser Beurteilung wurden 2 unserer 16 Patienten mit ausgezeichnet, 6 mit gut, 4 mit mäßig und 4 mit schlecht bewertet.

Bei der *eigenen, zusätzlichen* Befragung wurde die Fähigkeit, wichtige Tätigkeiten aus dem alltäglichen Leben durchführen zu können, untersucht, um herauszufinden, wie sehr der betroffene Patient selbständig ist, oder ob er auf Fremdhilfe angewiesen ist.

12 der 16 Patienten hatten keinerlei Probleme bei der Stuhlhygiene. 10 Patienten konnten selbständig und in gewohnter Weise die Speisen zerschneiden und mit der operierten Hand essen. 14 Patienten hatten keine Probleme beim An- und Ausziehen sowie bei der Körperpflege.

Ebenfalls 14 Patienten konnten problemlos auf der operierten Seite schlafen. Lediglich 4 Patienten konnten sich mit der operierten Hand frisieren. 12 der 16 Patienten konnten Gegenstände mit einem Gewicht von 5-10 kg tragen.

Bei der Befragung der subjektiven Einstellung gaben 3 der 16 Patienten eine eindeutige Behinderung an. 8 Patienten fühlten sich gering behindert und 5 Patienten verneinten jegliches Gefühl einer Behinderung.

Während 6 der 16 Patienten nur teilweise mit dem Operationsergebnis zufrieden waren, waren 10 Patienten voll zufrieden. Keiner der Patienten war mit dem Operationsergebnis unzufrieden.

Bei der Befragung der gravierendsten Funktionsausfälle des operierten Arms läßt sich keine einheitliche Aussage machen, wohl aber sind gewisse Trends zu bemerken.

Am meisten bemängelten die Patienten die Unfähigkeit, Tätigkeiten, egal welcher Art, über Kopfhöhe ausüben zu können. Dies trifft insbesondere jüngere Patienten bei der Ausübung gewisser Sportarten. Gänzlich unerwartet für uns war die Klage von mehreren Patienten, einem Gegenüberstehenden die Hand nicht normal zum Gruße reichen zu können. Gerade der Mangel dieser Geste vermittelt das Gefühl einer Diskrimination und betont den Status eines Behinderten.

Bezüglich der positiven Seiten wurden alle möglichen Tätigkeiten aus dem alltäglichen Leben erwähnt: die Hausarbeit und Handarbeit für die Frau, die Ausübung des Berufs, das Basteln, das Essen, die Körperpflege und sogar das Betreiben von Sport wie Schwimmen, Radfahren, Tennis und Schifahren. Alle diese Tätigkeiten wurden mit gewissen Tricks durchgeführt.

Berücksichtigt man das Ausmaß der Humerusresektion, so kommt man zu folgendem Ergebnis:

Bei der Resektion im proximalen Drittel des Humerus wurden alle Patienten mit ausgezeichnet bis gut bewertet. Bei der Resektion im mittleren Drittel wurden 4 Patienten mit ausgezeichnet bis gut und 4 mit mäßig bis schlecht benotet. Bei der Resektion im distalen Drittel war die Bewertung für lediglich 1 der 5 Patienten ausgezeichnet bis gut, für die restlichen 4 Patienten mäßig bis schlecht.

## Zusammenfassung

Die Funktionseinschränkung des operierten Arms betrifft das Schultergelenk. Dies hat eine erhebliche Beeinträchtigung des Aktionsradius der Hand zur Folge. Je geringer die aktive Funktion im neuen Schultergelenk ist, um so mehr wird die operierte Hand lediglich zur Hilfshand. Die Patienten jedoch lernen ihre Mängel mit Tricks zu kompensieren und trotz der Behinderung gut zu leben.

Es zeigt sich bei der Analyse, daß das Ergebnis jener Patienten mit einer kurzen Resektionslänge besser beurteilt wurde, als jene mit einer Resektion über eine längere Distanz.

Bei einigen Patienten fällt eine ausgeprägte Diskrepanz zwischen der objektiven Beurteilung der Armfunktion und dem Gefühl einer Behinderung auf: z.B. zeigt eine 26jährige Frau 11 Jahre nach der Operation eine ausgeprägte Luxation des

Prothesenkopfs mit einer zusätzlichen Beugekontraktur des Ellbogens mit einem Streckdefizit von 60° nach auswärts durchgeführter Strahlentherapie. Dennoch fühlt sich diese Patientin in keiner Weise behindert und ist mit dem Operationsergebnis zufrieden.

Ein 21jähriger Mann fühlt sich 43 Monate nach seiner Operation trotz einer aktiven Abduktion von 60°, einer aktiven Anteversion von 90°, bei freier Rotationsbewegung behindert, weil er unfähig ist, gewisse Sportarten voll auszuüben.

Aufgrund dieser Tatsache kamen wir zur folgenden Erkenntnis: Das Ausmaß der Rehabilitation ist zweifelsohne wichtig, aber nicht unbedingt entscheidend. Wesentlich ist, ob es dem Patienten gelingt, die Gesamtsituation zu bewältigen. Die Frage ist, ob er mit seiner Existenzangst zurecht kommt und ob er es gelernt hat, sich mit seinem Arm zu identifizieren, auch wenn dieser in vielen Bereichen nicht vollwertig ist. Dann ist es egal, wie groß das Ausmaß seines aktiven Bewegungsumfangs ist und wie sehr er seinen operierten Arm belasten kann. Voraussetzung natürlich ist die Schmerzfreiheit.

Andererseits leiden Patienten, die nicht in ihre Umgebung integriert sind, unter ihrer Behinderung, und sie bemängeln den Defekt, der sie zu Zweitrangigen werden läßt.

## Literatur

1. El-Domeiri A, Miller T (1969) The role of interscapulothoracic amputation in the treatment of malignant tumors. Surg Gynecol Obstet 129: 1203–1206
2. Enneking WF (1983) Functional evaluation of reconstruction after tumor resection. 2$^{nd}$ International Workshop on the Design and Application of Tumor Prosthesis for Bone and Joint Reconstruction. Vienna, Sept 5-8, 1983
3. Kotz R, Salzer M (1975) Resection therapy of malignant tumours of the shoulder girdle. Österr Z Onkol 2/4: 97
4. Kotz R, Salzer M (1975) Erfahrung mit der Schulterresektion bei malignen Tumoren. Orthop Praxis 6: 427–431
5. Linberg BE (1928) Interscapulothoracic resection for malignant tumors of the shoulder joint region. J Bone Joint Surg 10: 344–349
6. Marcove RC, Lewis MM, Huvos AG (1977) En-bloc upper humeral interscapulo-thoracic resection. Clin Orthop 124: 219–228
7. Marcove RC, Rosen G (1980) En-bloc resections for osteogenic sarcoma. Cancer 45: 3040–3044
8. Salzer M, Knahr K (1983) Design problems – cementfree anchorage of tumor prostheses. In: Chao EYS, Ivins JC. Tumor prostheses for bone and joint reconstruction. Thieme-Stratton, New York, pp 361–365
9. Salzer M, Knahr K, Locker H, Stärk N, Matejowsky Z, Plenk H jr, Punzet G, Zweymüller K (1979) A bioceramic endoprosthesis for the replacement of the proximal humerus. Arch Orthop Trauma Surg 93: 169–184
10. Sim FH, Pritchard DJ, Ivins JC (1977) Forequarter amputation. Orthop Clin North Am 8/4: 921–931

# Tumorprothesen an der Schulter

C. Burri

Es ist das Verdienst von Albee [1], eine Möglichkeit des Ersatzes von Humeruskopf und proximalem Oberarm nach deren Resektion geschaffen zu haben. Er verwendete dazu die proximale Fibula mit Köpfchen, sah aber dabei keine überzeugenden Erfolge. In den frühen 50er Jahren begann man, v. a. in den Vereinigten Staaten, mit dem Ersatz dieses Skelettabschnitts durch Prothesen. Hier sei die Arbeit von Venable [6] erwähnt, der 1952 eine Vitalliumprothese angab, die im Humerus mittels eines Stiels in Kombination mit einem Köcher und Schrauben befestigt wurde. Eine neue Art von Tumorprothesen der Schulter brachte R. Mathys [4], indem er Kunststoffe verwendete und die Polyacetalharzprothese einführte. Wir verwenden diese Prothesentypen seit 1972, da sie gegenüber den Metallprothesen wesentliche Vorteile aufweisen, insbesondere die Möglichkeit, mittels Schrauben abgemeißelte Sehnenansätze zu reinserieren.

Der proximale Humerus stellt eine bevorzugte Lokalisation für Tumoren des Knochens dar. Bei benignen Geschwülsten, bei denen die Gelenkfläche erhalten ist und die eine Operationsindikation überhaupt darstellen, soll eine Ausräumung durchgeführt und der entstandene Defekt durch knöcherne Transplantate aufgefüllt werden. Semimaligne Tumoren oder solche von „low grade malignancy" stellen u. E. gute Indikationen für das Einsetzen einer Schulterprothese dar, dasselbe gilt für solitäre Metastasen, insbesondere bei Bestehen von pathologischen Frakturen an diesem Skelettabschnitt. Bei malignen Tumoren kann die Prothese eine echte Alternative zur Exartikulation darstellen, sofern der Prozess die umgebenden Weichteile nicht infiltriert hat. Haben solche Tumoren bereits zu gesicherten Tochterabsiedlungen geführt, d. h. käme eine Amputation quo ad vitam nicht mehr in Frage, ist hier bei Fehlen von Alternativen auch die Indikation zur armerhaltenden prothetischen Versorgung gegeben.

## Operationstechnik

Die Operation erfolgt üblicherweise in Rückenlage bei beweglich abgedecktem Arm. Der Hautschnitt beginnt proximal über dem lateralen Rand des Akromions, folgt der ventralen Begrenzung des M. deltoideus und dehnt sich nach distal entsprechend der notwendigen Resektionshöhe des Humerus aus. Die Darstellung des Humerusschafts geschieht im Sulcus deltoideopectoralis, lateral der V. cephalica, durch Zurseitehalten der entsprechenden Muskulatur. Kann die Resektion, von seiten des Tumors her gesehen, auf Humeruskopf und proximalen Oberarmknochen beschränkt bleiben, soll darauf geachtet werden, daß durch Erhaltung der Sehnenansätze ein möglichst günstiges funktionelles Ergebnis erreicht werden kann. Bei ausgedehnteren Tumoren muß, falls die alternative Exartikulation oder interthorakoskapuläre Amputation nicht in Frage kommen, eine onkologische Radikalität angestrebt werden, d. h. entsprechende Kompartimente müssen mitreseziert werden

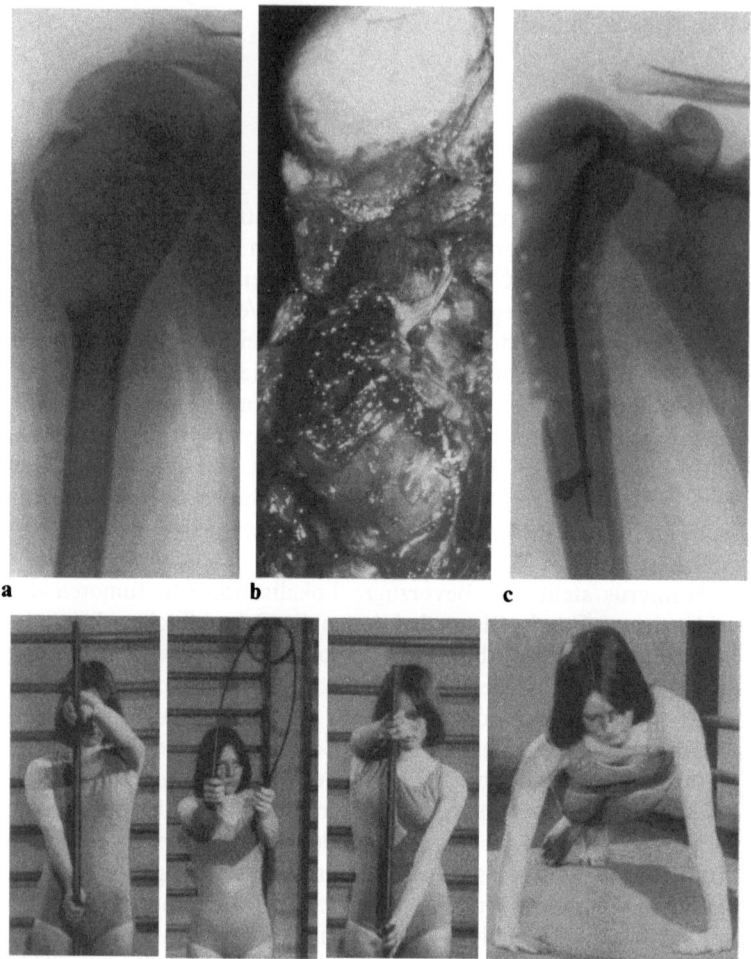

**Abb. 1 a–d.** 10jähriges Mädchen mit Riesenzelltumor II–III°. **a** Präoperatives Röntgenbild, **b** Präparat – der Tumor hat die Knochen-Periost-Grenze überschritten, **c** postoperatives Röntgenbild, **d** funktionelles Ergebnis, mehr als 10 Jahre nach dem Eingriff

[5]. Hier ist primär ein Verzicht auf eine funktionelle Wiederherstellung in Kauf zu nehmen. Nach Möglichkeit aber sollen der N. radialis und der N. axillaris geschont werden.

Nach der Tumorresektion erfolgt das Aufbohren des Humerusschafts mit dem Markrauminstrumentarium der AO sowie das konische Auffräsen der Resektionsstelle. Das Einbringen der Prothese, deren Schaftlänge erst nach radikaler Resektion des Tumors exakt bestimmbar ist, erfolgt unter Einschlagen des Prothesenstiels in den Markraum des verbliebenen Humerusschafts in einer 10°–20° vermehrten Retroversion. Die Fixation des Prothesenstiels wird zusätzlich durch eine senkrecht zum Schaft eingebrachte kleine Kortikalisschraube gesichert (Abb. 1 a–d).

Nun erfolgt die möglichst weitgehende Rekonstruktion der Weichteile mit Reinsertion der Sehnenansätze. Bestand die Möglichkeit der Abmeißelung dieser Sehnenansätze, werden sie mit Schrauben an die Prothese fixiert. Bei diesem Vorgehen

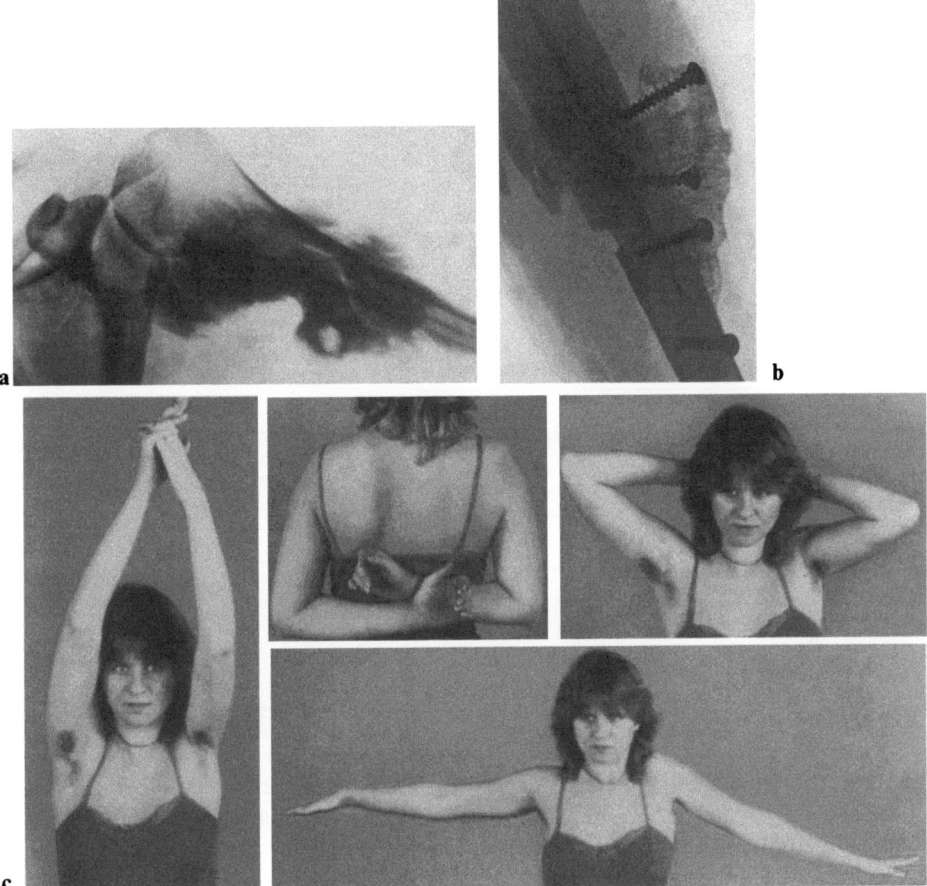

**Abb. 2a–c.** 22jährige Frau mit parossalem Sarkom. **a** Präoperatives Röntgenbild, **b** postoperative Kontrolle: der Deltoideusansatz ist mit einem kortikospongiösen Span gegen den Humerus reinseriert, **c** funktionelles Ergebnis

ist darauf zu achten, daß ossär an die Prothese geschraubte Fragmente in irgendeiner Form mit dem verbliebenen Humerusschaft in Verbindung gebracht werden. Dies kann durch Ummantelung des Prothesenstiels mit autologem oder homologem Knochen geschehen. Erlaubt die Tumorresektion keine knöcherne Reinsertion, bilden wir mit der langen Bizepssehne durch die Löcher im Kopf der Prothese eine Sehnenplatte, auf die dann die Rotatoren aufgesteppt werden können. Dieses Verfahren hat sich in unseren Händen bewährt. An dieser Stelle sei darauf hingewiesen, daß es biologisch nicht möglich ist, Weichteile durch Nähte an Kunststoff oder Metall zu fixieren. Hier müssen Ausweichverfahren, wie sie eben erwähnt wurden, herangezogen werden (Abb. 2a–c). Unter Einlegen von 2 bis 3 chirurgischen Saugdrainagen wird der Eingriff durch schichtweisen Wundverschluß abgeschlossen. Postoperativ erfolgt die Lagerung am besten auf einer Abduktionsschiene, von der aus aktiv unterstützte Übungsbehandlung anzustreben ist. Bei stabil reinserierten Muskelansätzen kann frühzeitig aktiv geübt werden, bei sehnigen Verbindungen empfiehlt sich die Ruhigstellung auf der Abduktionsschiene für einige Wochen.

**Tabelle 1.** Tumorprothesen der Schulter (n = 68)

| Primärtumoren | |
|---|---|
| Chondrosarkom | 7 |
| Osteosarkom | 6 |
| Riesenzelltumor | 8 |
| Spindelzellsarkom | 1 |
| Myelom | 1 |
| aneurysm. Knochencyste | 2 |
| Gesamt | 25 |
| Kontrolliert | 22 |

**Tabelle 2.** Tumorprothesen der Schulter (n = 68)

| Metastasen von | |
|---|---|
| Mamma-Tumor | 22 |
| Hypernephrom | 12 |
| Schilddrüsen-Carcinom | 5 |
| Bronchial-Carcinom | 3 |
| Grawitz-Tumor | 1 |
| Gesamt | 43 |
| Kontrolliert | 36 |

## Ergebnisse

In einer Sammelstudie wurden bereits 1977 Ergebnisse nach Anwendung von Tumorprothesen an der Schulter veröffentlicht [2, 3]. In Ergänzung konnten wir bis heute ein Krankengut von 68 Patienten dokumentieren, eine Nachkontrolle war bei 58 möglich. Es fanden sich insgesamt 25 Fälle von Primärtumoren und 43 mit Metastasen. An Primärtumoren liegen Chondrosarkom mit 7, Osteosarkom mit 6 und Riesenzelltumor mit 8 Fällen an der Spitze, ein Patient litt an einem Spindelzellsarkom und einer an einem Myelom. Im früheren Krankengut (Sammelstudie) fanden sich zudem 2 Fälle, die wegen einer aneurysmatischen Knochenzyste reseziert worden waren, eine Indikation, die sicher nicht auf festem Boden steht (Tab. 1).

Bei den Patienten mit Metastasen stehen die Mammakarzinome mit 22 Fällen im Vordergrund, gefolgt von dem Hypernephrom mit 12, Schilddrüsenkarzinom mit 5, und Bronchialkarzinom mit 3 Fällen sowie dem Grawitz-Tumor mit 1 Fall. Zur Nachkontrolle gelangten hier 36 Patienten (Tab. 2).

Entsprechend der Schwierigkeit des Eingriffs und der Ausgangslage in diesem Krankengut mußten wir 27 Komplikationen bei 24 Patienten in Kauf nehmen. Die häufigste Komplikation war das Hämatom mit 8 Fällen, gefolgt von der Luxation mit 6, Wundrandnekrosen mit 4, Humerusfrakturen mit 4 und Nervenläsionen mit 2. Eine Infektion trat in 2 Fällen auf (Tab. 3). Das subjektive Ergebnis war bei 41 von 58 Patienten gut bis sehr gut, bei 13 mäßig, und 4 Patienten bezeichneten das erreichte Resultat als schlecht. 22 Patienten wiesen keine Beschwerden auf, 18 wenig, 15 mäßig ausgeprägte und 3 starke (Tab. 4). Die erreichte Beweglichkeit ist auf Tabelle 5 festgehalten. Hier zeigen die Mittelwerte eine signifikante Funktionseinbuße, wobei aber in Einzelfällen erstaunlich hohe Bewegungswerte festgestellt werden konnten.

Tumorprothesen an der Schulter

**Tabelle 3.** Tumorprothesen der Schulter (n = 68)

| Komplikationen | |
|---|---|
| keine | 44 |
| Wundrandnekrose | 4 |
| Nervenlaesion | 2 |
| Haematom | 8 |
| Infektion | 3 |
| Luxation | 6 |
| Humerusfraktur | 4 |
| Gesamt bei 24 Patienten | 27 |

**Tabelle 4.** Tumorprothesen der Schulter (n = 58)

| *Subjektives Ergebnis* | |
|---|---|
| Sehr gut | 10 |
| Gut | 31 |
| Mäßig | 13 |
| Schlecht | 4 |
| *Beschwerden* | |
| Keine | 22 |
| Wenig | 18 |
| Mäßig | 15 |
| Stark | 3 |

**Tabelle 5.** Tumorprothesen der Schulter (n = 58)

| Erreichte Beweglichkeit | Mittel | Minimal | Maximal |
|---|---|---|---|
| Elevation | 62,4° | 0° | 160° |
| Abduktion | 51,6° | 0° | 125° |
| Innenrotation | 46,4° | 0° | 90° |
| Außenrotation | 32,6° | 0° | 90° |

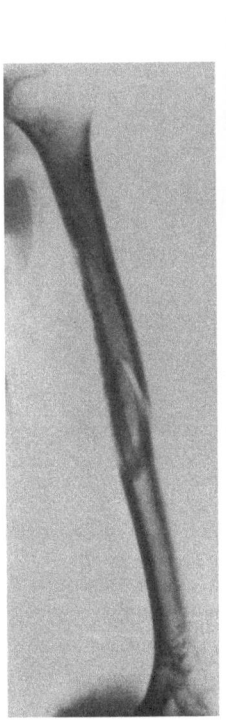
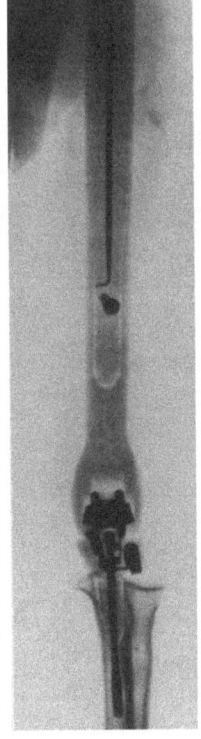
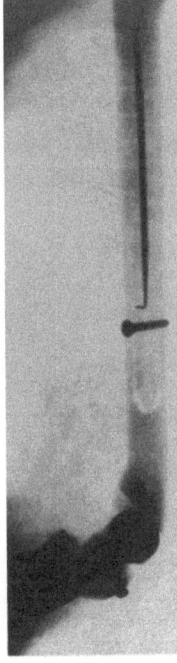

**Abb. 3.** Totaler Humerusersatz bei solitärer Metastase eines Bronchuskarzinoms

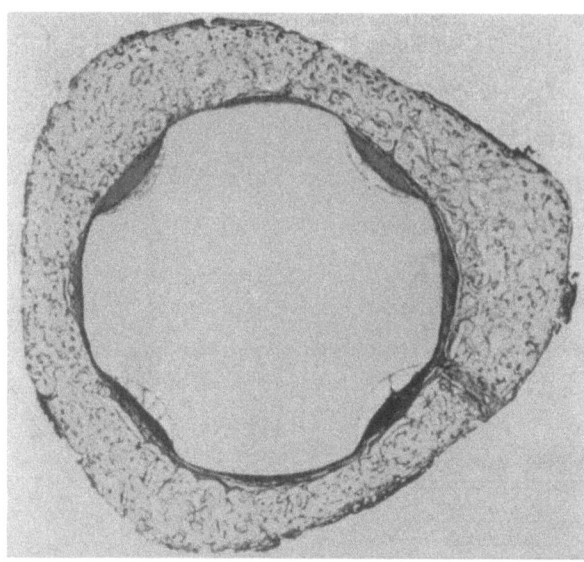

**Abb. 4.** Histologisches Schnittpräparat 18 Monate nach Einsetzen einer Tumorprothese auf Höhe des Prothesenstiels

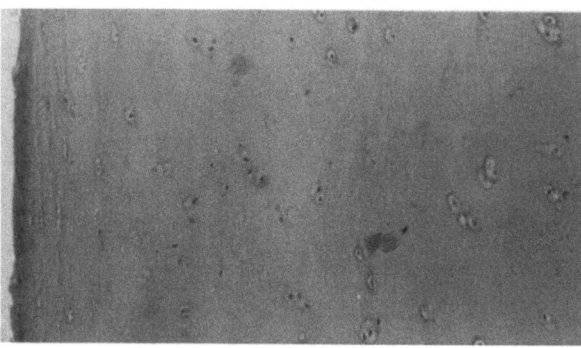

**Abb. 5.** Knorpel der Schulterpfanne vom gleichen Fall

Die dargestellten Ergebnisse zeigen, daß mit der Tumorprothese aus Polyacetalharz bei onkologisch richtiger Indikation eine eingeschränkt gebrauchsfähige Extremität erhalten werden kann.

## Literatur

1. Albee FH (1929) Restoration of shoulder function in cases of loss of head and upper portion of humerus. Surg Gynecol Obstet 32: 1
2. Burri C, Rüter A (1977) Prothesen und Alternativen am Arm. Huber, Bern Stuttgart Wien
3. Burri C, Betzler M (1977) Knochentumoren. Huber, Bern Stuttgart Wien
4. Mathys R (1973) Stand der Verwendung von Kunststoffen für künstliche Gelenke. Aktuel Traumatol 3: 253
5. Salzer M, Knahr K, Locke H, Stärk N, Matejowsky Z, Plenk H jr, Punzei G, Zweymüller K (1979) Bioceramic endoprosthesis for the replacement of the proximal humerus. Arch Orthop Trauma Surg 93: 169
6. Venable CS (1952) Shoulder prosthesis. Am J Surg 83: 271

## Diskussion*

*Vorsitzender* an *Sekera:* Haben Sie bei Ihren Patienten nach der Tikhor-Linberg-Resektion jemals die vielzitierten Zugbeschwerden am Plexus und am Gefäß-Nerven-Strang gesehen?

*Sekera:* Nein.

*Polster:* Noch einmal zur Befestigung: Wir haben die Beobachtung gemacht, daß bei kurzen Stümpfen des distalen Humerus, etwa 5–7 cm, Befestigungsschrauben ausgebrochen sind. Daher sind wir dazu übergegangen, zusätzlich mit einem zementierten Titanstift zu verankern.

*Burri:* Ein Befestigungssystem ähnlich dem Verriegelungsnagel wäre wohl das Beste. Es ist sehr elegant, ohne Zement auszukommen, aber auch gerechtfertigt, nach den sehr langen Resektionen auch Zement einzubringen.

*Polster:* Die subjektive Einschätzung der funktionellen Ergebnisse durch die Patienten erscheint uns fast wertlos, da die Patienten mit einem vitalen Problem zu kämpfen haben. Da bei diesen Eingriffen die Hand erhalten bleibt, kreuzen die Patienten alle „zufrieden" an.

*Burri:* Ich kann das nur bestätigen.

*Polster:* Bei multilokulären Metastasen stellen wir die Indikationen in diesem Sinne: Bei kurzer Lebenserwartung führen wir einen größeren Eingriff durch, um für diese Zeit die Funktion der Hand zu erhalten, obwohl die Funktion des ganzen Arms nicht voll befriedigt.

*Knahr:* Ich möchte *Herrn Burri* fragen, wie oft bei seinen 25 Primärtumoren „marginal" und wie oft „weit" reseziert wurde. Wir haben das nur bei Osteosarkomen und Chrondrosarkomen, also einem geringen Teil unserer Patienten, erreicht. Weiter noch einmal zu den Indikationen. Zur Endoprothese bei 8 Riesenzelltumoren und 2 aneurysmatischen Knochenzysten: Wir haben die Erfahrung gemacht, daß mit lokaler Ausräumung und Spanauffüllung ein gleich gutes Ergebnis erreicht werden kann. Auch den totalen Humerusersatz bei einer Bronchialkarzinommetastase – wäre dieser Patient nicht mit einer Verbundosteosynthese besser versorgt gewesen?

*Burri:* Wir haben es in diesem Fall so gemacht, und man könnte das sicher diskutieren.

Was wir nicht beobachtet haben im Gegensatz zu Ihnen, ist der Befall der Rotatorenmanschette. Nur in 2 Fällen war tumorchirurgisch die Resektion der Rotatorenmanschette und der Kapsel notwendig.

Über die Ergebnisse kann ich nur wenig sagen, weil wir diese 25 Patienten in die Serie von 76 Fällen aus 30 Kliniken eingebracht haben. Von unseren eigenen Fällen

---

* Diese Diskussion betrifft die Vorträge von Sekera, Wien, und Burri, Ulm.

kann ich Ihnen sagen, daß 2 Patienten mit osteogenen Sarkomen gestorben sind und daß nur ein Patient mit Chondrosarkom gestorben ist.

Zu den aneurysmatischen Knochenzysten: Es waren auch nicht unsere eigenen Fälle. Bei den Riesenzelltumoren möchte ich aber dringend empfehlen, bei Grad II und III nicht auszuräumen. Bei 537 Knochentumoren der Deutschen AO waren 37 sog. semimaligne, von denen 5 Patienten innerhalb von 5 Jahren gestorben sind. Davon hatten 3 Patienten Riesenzelltumoren.

*Lettin:* Ich möchte kurz die Ergebnisse im Royal National Orthopedic Hospital, London, vorstellen, die jetzt 30 Jahre zurückreichen. Der Gebrauch von Prothesen für Tumoren wurde von meinem Vorgänger, Jackson Burroughs, eingeführt. Ich selbst habe keinen großen Anteil an der Arbeit auf dem Gebiet der Tumoren.

Eine der Erfahrungen an unserer Einrichtung mit über 200 Scharnierknieprothesen, von denen 17 von 1953 bis 1970 eingebaut wurden und die übrigen danach, ist die, daß nur 3 sich gelockert haben. Wir haben beobachtet, besonders bei den Titanprothesen, daß die intramedullären Schäfte dort brechen, wo die Prothese auf der Resektionsfläche aufsitzt. Dies ist häufiger vorgekommen als eine Lockerung des Zements. Die Ursache liegt in der besseren Knochenqualität bei den jüngeren Tumorpatienten.

Am Humerus waren die meisten unserer Fälle Riesenzelltumoren und Chondrosarkome. Wir haben immer unmittelbar oberhalb des Deltamuskelansatzes reseziert unabhängig vom Röntgenbefund, es sei denn, daß der Tumor weiter distal ausgebreitet war. Damit haben wir immer die Rotatorenmanschette reseziert und konnten dann gut eine Prothese einsetzen, obwohl wir eine Subluxation nach kranial bekommen.

*Cofield:* Ich selbst habe auch nicht viel mit Tumoren zu tun, da das andere Kollegen in unserer Gruppe tun. So sehr wir Prothesen für diese Indikationen mögen, machen wir doch jetzt bei erhaltener Skapula mehr Arthrodesen, benutzen massive homologe Knochenspäne und führen eine primäre Osteosynthese nach der AO-Technik durch. Dann bringen wir medial davon ein Fibulatransplantat am Gefäßstiel ein, das von der vitalen Skapula bis zum vitalen Humerus nach distal reicht. Das scheint gut zu gehen, und wir bekommen damit die Funktion einer Arthrodese, die in diesen Situationen sicher nicht schlecht ist. Wegen des großen Volumens der Knochenspäne ist auch das kosmetische Ergebnis ausgezeichnet.

Einen anderen Punkt sollte man noch bedenken: Wir haben in unserer Einrichtung (Mayo-Klinik) gezögert, unseren Patienten Chemotherapie anzubieten, da unsere Ergebnisse ohne Chemotherapie nahezu ebenso gut sind wie die mit. Außerdem würde die Heilung durch die routinemäßige Chemotherapie verzögert.

*Sekera:* Die Chemotherapie ist bei einem Chondrosarkom natürlich sinnlos. Aber bei einem osteogenen Sarkom gehört sie doch dazu. Das sollte man differenzieren.

Wenn man unsere Fälle sieht 15 Jahre nach Schulterprothese, wo die Prothese kaum noch vom Knochen zu unterscheiden ist und die Patienten Rotation haben, dann möchte man auf diese Funktion nicht bei allen Patienten verzichten.

In bestimmten Fällen, wo genügend Muskelfunktion erhalten werden kann, ziehen wir die Prothese der Arthrodese vor. Wenn aber neben dem Deltoideus auch der Bizeps geopfert werden muß, dann machen wir auch die Arthrodese und kombinieren sie mit einer Pektoralisplastik zum Ellenbogen als Bizepsersatz. Dann bekommt man auch eine anständige Funktion.

# Stabilisierung der Schulter bei Knochen- und Muskeldefekten

R. Kölbel

Die *Aufhängung* des herabhängenden oder beim Gehen pendelnden Arms in der Schulter ist die eine Funktion, und die *Bewegung* und *Stabilisierung* des aktiv eingesetzten Arms in der Schulter sind die beiden anderen Funktionen, welche nach Verlust der Gelenkkörper und/oder der bewegenden und stabilisierenden Muskulatur gestört sind.

In der folgenden Darstellung sollen beide Funktionen, ihre Störungen und deren Folgen betrachtet werden. Danach soll an klinischen Beispielen die Stabilisierung der Schulter bei Patienten mit Knochen- und Muskeldefekten, sog. *Defektschultern*, dargestellt werden.

Der hängende Arm wird in der Schulter durch folgende Strukturen in der Reihenfolge ihrer Bedeutung stabilisiert:
- Muskulatur
- Kapsel-Band-Apparat
- Atmosphärendruck (Abb. 1a).

Fällt die Muskulatur aus – etwa durch Lähmung wie bei der Hemiplegie –, dann entwickelt sich meist im Laufe von etwa 3 Wochen eine Subluxation des Oberarmkopfs nach unten. Diese Beobachtung zeigt, daß nach Ausfall der Innervation der Kapsel-Band-Apparat zusammen mit dem Atmosphärendruck zunächst noch ausreicht, um den Oberarm gegen die Schwerkraft im Schultergelenk zu halten. Die Kapsel ist im oberen und hinteren Anteil sehr dünn. Sie wird in ihrer stabilisierenden Wirkung durch die Sehnen des M. supraspinatus und des M. infraspinatus ersetzt. Der ventrale Anteil der Kapsel ist zwar sehr kräftig, kommt aber normalerweise zur Wirkung nur bei Außenrotation und Abduktion zur Stabilisierung der Schulter gegen Verschiebung nach vorne und weniger auch nach unten.

Einzig das Lig. glenohumerale superius und das Lig. coracohumerale als Anteile der Kapsel vermögen die Subluxation nach unten zu verhindern – allerdings wohl nur für eine begrenzte Zeit, wie das Auftreten der Subluxation nach etwa 3 Wochen zeigt.

Auch die Subluxation im Schultergelenk nach unten nach Oberarmkopfbrüchen illustriert die stabilisierende Bedeutung der Muskulatur, die nach Verletzung durch nozizeptive Hemmung ausfällt.

Bei angeborener oder erworbener Lockerung der Kapsel kann die Subluxation im Schultergelenk nach unten durch die intakte und innervierte Muskulatur verhindert werden. Dies führt gelegentlich zu statischer Überlastung und entsprechenden Beschwerden in der zur Stabilisation herangezogenen Muskulatur.

Fehlen in einer Schulter der Gelenkschluß durch die Gelenkkörper und die Kapsel und zusätzlich die gelenkübergreifende Muskulatur, dann müssen andere Weichteile zur Aufhängung und Stabilisierung des Arms gegen die Schwerkraft herangezogen werden. Narben, das Gefäß-Nerven-Bündel und die Haut dienen dann diesem Zweck. Die Folgen sind Beschwerden und Funktionsstörungen am Gefäß-Nerven-Bündel. Entsprechende Beschwerden sind bei den Folgezuständen von

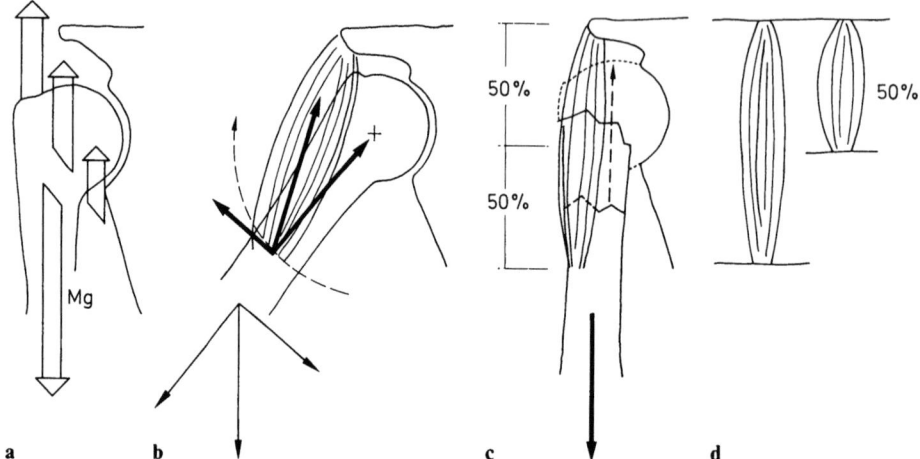

**Abb. 1. a** Aufhängung des Arms im Schultergelenk durch Muskulatur, Kapsel-Band-Apparat, Atmosphärendruck. **b** Einarmiger Hebel, Komponenten der abduzierenden Muskulatur und des Segmentgewichts. **c** Nach Verlust eines Gelenkkörpers (lat. fulcrum: Bett, Lager) und der Aufhängung stellt sich der Humerus mit dem Arm nach den Kräften ein. *Fm* Muskelkraft, *Mg* Segmentgewicht. **d** Muskulatur kann sich bis 50% der Länge verkürzen; die ausgeübte Kraft nähert sich dabei 0%. Verlust an Knochenlänge = Kraftverlust

ausgedehnten Tumorresektionen im Bereich der Schulter mit Erhaltung der Extremität bekannt (Tickhor-Linberg-Technik) (Abb. 2a–c).

Die Bewegung des Humerus relativ zur Skapula geschieht nach dem Prinzip des einarmigen Hebels. Voraussetzung hierfür ist, daß das Glenohumeralgelenk durch die Rotatoren stabilisiert und geführt wird (Abb. 1b).

Die Winkelbewegung des Humerus ist damit festgelegt. Die Kraft des Deltamuskels hat eine Komponente, die in der für die Bewegung erforderlichen Richtung wirkt, nämlich senkrecht zur Humeruslängsachse bzw. tangential zu dem festgelegten Bewegungsbogen. Daher bewegt sich der Humerus. Die andere Komponente muß in der Richtung des Humerus wirken. (Es ist sonst keine Struktur vorhanden, die die Kraft übertragen könnte; am Gelenk selbst können nur Normalkräfte übertragen werden.)

Das System ist nur wirksam, solange ein Gelenk vorhanden ist. Die bewegende Komponente existiert nur zusammen mit der Komponente in Längsrichtung.

Fehlt das stabile Gelenk, so stellt sich bei Anspannung der Muskulatur der Humerus nach den Kräften ein, bis der Segmentschwerpunkt senkrecht unter den Aufhängungspunkt kommt (Abb. 1c). Bleibt bei Verlust des proximalen Oberarmendes der Deltamuskel erhalten, so ist die Kraft des Deltamuskels größer als das Gewicht der Extremität und führt das proximale Humerusende nach oben, so weit, wie sich der Muskel verkürzen kann. Ist der Verlust an Knochenlänge kleiner als 50% der Muskellänge, dann kann das proximale Ende des Humerus wieder Kontakt finden und ein „Gelenk" bilden. Für eine Bewegung steht aber nur die restliche Verkürzungsfähigkeit des Muskels zur Verfügung, d. h. Bewegungsausschlag und Kraft können nur sehr stark eingeschränkt sein (Abb. 1d). Dies ist der Grund, warum bei der Oberarmkopfresektion bzw. Resektionsarthroplastik aktives Bewegungsausmaß und Kraft nicht das normale Ausmaß erreichen können und ein direkter Zusammenhang zwischen Verlust an Knochenlänge und Verlust an Funk-

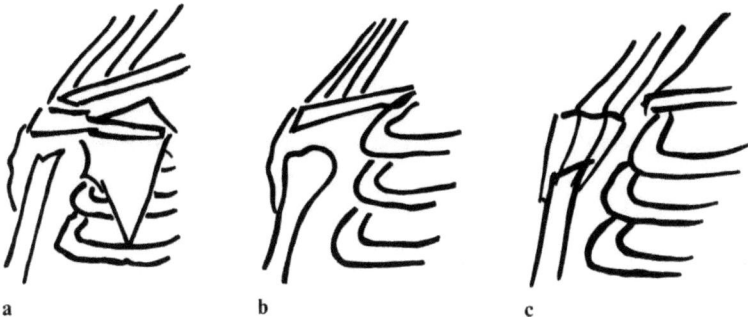

**Abb. 2a–c.** Schulterinstabilität nach Gelenkresektion nach verschiedenen Verfahren. **a** Oberarmkopfresektion, **b** Skapulektomie, **c** Tickhor-Linberg

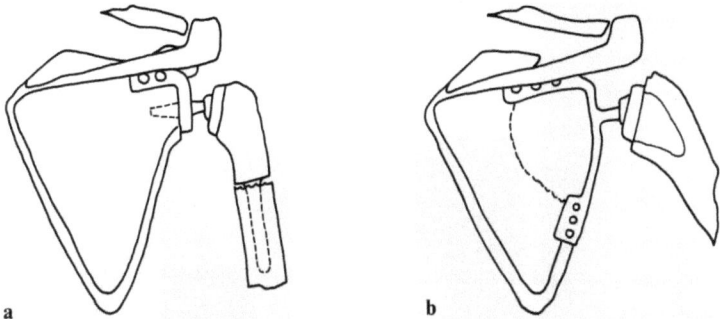

**Abb. 3a, b.** Formschlüssiges Implantat („constrained"), Modifikationen zur Stabilisierung bei Humerusdefekt und zur Stabilisierung mit Rekonstruktion der Skapula

tion besteht. Die Resektionsarthroplastik könnte theoretisch nur funktionieren, wenn der Ansatzpunkt des Deltamuskels um den Betrag nach distal versetzt würde, um den der Knochen proximal reseziert wurde.

Es gibt also 2 Gründe dafür, eine Defektschulter zu stabilisieren:
1. die Aufhängung der Extremität ist nicht ausreichend;
2. die restliche Muskulatur – falls vorhanden – kann ohne Gelenk nicht wirken; dabei ist nicht allein an den Deltamuskel und die Rotatoren zu denken, sondern auch an die thorakohumerale Muskulatur.

Ein weiterer Grund wäre die Kosmetik, wenn diese durch eine Stabilisierung gegenüber dem Aussehen nach ausgedehnten Resektionen etwa am Schulterblatt verbessert werden könnte.

Ob diese Gründe für einen aufwendigen Eingriff ausreichen und ob man, bejahendenfalls, ein formschlüssiges Implantat nehmen will oder nicht, soll hier nicht weiter erwogen werden. Es gibt einige Gründe, die dafür sprechen, wie die sofort erreichbare Stabilität und die kürzere Nachbehandlung bei Verwendung eines Implantats. Voraussetzung ist bei Tumoren, daß der Versuch, die Extremität zu erhalten, nicht das Ziel der Tumorbehandlung in Frage stellt.

Ich erwarte, daß durch die adjuvante Chemotherapie häufiger gliedmaßenerhaltende Operationen versucht werden und daß Implantate und Verankerungstechniken für diesen Zweck besser werden als bisher.

Vor das Problem „Defektschulter" ohne Möglichkeit der Stabilisierung mit einer Oberarmkopfprothese gestellt und ausgestattet mit einem formschlüssigen stabilen Implantat, dessen Verankerung an kortikalen Strukturen der Skapula sich in den Fällen, wo es verwendet wurde, bewährt hatte, habe ich die Indikation zur Verwendung des Implantats gestellt. Es mußte in fast allen Fällen modifiziert werden (Abb. 3a, b).

Die Erfahrungen bei 6 Patienten möchte ich kurz darstellen:

*Fall 1*
Das Implantat wurde erstmals bei einer 74jährigen Frau mit schmerzhafter Instabilität nach Resektion des Oberarmkopfs eingesetzt. Bei der Patientin war nur die Pars spinalis des Deltamuskels und ein Teil der Pars acromialis erhalten. Die Patientin war mit der Funktion 5 Jahre

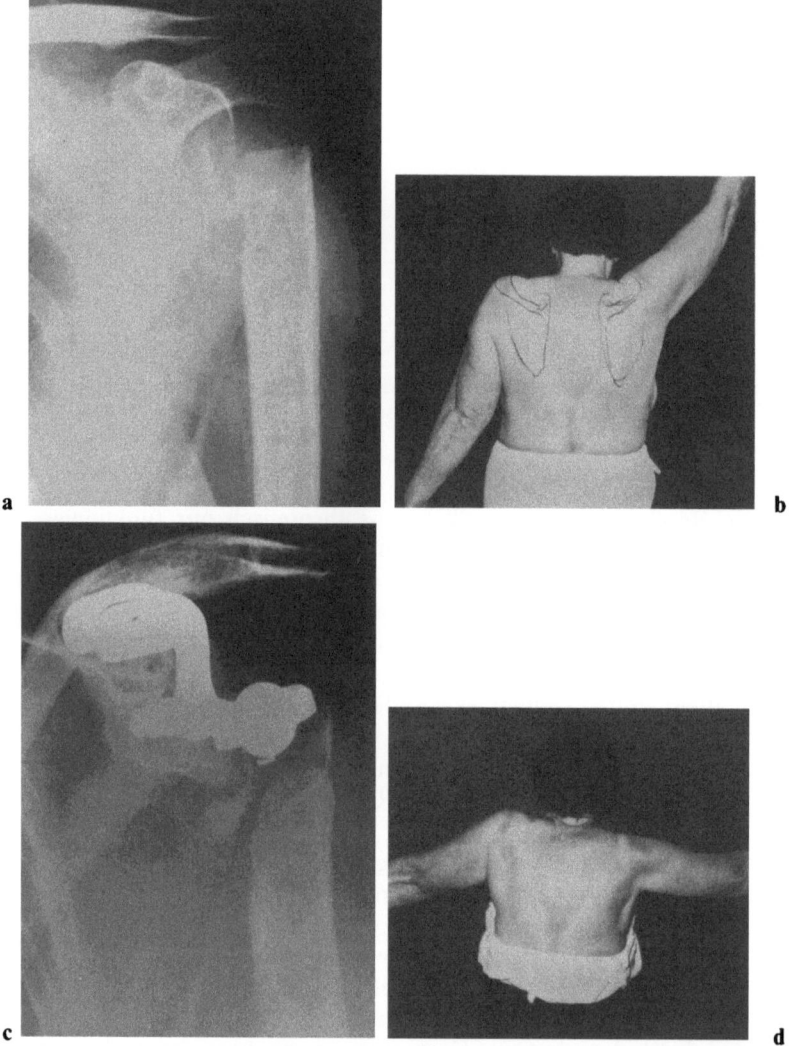

**Abb. 4a-d.** 74jährige Patientin, Defektschulter nach Humeruskopfresektion. Röntgen und Funktion im 5. Jahr nach Operation, etwa 1 Jahr vor Luxation des ausgeschlagenen Gelenks. Metallfragment vom Sicherungsring

lang sehr zufrieden. Im 6. Jahr war das Gelenk, das sie bei Abduktion wie eine Arthrodese benutzt und in Anschlagstellung belastet hat, ausgeschlagen. Es luxierte beim Anheben einer schweren Last. Bei der Reoperation fand sich die Skapulakomponente fest verankert (Abb. 4a-d).

*Fall 2*
Bei einer 76jährigen Patientin bestand eine ähnliche Situation nach der Resektion des Oberarmkopfs wegen einer Pseudarthrose, dem Versuch des Humeruskopfersatzes und einer vergeblichen Putti-Platt-Operation zur Stabilisierung wegen der Subluxation. Der Schmerz war der hauptsächliche Grund für die Stabilisierung mit einem modifizierten Implantat. Die Fraktur des osteoporotischen Humerus war vorherzusehen. Daher wurde der Humerusteil schon mit einem langen Metallschaft verlängert. Die Patientin ist jetzt 5 Jahre nach Operation mit dem Ergebnis zufrieden. Es bestehen Beschwerden im Ansatzbereich des Trapezius, wenn ein schwerer Mantel getragen wird (Abb. 5a, b).

*Fall 3*
Bei einer 64jährigen Frau mit einer sehr schmerzhaften Metastase eines medullären Karzinoms wurde das obere Drittel des Humerus durch ein modifiziertes Implantat ersetzt. Diese Patientin war für 6 Monate bis zu ihrem Tode beschwerdefrei. Hier war bei der Resektion des Tumors der Axillarisnerv entfernt worden.

*Fall 4*
Bei einem etwa 40jährigen Patienten mit malignem fibrösem Histiozytom war die Resektion der oberen Hälfte des Humerus angezeigt. Hier wurde das formschlüssige Implantat am Humerusteil modifiziert, und zwar durch einen Keramikschaft. Diese Operation wurde von Prof. Shibita an der Universität Ehime ausgeführt. Das Ergebnis war seit der letzten Nachricht 7 Monate nach der Operation sehr gut nach den Kriterien von Enneking.

Bei den bisher gezeigten Fällen war der Knochendefekt des Humerus zu überbrücken gewesen. In den folgenden Fällen war die Skapula durch den Tumor zerstört. Hier war der entsprechende Defekt an der Skapula zu überbrücken bzw. die Restskapula zu stabilisieren. Bei beiden Fällen wurde nach der Teilresektion der Skapula gesehen, daß die Restskapula sehr instabil war. Die Skapula ist eine Rah-

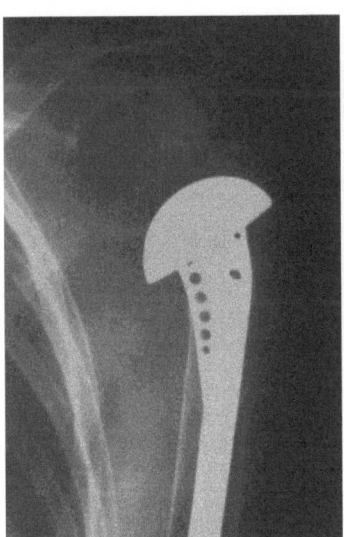
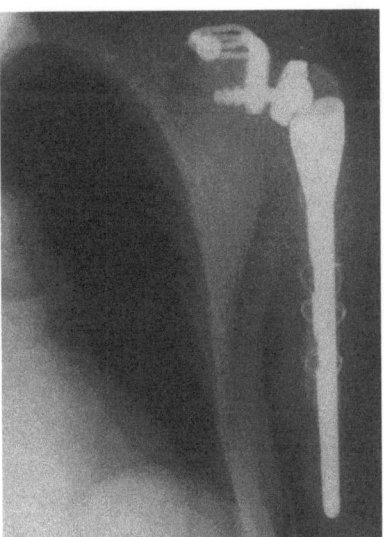

**Abb. 5. a, b** 76jährige Patientin, Defektschulter bei Humeruskopfersatz mit Verkürzung, nach Reoperation (Putti-Platt), vor und nach Stabilisierung

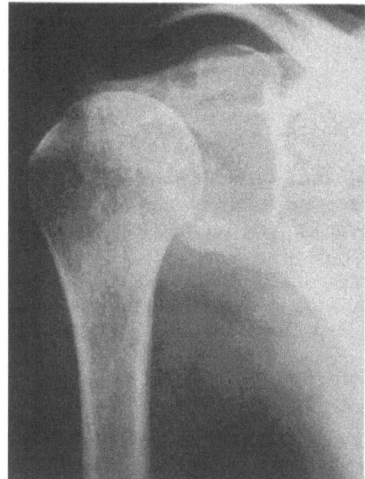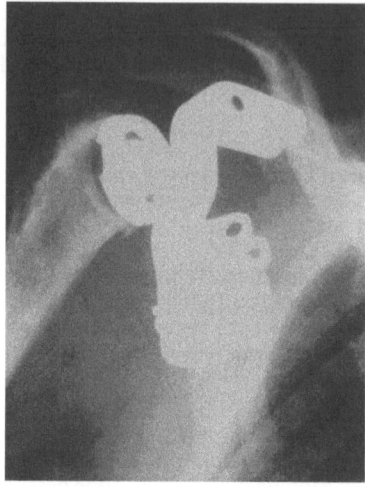

**Abb.6. a, b** 56jährige Patientin, solitäre Metastase eines Schilddrüsenkarzinoms, ausbestrahlt; Röntgen vor und nach Resektion und Stabilisierung mit formschlüssigem Implantat und Rekonstruktion der Skapula

menkonstruktion zur Aufnahme der verschiedenen Muskelkräfte. Ist der Rahmen an einer Stelle unterbrochen, so verliert die Konstruktion an Steifigkeit. Es geht dann bei dem endoprothetischen Teilersatz nicht allein darum, das Implantatgelenk zu fixieren, sondern auch darum, die Stabilität der Skapula wiederherzustellen.

*Fall 5*
Bei einer 56jährigen Patientin war zum Zeitpunkt der Indikationsstellung als einzige Metastase eines Schilddrüsenkarzinoms ein osteolytischer Bezirk im Bereich des Skapulahalses und des Glenoids bekannt. Die Möglichkeiten der Radiotherapie waren ausgeschöpft; weitere Radiotherapie wurde vom Radiotherapeuten abgelehnt, der auch den Vorschlag der Resektion machte.

Hier war die Basis der Spina scapulae noch erhalten. Das Implantat wurde mit einem weiteren Ausleger für die Befestigung an der Margo lateralis versehen. Bei der Resektion des Tumors mußte der Nervenast zum M. infraspinatus mit reseziert werden, da er mit im Tumor enthalten war. Die Skapulakomponente wurde wie vorgesehen mit Schrauben an den kortikalen Strukturen befestigt. Die Patientin war schmerzfrei und mit ihrer Funktion zufrieden, bis 2 Jahre und 6 Monate später wegen eines Lokalrezidivs eine Skapulektomie vorgenommen werden mußte. Am Präparat war die Skapulakomponente des Implantats immer noch fest mit dem Knochen verbunden (Abb. 6 a, b).

*Fall 6*
Ein 54jähriger Mann hatte ein mehrere Jahre bestehendes Chondrosarkom der linken Skapula mit Beteiligung des Glenoids, des Skapulahalses, des Processus coracoideus und des Schulterblattkörpers. Für diesen Patienten wurde ebenfalls die Skapulakomponente modifiziert. Der Tumor wurde im Gesunden mit einem Rand von etwa 2 cm reseziert. Hierbei mußte die anliegende Muskulatur einschließlich N. supraspinatus mit entfernt werden. Der Rest der Spinabasis war gerade breit genug, um 3 Schrauben zu verankern. Der Skapularest war sehr instabil, und es kam zu einer Infraktion des Skapulakörpers. Nach Befestigung der Skapulakomponente an der Margo lateralis und der Spinabasis war dann die Stabilität der so ergänzten Skapula wieder hergestellt. Der Patient war beschwerdefrei, und die Funktion war im Rahmen der Erwartungen zufriedenstellend (Abb. 7 a–e). Der Patient machte einen ziemlich stürmischen Verlauf mit Aufnahme in eine geschlossene Abteilung und vielen weiteren Problemen durch und kam 1 Jahr und 6 Monate später mit einer ausgedehnten Metastasierung ad exitum.

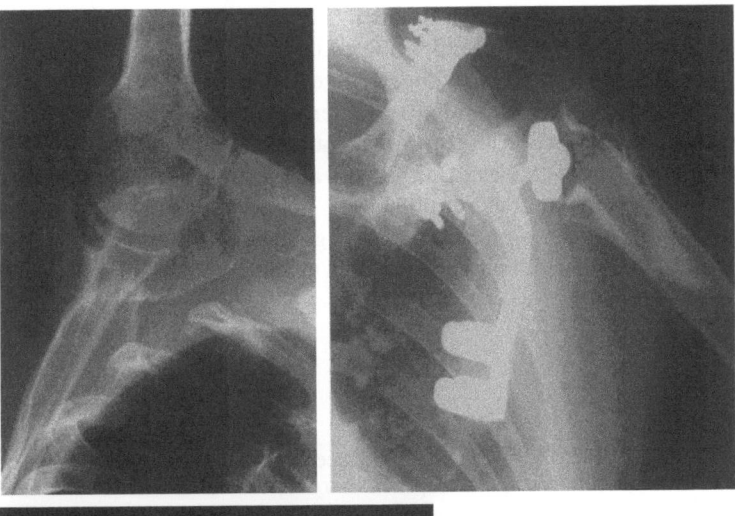
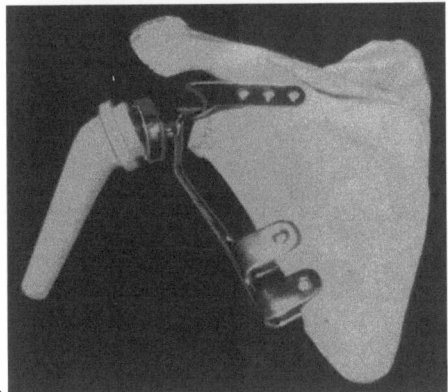

**Abb. 7. a–c** 54jähriger Patient, Chondrosarkom des Proc. coracoideus mit Beteiligung von Skapulahals und Körper, Röntgen vor Operation, Implantat zur Stabilisierung der Schulter mit Rekonstruktion der Skapula, Röntgen nach Operation

Bei beiden Patienten waren Transpositionen der Muskulatur nötig, deren Insertion reseziert worden war und die in ausreichender Länge erhalten geblieben war.

Bei diesen Patienten gab es keine Infektionen oder andere Komplikationen. Gerade der Ausgang der letzten 2 Fälle zeigt, daß hier Vorsicht und Zurückhaltung bei dem Versuch der Funktionserhaltung am Platz ist.

Aus der begrenzten Erfahrung können folgende Schlußfolgerungen gezogen werden:
1. Neben der Stabilisierung durch Ersatz proximaler Anteile des Humerus erscheint auch die Wiederherstellung der Skapula durch Teilersatz technisch möglich.
2. Die Erfahrung mit der Fixation des Implantats an der Skapula und bei 18 anderen Fällen über einen Zeitraum von nunmehr 10 Jahren zeigt, daß die Fixation an kortikalen Teilen der Skapula gerade bei diesem Knochen nützlich für die Rekonstruktion ist.
3. Die Erwartungen an die Funktion bei einer Defektschulter sollte auch bei Verwendung eines formschlüssigen Implantats zur Stabilisierung realistisch bleiben.

4. Technische Verbesserungen erscheinen möglich.
5. Die Prioritäten müssen bei Patienten mit Tumor klar sein.
6. Wenn dieses beachtet wird, scheint es nur wenige Gründe zu geben, die gegen den Gebrauch von Implantaten in ähnlichen Fällen sprechen. Eine stabile Schulter mit eingeschränkter Funktion und mit allen anderen Einschränkungen, die eine Alloarthroplastik mit sich bringt, erscheint als vernünftige Alternative zu einer instabilen und schmerzhaften Schulter.

Ob ein weitergehender Ersatz wie der Ersatz des ganzen Schulterblatts (Eckardt et al. 1985) sinnvoll ist, wird die Zukunft zeigen. Es wird jedenfalls weitere Versuche in dieser Richtung geben.

## Literatur

Eckardt J, Eilber F, Jinnah R (1985) Endoprosthetic replacement of the scapula and shoulder joint for malignant tumors of the scapula. A preliminary report. American Shoulder and Elbow Surgeons, Annual Meeting 1985

# Neuere Prothesenentwicklungen für das Schultergelenk und Frühergebnisse

# Radiologische und klinische Einschätzung des totalen Schultergelenkersatzes nach MacNab-English mit porös strukturierter Oberfläche

J. P. McElwain und E. English

## Einleitung

Kurzzeitkomplikationen von prothetischem Ersatz erkrankter Schultergelenke sind durch eine Anzahl von Untersuchern wie Amstutz, Kessel, Neer und Post [1, 4-8, 10] beschrieben worden.

Trotz der zahlreichen Prothesentypen sind die Hauptkomplikationen immer wieder Lockerungen und Materialbrüche. Unzureichende Muskelführung der Gelenke, besonders durch die Rotatorenmanschette, hat die Verwendung formschlüssiger („constrained") Prothesentypen erforderlich werden lassen, die ja von vornherein eine gewisse Stabilität besitzen. Formschlüssig verbundene Prothesen sind allerdings wegen der erheblichen Kräfte, die durch die glenohumerale Verankerung gehen, erheblich lockerungsgefährdeter. So wurden Lockerungsraten bis zu 25% für zementierte, formschlüssige Prothesentypen, z. B. für die Stanmore-Prothese berichtet [7, 10]. Wegen dieser unannehmbaren hohen Lockerungsrate müssen andere Möglichkeiten der Fixation gesucht werden.

Während der letzten 10 Jahre wurde der biologischen Verankerung durch Einwachsen von Knochen oder Bindegewebe in Implantate mit poröser Oberflächenstruktur und von unterschiedlichem Material Aufmerksamkeit entgegen gebracht. Experimentell ist von Cameron u. Pilliar [2, 3, 9] gezeigt worden, daß bei erfolgreicher Implantation eine biologische Fixation auftritt, die abhängig von einer geringen Beweglichkeit zwischen Gewebe und Implantat ist, einem druckschlüssigen Sitz des Implantats zu gesundem spongiösen Knochengewebe und von einer passenden Porengröße, die gegenwärtig zwischen 50 und 400 $\mu$m angenommen wird.

Radiologische Befunde bei den Versuchstieren beziehen einerseits knöcherne Aufhellungssäume durch Ausschaltung von Belastungsstreß, andererseits auch röntgendichte Linien in Nähe der Implantate ein, die ihrerseits wieder von Mikrobewegungen herrühren könnten. Bei fehlender histologischer Beurteilungsmöglichkeit von Gewebeproben ist die Differenzierung von fibrösem oder knöchernem Einwachsen jedoch schwierig.

Der Hauptzweck der vorliegenden Studie ist die Nachuntersuchung der ersten Fälle mit dem totalen English-MacNab-Schultergelenkersatz mit poröser Oberfläche unter besonderer Berücksichtigung der röntgenologischen Befunde.

Die Endoprothese wurde 1976 für eine begrenzte klinische Versuchsserie eingeführt. Sie ist im wesentlichen eine kraftschlüssige, mechanisch nicht verblockte („non-constrained") Prothese mit einer gewissen Stabilität, die durch eine simsartige Überdachung eines kleinen Teils des Oberarmkopfs bewirkt wird. Diese Leiste vermittelt zusätzliche Stabilität für den Fall, daß die Rotatorenmanschette zerstört oder nicht funktionsfähig ist.

Es steht eine Glenoidkomponente zur Verfügung, deren Rückseite aus Metall mit poröser Oberfläche besteht. Die Vorstellung dabei ist, eine gewebige Verbindung mit der Metallrückfläche zu erzielen. Der Glenoidanteil hat einen akromialen Aus-

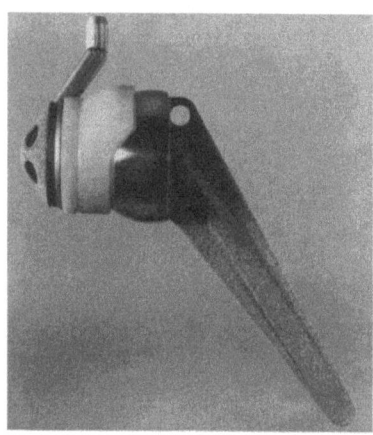

**Abb. 1.** Oberflächenbeschichtete Schulterendoprothese mit akromialem Ausleger

leger, der bis zur Schulterecke reicht und somit die Stabilität verbessert. Dieser wird allerdings nur verwendet, wenn keine Rotatorenmanschette mehr vorhanden ist. Mittlere und lange Akromialzapfen sind vorhanden, um einer Verdrehung entgegen zu wirken und zusätzlich Stabilität zu verleihen.

Orthochromschrauben werden zur vorübergehenden Fixation des Glenoids an den Knochen benutzt, bis eine gewebige Verbindung eintritt. Um dem Prothesenkopf eine Beweglichkeit mit geringem Reibungswiderstand zu ermöglichen, wird eine Gelenkpfanne aus hochmolekularem Polyäthylen in die Glenoidkomponente eingesetzt (Abb. 1).

Gegenwärtig stehen 2 verschiedene Schaftgrößen zur Verfügung, wobei der schmale Stiel für Patienten mit engem Markraum vorgesehen ist. Die Stiele tragen über die gesamte Länge hinweg eine poröse Oberflächenbeschichtung. Die Porengröße für beide Endoprothesenbauteile schwankten zwischen 150 und 400 $\mu$m.

Jede Prothese ist für einen glenohumeralen Bewegungsumfang von 110° in sagittaler und frontaler Ebene ausgelegt. Die Kopfgröße mit korrespondierender Glenoidpfanne ist so konzipiert, um eine normale Schulterstellung und -beweglichkeit wieder herzustellen.

## Material

Seit Beginn des klinischen Versuchs sind 21 totale Schultergelenkersatzarthroplastiken mit strukturierter Oberflächenbeschichtung durchgeführt worden. Der Schwerpunkt der Nachuntersuchung liegt auf den 13 Patienten, die für die Analyse der klinischen Ergebnisse und röntgenologischen Befunde übrig blieben.

5 Patienten verstarben und 3 Patienten waren verloren gegangen. Die geringe Patientenzahl dieser Serie zeigt die hochgestellten Auswahlkriterien für die Operation auf. Die Autoren sind der Meinung, solange sich die Oberflächenbeschichtung noch nicht in einer Langzeitstudie bewährt hat, sollte dieser Prothesentyp als endoprothetischer Ersatz in der Regel noch nicht verwendet werden. Das Durchschnittsalter der Patienten betrug 62 Jahre mit einer Streuung von 46 bis 81 Jahre. Der durchschnittliche Nachuntersuchungszeitraum betrug 37 Monate. Die präoperative Diagnose lautete bei 6 Patienten sekundäre Arthrose nach Trauma oder primäre

Arthrose, bei 5 Patienten rheumatoide Arthritis, bei je 1 Patienten Synovitis villonodularis und Psoriasisarthritis.

Nur Patienten mit schweren Gelenkschmerzen wurden als Anwärter für den totalen Schultergelenkersatz ausgesucht. Die Operation wurde nur in Betracht gezogen, wenn alle konservativen Behandlungsversuche ausgeschöpft waren. Die Hauptindikationen waren auf andere Weise nicht beherrschbare Schmerzen, hervorgerufen durch Inkongruenz von Glenoid und Oberarmkopf. Bei der Empfehlung zur Operation wurden alle Patienten über die unvorhersagbaren Verbesserungen von Bewegungsumfang und Funktion aufgeklärt. Das Hauptziel der Operation war die Schmerzausschaltung. Zweitrangig blieb die Verbesserung der Beweglichkeit. Alle Patienten zeigten eine deutlich beeinträchtigte Gelenkfunktion wegen der Gelenkinkongruenz und der Rotatorenmanschettenbeteiligung. Alle Patienten mit einer rheumatoiden Arthritis hatten ein deutlich herabgesetztes funktionelles Leistungsvermögen der Rotatorenmanschette.

Serien von a.-p.-, p.-a.- sowie Seit- und transaxillären Röntgenaufnahmen wurden auf Veränderungen am Humerus und an der Gelenkpfanne untersucht. Diese Standardröntgeneinstellungen waren nach erfolgter Operation schwierig zu reproduzieren, jedoch konnten für alle Fälle direkte Vergleiche hergestellt werden, wenngleich nicht in regelmäßiger Häufigkeit. Die Grenzschichten zwischen Implantat und dem Knochen wurden auf Lockerung, Knochenan- und -abbau, Neubildung von spongiösem Knochen, Einsinken des humeralen Prothesenteils, Prothesenwanderung und Röntgenverdichtungen um die Prothese herum ausgewertet. Die spezielle Beziehung des Humeruskopfs zur Pfanne wurde ebenfalls bewertet.

## Röntgenologische Befunde

Die meisten Veränderungen am Humerus stellten sich proximal dar. Die erkannten Einzelheiten in abnehmender Häufigkeit waren Resorption der proximalen medialen Kompakta (9 Patienten), Einsinken der Prothese (7 Patienten), Neubildung spongiösen Knochens (7 Patienten), remodellierender Knochenanbau am proximalen Humerusschaft (5 Patienten) und Prothesenwanderung (1 Patient) (Abb. 2 und 3).

Resorption der proximalen Kortikalis konnte i. allg. zwischen 3 und 6 Monaten beobachtet werden, obwohl der früheste Abbau nach etwa 2 Monaten bei einem Patienten auftrat. Die Resorption überschritt niemals mehr als 6 mm und schien mit der Aktivität des Patienten korreliert zu sein. Gewöhnlich wurde bei den Patienten, bei denen nicht genügend Kontakt zwischen der Prothese und dem proximalen Humerusschaft vorlag, beobachtet, daß kaum, oder falls überhaupt, eine Kraftübertragung in diesem Gebiet herrschte.

Der Knochenanbau am proximalen Humerusschaft wurde häufiger in solchen Fällen beobachtet, bei denen weniger als der angestrebte Kontakt zwischen Prothese und der medialen Kortikalis des Humerus bestand. Eine Verkippung des Humerusschafts in der Markhöhle, die wir jetzt als gelockert ansehen müssen, trat bei einem Patienten auf. Eine Lageänderung des Prothesenstiels ist schwierig zu dokumentieren, da diese von solchen Variablen wie Oberarmdrehung und Bildvergrößerung abhängig ist. Es ist möglich, daß eine Prothesenlockerung bei 2 weiteren Patienten aufgetreten ist, wie durch die umgebenden röntgendichten Linien augenscheinlich gemacht wird.

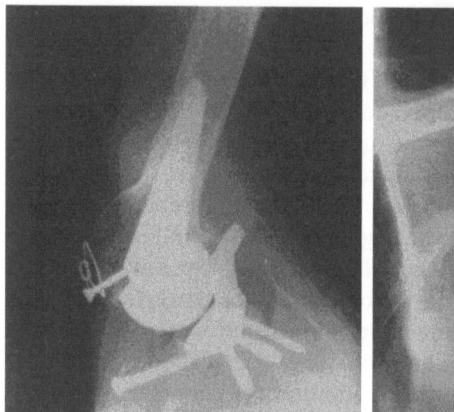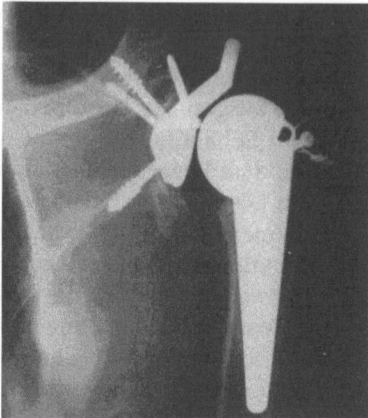

**Abb. 2.** Schulterendoprothese mit nichtschmerzhaften glenoidalen Aufhellungen

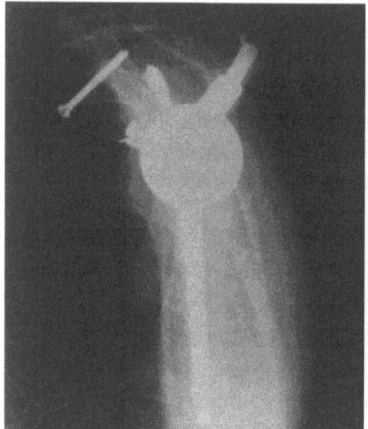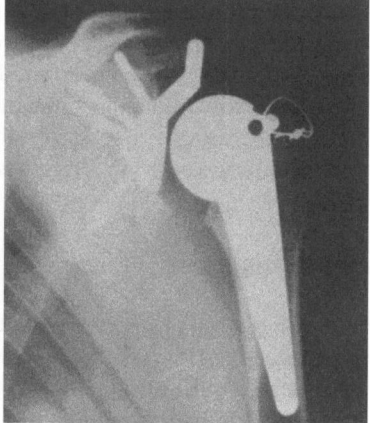

**Abb. 3.** Schulterendoprothese mit adaptiven Veränderungen am Humerus: Spongiosaneubildung am Schaft und Hals

Röntgendichte Linien mit gleicher Entfernung von Humerusimplantat und längsverlaufend mit der gesamten Länge der Prothese wurden bei einem Patienten beobachtet. Bei einem 2. Patienten wurde eine ähnliche Linie, die jedoch nur das untere Drittel und die Prothesenspitze umgab, erkannt. In einem Fall wurden diese Linien nach ungefähr 12 Monaten beobachtet, und zwar bei einem Patienten, der eine kleinere Prothesengröße erhalten hatte. Zuerst wurden diese in der pfeilgerechten Einstellung bei einem anderen Patienten beobachtet. Sie könnten einer Bewegung der Prothese im Markraum während der Anteversion zugeordnet werden, da die Prothese nicht achsengerecht und mit zu wenig Anpreßdruck zwischen Prothese und Knochen implantiert worden war. Beide Patienten mit diesen röntgendichten Linien waren nach 1 bzw. 3 Jahren noch beschwerdefrei. Diese Linien sind ähnlich denen, die experimentell von Pilliar [9] beschrieben wurden. Er betrachtet diese Linien als überschüssige Spongiosabildung, die vom Implantat durch eine dünne bindegewebige Schicht mit schrägverlaufenden Fasern getrennt ist. Bei Patienten mit diesen Erscheinungen ist die genaue Bedeutung dieser röntgendichten Linien noch unbekannt. Der Unterschied zwischen diesen röntgendichten Linien, die sowohl porös beschichtete als auch nichtporös beschichtete Implantate umgeben, kann durch unsere Erfahrungen mit den unbearbeiteten Oberflächenprothesen erläutert werden. Bei diesen ist der Spalt der Röntgendurchlässigkeit größer und die röntgendichte Linie, obwohl nicht klar definiert, zeigt eine konstantere Entfernung von der Implantatoberfläche.

Die Neubildung von spongiösem Knochen ist schwierig zu quantifizieren, weil bereits leichte Veränderungen in der Strahlenintensität sowie der Einstelltechnik die röntgenologische Wiedergabe verändern. Wir konnten spongiöse Knochenneubildung an der medialen Kortikalis und in geringerem Umfang auch an der lateralen Kortikalis des proximalen Humerusendes bei 7 unserer Patienten beobachten. Dieses würde daran denken lassen, daß Druckkräfte in diesem Abschnitt auf den Knochen übertragen werden.

Remodellierender Knochenanbau um die Gelenkpfanne herum, besonders an der oberen und unteren Gelenkfläche, wurde bei 5 Patienten beobachtet. Bei einer Glenoidkomponente bestand eine erhebliche Strahlendurchlässigkeit. Dieser Prothesenteil wurde als gelockert eingestuft. Enge Kontrollen der verbleibenden 7 Patienten zeigen gute Fixation ohne bemerkenswerte Veränderungen. Die röntgendichten Linien, wie wir sie bei den Humerusschaftprothesen gesehen haben, wurden am Glenoid nicht registriert. Lageänderungen wurden nicht beobachtet.

Aufhellungszonen um die Verankerungsschrauben wurden bei einer Reihe von Fällen beobachtet. Eine Lageänderung der Glenoidkomponente war in diesen Fällen zu verzeichnen; alle waren klinisch jedoch beschwerdefrei. Die Beziehung von Kopf zur Pfanne wurde ausgemessen, um den Grad der Proximalwanderung der Prothese auszuwerten. Wegen möglicher Projektionsfehler auf den Serienaufnahmen wurden nur solche mit deutlich sichtbarer Proximalwanderung berücksichtigt. Nachdem ein Patient, der eine persistierende vordere Subluxation zeigte, aus der Studie ausgeschlossen wurde, blieben 3 Patienten mit signifikanter Proximalisierung des Humerus übrig; alle hatten eine völlig insuffiziente Rotatorenmanschette.

## Klinische Ergebnisse

Die Beurteilung der klinischen Ergebnisse wurde nach einem abgeänderten Untersuchungsbogen der Universität von Kalifornien in Los Angeles vorgenommen, wie er von Amstutz (1981) angegeben wurde. Die Tätigkeiten des täglichen Lebens mit besonderer Berücksichtigung der persönlichen Körperpflege wurden besonders aufgezeichnet. Die durchschnittliche Verbesserung hinsichtlich der Schmerzerleichterung war bei 11 von 13 Patienten zufriedenstellend. Bei der Nachuntersuchung hatten 7 überhaupt keine Schmerzen mehr, 4 hatten leichte Schmerzen, brauchten jedoch keine Analgetika, während bei 2 Patienten mittlere bis starke Schmerzen verblieben waren, zum einen wegen der Auslockerung der Glenoidkomponente, zum anderen wegen der bestehenden vorderen Subluxation. Verbesserung der Funktion konnte bei allen außer 2 Patienten festgestellt werden, wobei natürlich die Patienten mit guter Muskulatur auch bessere Ergebnisse zeigten. Die durchschnittliche Funktionsverbesserung bei allen Patienten mit rheumatoider Arthritis war durch die Schädigung der Rotatorenmanschette und das Voranschreiten der Erkrankung in anderen Gelenken der oberen Extremität beeinträchtigt. Analpflege konnte bei 11 von 13 Patienten verbessert werden, 8 Patienten konnten ihre Haare kämmen. Der Bewegungsumfang konnte bei 7 verbessert werden, blieb bei 2 Patienten unverändert und zeigte sich bei 4 Patienten verringert. Die Anteversion betrug im Durchschnitt 57° präoperativ und 84° nach der Operation. Nur 2 Patienten hatten eine Anteversion von mehr als 100°. Die durchschnittliche Abduktion nach der Operation betrug 56°. Die Hauptbeweglichkeit bestand jedoch aus skapulothorakaler Beweglichkeit mit nur wenig Abduktion und Anteversion im Glenohumeralgelenk, jedoch mit einigermaßen guter Drehbeweglichkeit in diesem Gelenk. Geringgradige Verbesserungen der Rotation ohne Schmerzen wurde von den meisten Patienten als sehr zufriedenstellend empfunden.

## Komplikationen

Eine röntgenologische Lockerung des Humerusanteils der Prothese trat bei einem Patienten nach 2 Jahren auf, der trotzdem klinisch relativ beschwerdefrei blieb. Der Patient hat ein gutes funktionelles Ergebnis, keine Einbuße an Knochensubstanz, eine Revision ist zu diesem Zeitpunkt nicht vorgesehen. Bei einem Patienten trat nach etwa 7 Monaten eine Luxation auf; wahrscheinlich entwickelt dieser Patient eine Glenoidlockerung. Es ist allerdings auch möglich, daß das Glenoid seit der Operation gelockert war. Eine Revision war nicht ratsam.

Eine segmentale Fraktur des Humerusschafts um die Prothese herum resultierte nach Sturz eines Patienten 3½ Jahre nach dem Schultergelenkersatz. Die Fixation der Fraktur wurde mit Platten und Cerclagen nach Partridge vorgenommen. Danach ergab sich eine erhebliche Knochenresorption wegen der dadurch abgeschirmten Belastungskräfte für den Knochen. Die röntgenologischen Befunde deuten jetzt auf eine Lockerung hin, die vor der Fraktur nicht vorhanden war. Lockerung des Pfannenanteils aus Plastik trat bei einem Patienten auf. Nach Revision dieses Plastikinserts an der Glenoidkomponente verblieb eine dauernde vordere Subluxation. Ermüdungsfrakturen der Orthochromschrauben traten 2mal auf, ohne daß sich die Fixation des Glenoids verschlechterte. Die meisten dieser Komplikationen, die auf technische Unzulänglichkeit zurückzuführen waren, traten in der Frühzeit unserer klinischen Versuchsserie auf und werden seitdem nicht mehr registriert.

## Diskussion

Eine erfolgreiche Dokumentation dieser feinen röntgenologischen Veränderungen erfordert eine sehr gute radiologische Technik. Im Detail sind dieses exakte Patientenlagerung mit genauer Einstellung der Oberarmdrehung für jede röntgenologische Auswertung. Einstellung der Röntgenröhre, der Schulter und der Kassettenabstand müssen konstant gehalten werden, um Bildvergrößerungen zu vermeiden.

Gleiche Einstellungen müssen für alle Auswertungen eingehalten werden. Das Intervall zwischen jeder Röntgenuntersuchung sollte konstant sein.

In dieser Serie war es daher nur möglich, Beginn oder Fortschritt adaptiver Veränderungen zu Vergleichsaufnahmen zu beurteilen. Um Standardaufnahmen des Oberarms mit exakter Rotationseinstellung zu erhalten, ist in den Frühstadien vom Leistungsstand des Patienten abhängig, in den späteren Stadien von der verbliebenen Beweglichkeit im Schultergelenk. Es ist äußerst schwierig, ein exaktes Röntgenbild des Pfannenanteils bei einem Patienten mit reduzierter Schulterfunktion zu erhalten.

Veränderungen durch Anpassung waren gewöhnlich häufiger bei Patienten mit verbesserter Schulterfunktion zu beobachten. Es ist wahrscheinlich, daß eine durch die Muskelschwäche hervorgerufene relative Inaktivität dafür verantwortlich ist, daß bei Patienten mit rheumatoider Arthritis ein relativer Mangel an adaptierenden Veränderungen besteht. Ausreichende Fixation entweder durch knöcherne oder fibröse Gewebseinsprossung auf das Implantat trat an 12 Oberarm- und 12 Glenoidanteilen bei einer durchschnittlichen Beobachtungszeit von 3 Jahren ein. Obwohl eine Humeruskomponente röntgenologisch gelockert ist, bestehen z. Z. klinisch keine Schmerzen. Der Patient mit dem gelockerten Glenoidimplantat hat Schmerzen, die dauernde Behandlung mit Analgetika erfordern. 2 Patienten mit der röntgendichten Linie um das Humerusimplantat sind schmerzfrei, was darauf hindeutet, daß ausreichende Fixation eingetreten ist.

Die Gesamtfunktion verbesserte sich bei allen außer 2 Patienten. Die Verbesserung der Beweglichkeit war unterschiedlich und schien vom Zustand der umgebenden Weichteile abhängig zu sein, besonders natürlich von der Muskulatur der Rotatorenmanschette sowie vom Allgemeinzustand im Rahmen der Grundkrankheit sowie deren Chronizität.

In allen Fällen konnte nicht zwischen fibröser oder knöcherner Gewebseinsprossung auf die Prothesenanteile unterschieden werden. Die klinischen Ergebnisse und Beobachtungen zeigen, daß sie nicht gelockert sind und radiologisch oder klinisch keine Verschlechterung mit der Zeit beobachtet werden konnte. Eine Explantation dieser Prothesen bei Tod der Patienten war bei den verstorbenen 5 Patienten nicht möglich.

Eine durchschnittliche Nachbeobachtungszeit von 3 Jahren ist sicher noch nicht ausreichend, um die Haltbarkeit dieses Prothesensystems zu beurteilen; jedoch erlaubt uns der erzielte Grad der Fixierung und die nachgewiesene klinische Verbesserung, den weiteren klinischen Gebrauch dieses Prothesensystems bei ausgewählten Patienten mit Arthritis des Schultergelenks als gerechtfertigt zu betrachten. Das Operationsverfahren ist schwierig; wichtig ist, den technischen Einzelheiten Aufmerksamkeit entgegenzubringen, wenn mechanische Komplikationen vermieden werden sollen.

## Zusammenfassung

In den letzten 6 Jahren wurde eine Versuchsserie mit oberflächenstrukturiertem totalem Schultergelenkersatz vorgenommen. Eine begrenzte Patientenzahl wurde im weiteren Verlauf beobachtet, wobei der Zeitraum mindestens 3 Jahre betrug. Die Frage, ob die Stabilität durch fibröse oder knöcherne Verankerung oder durch eine Kombination von beidem eintrat, ist schwierig zu beantworten. Mit Ausnahme von 2 Patienten (1mal Glenoid-, 1mal Humerusprothesenteil) gab es keine weiteren augenfälligen röntgenologischen Lockerungszeichen. Die klinischen Ergebnisse waren unterschiedlich. Langzeitbeobachtungen sind erforderlich, wenngleich die ersten Nachuntersuchungsergebnisse ermutigend sind.

## Literatur

1. Amstutz AC, Sew Hoy AL, Clark RC (1981) UCLA anatomic total shoulder arthroplasty. Clin Orthop 155: 7-20
2. Bobyn JD, Cameron HU, Abdulla D, Pilliar RM, Weatherby GC (1982) Biologic fixation and bone remodelling with an unconstrained canine total knee prosthesis. Clin Orthop 166: 301-311
3. Cameron HU, Pilliar RM, MacNab I (1973) The effects of movement on the bonding of porous metal to bone. J Biomed Matter Res 7: 301
4. Clayton ML, Ferlie DC, Jeffers PD (1982) Prosthetic arthroplasties of the shoulder. Clin Orthop 164: 184-191
5. Coughlin MJ, Morris JM, West WF (1979) The semi-constrained total shoulder arthroplasty. J Bone Joint Surg [Am] 61: 574-581
6. Kessel L, Bayley I (1979) Prosthetic replacement of the shoulder joint. Preliminary communication. J R Soc Med 72: 748-752
7. Lettin AWF, Copeland SA, Scales JT (1982) The Stanmore total shoulder replacement. J Bone Joint Surg [Br] 64: 47-51
8. Neer CS, Watson KC, Stanton FJ (1982) Recent experience in total shoulder replacement. J Bone Joint Surg [Am] 64: 319-337
9. Pilliar RM, Cameron HU, Welsh RP, Binnington AG (1981) Radiographic and morphological studies of load bearing porous surfaced structured implants. Clin Orthop 56: 249-257
10. Post M, Haskell SS, Jablon F (1980) Total shoulder replacement with a constrained prosthesis. J Bone Joint Surg [Am] 62: 327-335

# Diskussion

*Vorsitzender:* Mir scheint es so, als ob die Humeruskomponenten gut inkorporiert worden sind. Bei den Glenoidkomponenten kann man das natürlich schwerer beurteilen. Man ist versucht anzunehmen, daß die Fixation über die Schrauben sehr leistungsfähig ist, wenn man einmal annimmt, daß überhaupt keine Knochenverbindung zu der rauhen Beschichtung sich einstellt. Es wäre zu hoffen, daß man irgendwann doch mal ein Präparat untersuchen kann, woran man die Inkorporierung, d. h. das Einwachsen von Knochen in die Rauhigkeiten, sehen kann.

*N. N.:* Wie wird die Humeruskomponente technisch eingesetzt?

*English:* Wir benutzen eine Raspel, die etwas Untermaß hat gegenüber der Humeruskomponente. Zur Zeit wird diese in 2 Größen hergestellt.

*Polster:* Die Aufhellungssäume, die beobachtet wurden, lassen jetzt die Frage aufkommen, ob sie bestimmte Wanderungsbewegungen gefunden haben. Ist die Pfanne oder ist auch der Humerusteil locker geworden? Haben Sie ein Wandern in bestimmte Richtungen etwa nach oben oder nach dorsal beobachtet?

*English:* Wenn Sie in einem der gezeigten Bilder eine Änderung in der Orientierung des Implantats gesehen haben, so glauben wir auch, daß dies an einer Wanderung liegt. Wir haben aber nur bei einer Glenoidkomponente eine wesentliche Verschiebung gesehen und nur bei einer Humeruskomponente eine richtige Lockerung. Ich glaube, daß die Aufhellungslinie vorher nicht zu sehen war. Es gibt keine Beziehung zwischen der Aufhellungslinie und Beschwerden. Deswegen glaube ich auch nicht, daß die Aufhellungslinie mit Bewegung in der Grenzzone gleichbedeutend ist. Ich glaube eher, es handelt sich um eine Verdichtung von Spongiosa um die Prothese herum, und das ist eine adaptive Veränderung durch Knochenumbau.

*Vorsitzender:* Haben Sie minimale Anforderungen an die Skapula, an der Sie die Glenoidkomponente verankern?

*English:* Ich glaube, ein Minimum gibt es nicht. Ich hatte 2 Patienten mit Dysplasie und hatte maßgefertigte Implantate für sie. Die Glenoidkomponente wird nicht immer vollständig in die Fossa glenoidalis eingepaßt. Nach meiner Erfahrung ist besonders bei den Rheumatikern der vordere Rand der Fossa glenoidalis oft stark erodiert, dorsal ist er meistens intakt. Ich glaube, daß eine gute Einpassung in die ausgefräste Höhle mit Kontakt rundherum ideal wäre. Mir ist einmal der ventrale Rand des Glenoids abgebrochen; ich habe ihn einfach so gelassen und die Fraktur ist geheilt.

*Vorsitzender:* Ich stelle mir vor, daß die Glenoidkomponente mindestens auf ¾ der Zirkumferenz abgestützt sein muß, damit man die Verankerung mit den Schrauben zuverlässig machen kann. Ist das so?

*English:* Ja, ich glaube, daß die Verankerung bei wenigstens ¾ erhaltenem Glenoid stabil ist; sie ist nicht immer hundertprozentig, aber sicher sehr stabil. Am Ende des Eingriffs können Sie den Patienten an den 2 Vitalliumschrauben vom Tisch heben.

*N. N.:* Nach welchen Gesichtspunkten haben Sie die Position der Schrauben gewählt?

*English:* Wir haben die Position der Schraube so gewählt, weil es hinter der Fossa glenoidalis nur wenig Knochen gibt. Es gibt einen etwas kräftigeren Knochenbezirk unter dem Korakoid, und dann ist da der laterale Rand der Skapula. Deswegen sollen die Schrauben in die Basis des Processus coracoideus oder in der Nähe eingeschraubt werden und hinunter in den lateralen Rand der Skapula. Es gibt in der Grundplatte der Glenoidkomponente 4 Löcher, die die richtige Plazierung der Schrauben ermöglichen.

Ich möchte noch erwähnen, daß diese Prothese eine Ausladung am oberen Rand der Polyäthylengelenkfläche hat. Diese Ausladung oder Überdachung soll die Prothesenwanderung nach kranial verhindern, und außer in einem Fall, den ich Ihnen gezeigt habe, kommt sie auch nicht vor.

*Vorsitzender:* Bei wievielen Patienten hatten Sie Defekte in der Rotatorenmanschette, und wieviele Prothesen haben Sie mit dem Ausleger am Akromion abstützen müssen?

*English:* Anfangs sollte der akromiale Ausleger bei allen verwendet werden, weil ich es nötig fand, die Schulter für das Einwachsen von Knochen in die porösen Flächen so gut wie möglich zu stabilisieren. Wie sich herausgestellt hat, ist die Rotatorenmanschette in immer mehr Fällen erhalten. Das ist in der Diskussion bisher übergangen worden. Wir sprechen hier ja nicht über die Rotatorendefektarthropathien, die heute morgen erwähnt wurden, sondern über Arthrose und rheumatoide Arthritis. Die Qualität der Sehnenmanschette selbst ist bei wenigstens 50% ganz adäquat und bei weiteren 20% wahrscheinlich adäquat. Nur bei ungefähr 30% ist sie völlig inadäquat.

Beim postoperativen Behandlungsprogramm habe ich anfänglich Abduktionskissen und Schienen benutzt. Ich habe jetzt über 100 Prothesen eingesetzt, berichte hier aber nur über eine kleinere nachuntersuchte Gruppe. Ich habe gefunden, daß Bandagen und Schienen die Nachbehandlung verlängern. Wie McNab habe ich dann auf den Gebrauch jeglicher Hilfsmittel verzichtet bis auf eine Schlinge, die das Herabhängen des Arms und Schmerzen in den ersten 2–3 Wochen nach der Operation verhüten soll. Danach wird nicht mehr ruhiggestellt. Der Patient absolviert dann aktiv unterstützte, manchmal auch passive Bewegungsübungen je nach seiner Mitarbeit. Wir üben erst unter Aufhebung der Schwerkraft und steigern dann. Das passive Bewegungsausmaß erhalten wir, wenn nötig, durch passive Übungen, besonders bei Rheumatikern, die haben meist nicht die Muskelkraft, um die Schulter zu bewegen. Wir möchten die passive Beweglichkeit so lange erhalten, bis die Muskulatur so weit gekräftigt ist, daß der Patient das erreichte Bewegungsausmaß auch benutzen kann.

Ich möchte hier auch feststellen, daß ich keinen Patienten in Narkose mobilisiert habe.

*Welsh:* Ich bin an diesem Projekt sehr interessiert, weil es vielleicht die erste klinische Anwendung eines Verfahrens ist, das ich 1969 mit *Dr. Pilliar,* einem Metallurgen, angefangen habe. *Dr. English* und *Dr. Cameron* führten das Projekt eine Stufe weiter und *Dr. English* wendet es schließlich an der Schulter an.

Ich bin der Meinung, daß es keine bessere Fixation der Glenoidkomponente gibt als mechanisch mit Schrauben. Weiter glaube ich nicht, daß bei der flachen Kegelform der Rückseite der Glenoidkomponente der Kontakt zum Knochen ausgedehnt genug ist, um ein ausreichendes Anwachsen von Knochen zu erreichen. Sie mögen zwar wenige Lockerungen haben, ich glaube aber nicht, daß das Glenoid festsitzt.

Im Hinblick auf die Humeruskomponente kann die poröse Oberfläche durchaus für das Einwachsen von Knochen geeignet sein. Wenn ich sie überarbeiten sollte, dann sollte es Schäfte verschiedener Stärke geben, mit denen distal ein festerer Sitz erreicht wird, und die poröse Beschichtung brauchte nur proximal beibehalten zu werden, um dort eine Verzahnung mit dem Knochen zu ermöglichen.

Im Hinblick auf die Funktion der Schulter mit dieser Prothese stört mich wie bei vielen anderen totalen Schulterprothesen, daß das Bewegungsausmaß – in der Flexion – nicht dem Bewegungsumfang gleichkommt, der mit einer bloßen skapulothorakalen Bewegung möglich ist. Ich glaube, daß die glenohumerale Bewegung in vielen unserer Prothesen sehr gering ist, auch im Falle der Neer-Prothesen. Welche Art von Rotation erreichen Sie mit diesen Prothesen? Für mich ist es wirklich das einzige funktionelle Ziel beim Einbau einer solchen totalen Schulterprothese.

*English:* Ich glaube auch, daß die erreichte Rotation das beste an der erreichten Funktion ist. Deshalb halte ich die Totalendoprothese auch für besser als eine Arthrodese. Die Patienten können mit der Hand das Gesäß und das Haar erreichen, was mit einer Arthrodese sehr schwer ist. Auch nach meinem Eindruck ist die Fixation der Glenoidkomponente wahrscheinlich eine Schraubenfixation, vergleichbar der Azetabulumfixation bei unzementierten Hüften. Ich glaube, daß die Kontraktion der Schultermuskulaturprothese da hält, wo sie eingebracht worden ist.

Ich würde Ihnen zustimmen, daß die Schulterbeweglichkeit in Flexion und Abduktion sehr begrenzt ist. Anfangs habe ich bei allen Patienten die Akromioklavikulargelenke reseziert, um das Bewegungsausmaß zu verbessern. Das gelang aber nicht; so konnte ich nicht mehr skapulothorakale Bewegung erreichen, als die Natur es eingerichtet hat.

Die Humeruskomponente wird z.Z. überarbeitet.

*Lettin:* Was die Beweglichkeit angeht, habe ich keinen Zweifel, daß Sie die glenohumerale Flexion und in einem geringeren Ausmaß auch die Abduktion, am meisten aber die Rotation verbessern können. Bei den meisten Rheumatikern, die ich operiert habe, gab es präoperativ keine Bewegungen im Glenohumeralgelenk, kaum weniger als 45° Flexion bis nicht ganz 60°, aber doch ausschließlich skapulothorakale Bewegungen. Nach der Operation bekommt man 90°, so daß man das Bewegungsausmaß durch die neu erreichte glenohumerale Beweglichkeit verdoppelt.

Was das Einwachsen von Knochen angeht, so glaube ich auch, daß man es – in Extrapolation der primären Knochenheilung bei stabiler Fixation – im Experiment erreichen kann. Ich zweifle aber daran, daß es sich ohne absolute mechanische Ruhe einstellt, und deswegen ist es wahrscheinlich an Hüfte und Knie auch schon schwierig genug. Wir wollen ja unsere Patienten nicht für 8–12 Wochen entlasten lassen.

# Totaler Schultergelenkersatz mit Fixation durch Einwachsen von Knochen

R. H. Cofield

Sicherlich trifft die anfängliche Meinung zu, daß die geringe Knochensubstanz des Glenoids und des Skapulahalses den limitierenden Faktor für eine gute Fixation des glenoidalen Prothesenteils beim totalen Schultergelenkersatz darstellt.

Obwohl Fehlschläge bei Verwendung der kraftschlüssigen („unconstrained") Prothesen nicht so häufig sind, nehmen wir bei Hochrechnung unserer gegenwärtigen Statistiken an, daß mindestens 10% der totalen Schultergelenkendoprothesen eine Zweitoperation etwa 5 Jahre nach Ersteingriff nach sich ziehen werden.

Es gibt eine Vielzahl von Berechnungen aus dem Bereich der Hüft- und Knieendoprothetik, die auch auf die Schulter angewendet werden können. Einige davon zielen auf die Prothesenkonstruktionen und ihre Anwendung, andere auf die Operationstechnik. Auf die Operationstechnik bezogen heißt das z. B., daß es verschiedene Wege zu einer optimalen Zementanwendung gibt. Die Prothesenteile müssen exakt zueinander passen, subchondraler Knochen sollte erhalten bleiben, und kortikale Abstützung ist, wenn möglich, wünschenswert.

Für die Prothesenkomponenten heißt dieses, daß eine gezielte Materialauswahl hier wie anderswo anzuwenden ist. Dünne, „high-density" Polyäthylenteile sollten vermieden werden. Metallverstärkte Rückflächen sollten, wenn immer möglich, benutzt werden. Viele dieser Gedanken, die aus anderen Gebieten der Endoprothetik entwickelt wurden, sind auf die Schulter anwendbar; z. B. trägt die neue Neer-Glenoidkomponente eine metallverstärkte Rückfläche.

Ein potentielles und bedeutendes Entwicklungsfeld der Hüft- und Knieendoprothetik, das ebenfalls auf die Schulter angewendet werden kann, ist der Gebrauch von oberflächenstrukturiertem Material zur verbesserten Knochenhaftung.

Technisch ist die Herstellung solcher Beschichtungen zum Einwachsen von Knochensubstanz möglich geworden; erste Informationen sind erhältlich über die optimale Porengröße, den prozentualen Anteil von Poren auf der Oberfläche sowie die wünschenswerte Porentiefe und die Porenanordnung auf der Implantatoberfläche.

Als wir poröse Prothesenteile konstruierten, waren wir absolut der Meinung, daß sie vom kraftschlüssigen Typ sein sollten. Sie sollten die Möglichkeit bieten, entweder als alleiniger proximaler Humerusersatz oder in Verbindung mit einer Glenoidkomponente als totaler Schultergelenkersatz anwendbar zu sein. Darüber hinaus erachteten wir es als sehr wünschenswert, die Oberflächen so zu konstruieren, daß diese in Verbindung mit anderen häufig verwendeten kraftschlüssigen Implantaten austauschbar sind. Das würde eine gewisse Systemaustauschbarkeit ermöglichen, die für Ersteingriffe, aber mehr noch für Reoperationen wünschenswert erscheint. Die Konstruktion muß eine adäquate Anfangsstabilität aufweisen, da eine Frühmobilisation der Schulter notwendig ist; das macht eine feste Verbindung zum Knochen erforderlich, anfänglich vielleicht sogar mit Schraubenfixation. Es sollte ebenfalls die Voraussetzung für das Einwachsen von Knochen geschaffen werden durch Einpassen der porösen Oberfläche in Spongiosa oder Kortikalis und Spongiosa.

Schulterendoprothetik
Hrsg.: Kölbel/Helbig/Blauth
© Springer-Verlag Berlin Heidelberg 1987

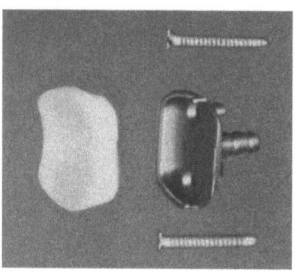 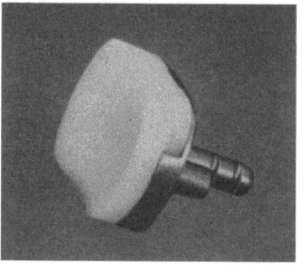

**Abb. 1.**           **Abb. 2.**

**Abb. 1.** Zerlegte Glenoidkomponente zur Fixation durch knöchernes Einwachsen. Beachte die poröse Oberflächenstruktur der Metallrückfläche

**Abb. 2.** Die Polyäthylenkomponente ist in die Metallverstärkung eingepaßt

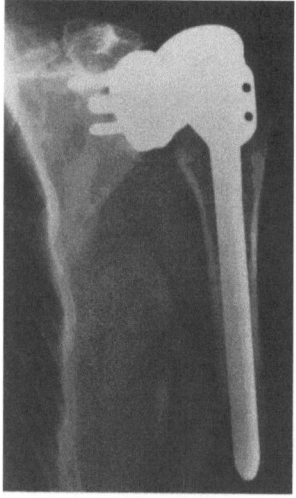 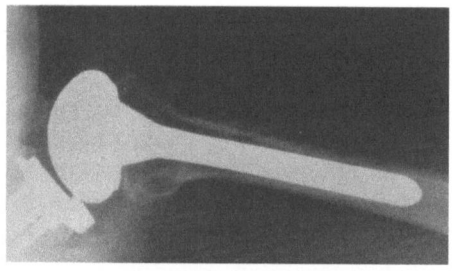

a                                                                   b

**Abb. 3a, b.** 32jähriger Patient mit rheumatoider Arthritis. Nichtzementierte Komponenten in vivo: Röntgenaufnahmen **a** a.-p.-Strahlengang, **b** Axialaufnahme

Abbildung 1 zeigt die zerlegte Glenoidkomponente: die Metallverstärkung mit ihrer porös strukturierten Oberfläche, die Polyäthylengelenkfläche und die 2 Schrauben.

Abbildung 2 zeigt den Polyäthylenbauteil mit der Metallverstärkung verbunden. Die Instrumente sind relativ einfach, einschließlich einer Stirnfräse sowie 2 Schablonen, die eine Justierung der Bohrlöcher für den Prothesenstiel ermöglichen und die 3 Bohrer mit verschiedenen Tiefenmarkierungen.

Abbildung 3 a, b illustriert den postoperativen Befund bei einem jungen Patienten mit rheumatoider Arthritis, der diesen Typ des Glenoidersatzes erhalten hat und dessen Humeruskopfersatz die poröse Struktur auf der rückwärtigen Kopfoberfläche aufweist.

Es gibt eine Reihe von Überlegungen für die Patientenauswahl. Zur Zeit erscheinen die porös beschichteten Implantate höchst vorteilhaft für aktive Patienten ohne Berücksichtigung des Alters zu sein. Adäquate Knochenabstützung muß vorhanden sein, sowohl was Menge als auch Dichte anbetrifft, und der Patient muß die wesentlichen Vorzüge sowie einige unbekannte Risiken des Verfahrens verstehen und akzeptieren.

Unsere Patienten, die eine Prothese erhielten, ließen sich in 2 Gruppen einteilen: Solche mit zementfixierten Prothesen für eine Beurteilung des Implantats per se, und solche mit der Schraubenfixation zur Beurteilung
1. der primären Stabilität und
2. des sicheren Einwachsens von Knochensubstanz auf die Komponente.

Zwischen März 1983 und Mai 1985 wurde die Glenoidkomponente bei 17 Schulteroperationen einzementiert, bei 21 zementfrei implantiert, bei denen also potentiell eine Knochenverbindung eintreten konnte. Das Durchschnittsalter der Patienten mit Zementfixation war 66, dasjenige der mit zementfreiem Einbau 60 Jahre. Bei beiden Gruppen überwogen männliche Patienten, da nur eine Prothesengröße, nämlich groß bis mittelgroß, zur Verfügung stand. Die Diagnosen der Patienten geben die Verteilung wieder, die wir i. allg. beobachten; die zusätzlichen chirurgischen Maßnahmen glichen denjenigen, die wir bei unseren unausgewählten Patienten mit totalem Schultergelenkersatz durchführten.

Nachuntersuchungsergebnisse sind zu diesem Zeitpunkt natürlich noch unvollständig. Die Gruppe mit einzementierten Prothesen wurde als erste nachuntersucht; der Zeitraum bewegte sich zwischen 1 und 2 Jahren. Die zementfrei versorgten Patienten waren erst kürzlich operiert worden, der Beobachtungszeitraum erstreckt sich hier auf 6 Monate bis zu 1 Jahr.

Die Schmerzanalyse war zu diesem Zeitpunkt noch ziemlich einfach. Präoperativ hatten alle Patienten mäßige bis starke Schmerzen, postoperativ war die Schmerzbefreiung bei allen Patienten zufriedenstellend.

Die Beweglichkeit ist zu diesem Zeitpunkt noch schwierig zu beurteilen, da noch keine vollständige Rehabilitation eingetreten ist. Wie erwartet, ist eine Zunahme der Rotationsbeweglichkeit früh in der postoperativen Phase eingetreten, während eine Zunahme der Anteversion mit Rückkehr einer gewissen Kraft langsamer zu beobachten war.

Es traten 4 *Komplikationen* auf, 4mal wurden Reoperationen erforderlich. 2 Patienten hatten in der postoperativen Phase eine erneute Zerreißung der Rotatorenmanschette, die jeweils eine Reoperation erforderlich machte. 2 Patienten zeigten eine Verlagerung des Polyäthylenbauteils, einer im Zusammenhang mit einem erheblichen Trauma mit dorsaler Schulterluxation; der andere im Zusammenhang mit rezidivierenden hinteren Luxationen und möglicher plastischer Verformung der Polyäthylenpfanne und Abtrennung derselben von der Metallverstärkung.

Eine ermutigende Tatsache dieser laufenden Kontrolle ist das Fehlen von Glenoidlockerungen und nahezu jeglicher glenoidaler Aufhellungssäume. Nur ein Patient mit einzementiertem Glenoid entwickelte einen Aufhellungssaum, der allerdings weniger als 1 mm beträgt und darüber hinaus unvollständig ist. Kein Patient aus der zementfreien Gruppe zeigt irgendwelche Aufhellungen.

Ich denke, man kann nach unseren bisherigen Erfahrungen feststellen, daß 1) die Frühergebnisse dieser Gruppe gleichwertig denen einzementierter Implantate sind und daß 2) eine schnelle eintretende Fixierung der Glenoidkomponente in der Skapula möglich ist.

Was z. Z. nur unsicher beurteilt werden kann, ist die Frage, ob die durch Einwachsen von Knochen eintretende Festigkeit der Komponenten von Dauer sein wird und ob dadurch Revisionseingriffe weniger werden. Realistisch gesehen werden diese Fragen nicht vor Ablauf von 5 Jahren sicher beantwortet werden können.

## Diskussion

*Vorsitzender:* Gibt es auch bei Ihnen Anforderungen an ein Minimum von Knochen, der am Glenoid vorhanden sein muß, damit man daran das Implantat befestigen kann?

*Cofield:* Zur Zeit ist dieses Implantat noch in der klinischen Erprobung, und ich brauche es nur bei Patienten mit soliden Knochen. Ich würde es jetzt nicht bei Patienten mit mäßiger oder starker Osteoporose einsetzen. Bei einem Patienten mit Arthrose, der einen lokalisierten Knochendefekt hat, den man durch eine Spanplastik ergänzen kann, würde ich es schon nehmen. Es gibt also Einschränkungen. Nach meiner Erfahrung ist die Anwendung hauptsächlich dadurch beschränkt, daß es nur eine Größe gibt.

# Rekonstruktion des Glenoids beim totalen Schultergelenkersatz

P. Welsh, D. Gazielly, G. Bousquet

Eines der Probleme, das dem Operateur bei der Rekonstruktion von Schultergelenken begegnet, ist der Mangel an Knochensubstanz für die Verankerung des Implantats in der Skapula. Im besten Fall ist das Glenoid eine flache Mulde; diese ist meist noch durch die Krankheit erodiert, und die Ränder sind abgebaut, was die Schwierigkeiten der Rekonstruktion verstärkt.

Damit nicht genug - meist ist der Skapulahals noch klein und brüchig, bietet nicht viel Raum, und seine kortikale Schale ist leicht zu perforieren.

Für die Wiederherstellung des glenohumeralen Gelenks sind viele Implantate entwickelt worden. Einige sind kraftschlüssig, andere wieder formschlüssig, und einige liegen dazwischen, je nachdem, wieviel eingebaute Stabilität beabsichtigt ist, um etwa die Funktion einer defekten Rotatorenmanschette zu ersetzen.

Gegenwärtig wird allgemein der Gelenkflächenersatz bevorzugt, wobei das Glenoid bei Bedarf mit Knochenspänen rekonstruiert und die Glenoidkomponente des Implantats mit Zement fixiert wird. Bei dieser Technik muß die Spongiosa aus dem Glenoid und Skapulahals ausgeräumt und die Höhle mit Knochenzement gefüllt werden. Nun sind Lockerungen in kurzen Beobachtungszeiträumen nicht sehr oft beobachtet worden. Man sieht aber doch häufig Aufhellungslinien zwischen Zement und Knochen, und man darf wohl annehmen, daß diese zunehmen und daß es ähnlich wie an der Hüfte zu Lockerungen dünner Polyäthylenschalen kommt. Die Aussicht auf Lockerung und Versagen der Fixation sollte uns zu denken geben, denn die Rettung eines Schultergelenks in einer solchen Situation mit Zerstörung jeder knöchernen Verankerungsmöglichkeit ist außerordentlich schwierig, wenn nicht unmöglich. Diese Aussichten haben uns veranlaßt, nach Alternativen für die Fixation der Glenoidkomponente zu suchen, in der Vorstellung, daß man eine bessere Fixation erreichen kann, ohne die Möglichkeiten für eine spätere Reoperation zu gefährden.

Dr. Gilles Bousquet (St. Etienne, Frankreich) hat eine Befestigung mit keramikbeschichteten Schrauben für den Gelenkflächenersatz an der Hüfte und an der Patella erfolgreich eingesetzt. Diese Methode scheint sich auch für die Verankerung im Glenoid zu eignen. Bei dem Verankerungssystem wird eine außen mit Keramik beschichtete Gewindebuchse mit konischer Bohrung benutzt, in die ein konischer Zapfen, der an der Rückseite des Implantats vorspringt, fest eingeklemmt wird (Abb. 1). Das Implantat wäre an der Schulter etwa eine Polyäthylengelenkfläche mit Metallverstärkung, passend zur Humeruskopfprothese von Neer (Abb. 2).

Wenn man am Glenoid die Bohrung für die beschichtete Gewindebuchse exakt in den Skapulahals einbringen kann, dann würde sich diese Technik für den Gelenkersatz an der Schulter in idealer Weise eignen. Es ist dabei wichtig, vor dem Einschrauben der Gewindebuchse auch die Cavitas glenoidalis als Auflage für die künstliche Gelenkfläche exakt zu formen. Wenn dann die keramikbeschichtete Buchse korrekt sitzt, braucht nur das Implantat mit seinem konischen Zapfen festgeschlagen zu werden.

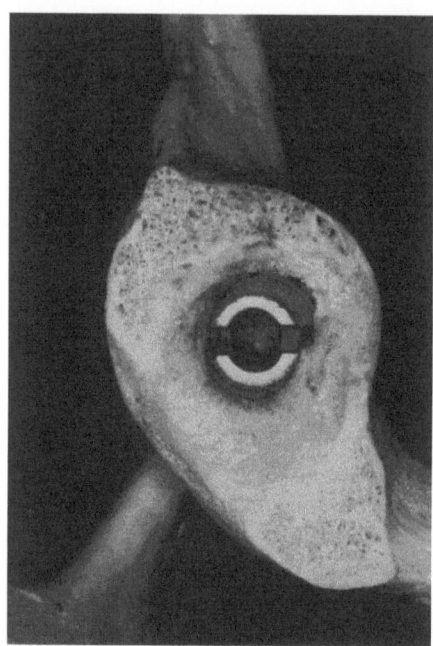

**Abb. 1.** Keramikbeschichtetes, eingeschraubtes Implantat im Glenoid

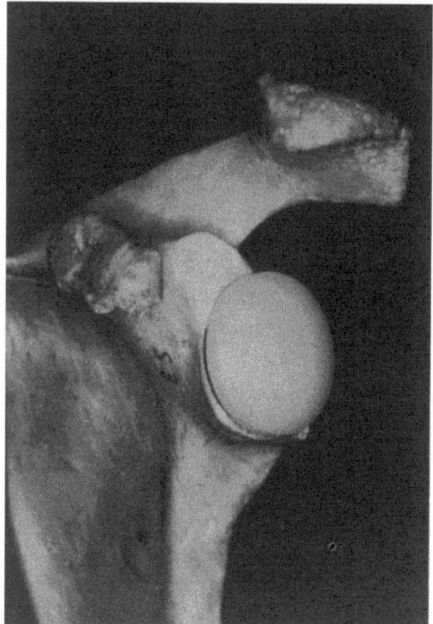

**Abb. 2.** Gelenkflächenersatz aus Polyäthylen für das Glenoid

Dieses System ist erst im Anfang der Entwicklung, was die Anwendung an der Schulter betrifft. Die Grundlagenforschung hat in Tierversuchen von Dr. Gazielly und Dr. Bousquet bereits gezeigt, daß das Material vom Knochen sehr gut toleriert wird und daß sich der Knochen innerhalb von 3 Monaten nach der Implantation eng an das Implantat anlegt.

Es erscheint begründet, auch eine langfristige Stabilität anzunehmen, nachdem der Erfolg bei der klinischen Anwendung dieses Systems an der Hüfte sehr groß ist.

Im Hinblick auf die Anwendung an der Schulter ist offensichtlich noch eine Weiterentwicklung nötig. Dies betrifft v.a. eine Standardisierung und Vereinfachung der Technik zur genauen Orientierung der Bohrung im Glenoid, so daß beim Einsetzen des Implantats ein präziser Sitz erreicht wird. Die bisherigen Arbeiten an diesem System sind jedoch bisher günstig verlaufen, und wir haben daher vor, diese Art der zementfreien Fixation auch für den Gelenkersatz an der Schulter zu nutzen.

## Diskussion

*Vorsitzender:* Wenn Sie Ihr Projekt fortführen, haben Sie vor, die Verankerung der Glenoidkomponente auf ihre Festigkeit zu untersuchen? Mit welchen Kräften würden Sie Ihr Implantat und die Fixation belasten?

*Welsh:* Ja, wir sind dabei, solche Untersuchungen vorzubereiten. Das mechanische Konzept wurde von einer Firma in Lyon erarbeitet. Die Belastungstests sind schon für den Befestigungsknopf beim Gelenkflächenersatz an der Kniescheibe durchgeführt worden. Wir wollen das jetzt auch für die Schulter machen.

*Marquardt:* Ist der Verankerungszapfen konisch oder ist er zylindrisch?

*Welsh:* Konisch.

# Namenverzeichnis

Albee  187
Amstutz  205, 209

Bankart  73, 74
Beddow  5, 10, 42
Benjamin  47 ff.
Böhler  137

Cameron  205, 215

de Anquin  4

Eckardt  11, 202
Engelbrecht  5, 9, 114
Enneking  177, 179, 184
Elloy  5, 10, 42

Fenlin  9
Freedman  34
Friedebold  7, 38, 40, 42
Fukuda  74

Gegenbaur  17
Grammont  9, 10
Gristina  9, 10

Hohmann  74

Inman  34

Jobbins  5
Judet  4

Kessel  5, 7, 205
Kölbel  5, 7, 11, 38, 40, 42
König  3
Kocher  87, 137
Krueger  4

Laine  125
Lettin  5, 7, 103

Mac Nab  205
Mathys  5, 151, 187

Nabuhara  34
Neer  4, 5, 7, 11, 58, 65, 74, 79, 85, 95, 137, 205

O'Leary  9

Partridge  210
Péan  3, 11
Pilliar  205, 208, 214
Poppen  6, 34, 36
Post  5, 7, 42, 43, 58, 205

Raunio  55
Reeves  5, 6, 7, 34
Remane  18
Rock  11
Rowe  52
Rybka  125

Scales  5, 7, 103
Stellbrink  5, 9
Starck  21
Swanson  9

Tickhor-Linberg  172, 174, 193, 196, 197

Venable  4, 187

Walker  6, 9, 34, 36
Wallace  6, 34

Zippel  5, 6, 111

# Sachverzeichnis

(Bei Stichwortsuche siehe auch Namenverzeichnis)

Abduktionsschiene 68, 97
AC-Gelenk 31, 66
Akromioplastik 66, 125
Alternativverfahren 50, 55, 59
Amputation 172
-, interthorakoskapulare 172
Anatomie (Schultergürtel)
-, vergleichende 17 ff.
-, -, Kiemenbogentheorie 17
-, -, Ontogenese 17, 20, 21
-, -, Phylogenese 17, 20
-, -, Seitenfaltentheorie 19
Anteflexion 27
Armelevation s. Elevation
Arthritis, rheumatoide
siehe rheumatoide Arthritis
Arthrodese 112, 113, 132, 134, 146, 147, 159, 215
Arthroplastik s. Res. Arthropl.
Arthrose 108, 151 ff., 161, 163
Arthrosis deformans 79, 81, 82
-, posttraumatisch 79, 82, 86
Aufhellungssäume 108, 207, 213, 219, 221
Axillarisparese 131

Baukastenprothese 178
-, keramische 178, 183
-, Komplikationen 178, 184
-, metallische 178, 183
-, Titanprothesen 181
Bewegungszentrum, Schulter 120
Biomechanik Schultergelenk 33-44, 56
Bizepssehne 74, 75, 115, 116
-, Tenosynovektomie 115
Bursa
-, subacromialis 66
Bursektomie 125

cavitas glen. s. Glenoid
Chemotherapie 178, 194, 197
Chondrosarkom 59, 177, 183, 200
Constrained 33, 36, 38, 41, 42, 111, 197
-, „full-constrained" 85
Coss-80-Studie 178

Defektschultern 55, 195, 197, 198
-, Rotatorendefektarthropathie 60
Doppelosteotomie 47-50, 58
-, Differentialindikation 47
-, Ergebnisse 48-50

-, postop. Behandlung 48
-, Zugang 48
Dreifragmentfraktur 61
Dysplasie 86, 213

Elektromyographie 24, 131
Elektromyointegration 23
Elemente
-, finite 11, 40, 41
Elevation 27, 30
Elevationsebene 27
Entwicklungsgeschichte 17-22
Ersatzoperationen 31
EWING-Sarkom 173, 183

Fibrosarkom 174, 175, 183
Fibulaspan
-, vaskularisiert 59
Fornix 119
Fossa glenoidalis s. Glenoid
Fossa
-, infraspinata 21
-, supraspinata 21
funktionelle Beurteilung 65 ff., 88
-, aktives Bewegungsausmaß 71
-, Kraftmessungen 71
-, tägl. Aktivitäten 71
-, Schmerz 71, 88, 119
-, Untersuchungsbogen 76
Furkula 20

Gelenkersatz,
-, Indikationen 55
-, Schulter 55 ff.
Gelenkflächendestruktion 55
Gelenkfunktion 88
Gelenkstabilisierung 85
-, formschlüssig s. constrained
-, kraftschlüssig s. unconstrained, non-constr.
-, unverblockte -"-, 85
Gelenkschluß 33, 35
Gewebseinsprossung 211 ff.
Glenohumeralgelenk 24, 30, 31, 33, 35 ff.
-, Arthrodese 31, 51 ff., 56, 58, 59
-, Kräfte 37, 39
gleno-humerales Gelenk 117
Glenoid 7 ff., 39, 43, 66, 75, 116, 131
-, Pfanne 8, 9
-, Skapulakomponente 9, 11, 68, 75, 90, 96, 98

Glenoid
-, Skapulakomponente
-, -, nach NEER  67, 79
Glenoidkomponente
-, Polyäthylen  206, 221
-, -, high density  217
-, porös  205
-, Rekonstruktion  221 ff.
-, zementfrei  205 ff.
GRAWITZ-Tumor  190

halb-formschlüssig siehe semiconstrained
Hemialloplastik  59, 60, 85, 90
Hemiarthroplastik  126, 183
Histiozytom
-, fibröses  177, 183
Humerusresektion  173, 197
-, endoprothetischer Ersatz  183
Humeruskopffrakturen  137 ff.
-, Behandlungsrichtlinien  139
-, Dislokation  137
-, Klassifikation nach NEER  138
Humeruskopfnekrose  57, 151
Humerustotalersatz  89
Humerustrümmerfrakturen  137 ff.

Impingement  66
Implantat
-, Anforderungen  8
Immunschwäche (LE)  62
Infekt  62, 97
Inklination  66
Innenrotation  107, 110
-, Kontraktur  131
Interklavikula  20
Isochromaten  39

Juvenile RA  113, 120

Keramikendoprothese  178, 183
Keramikschrauben  221
Kinesiologie Schultergelenk  23 ff.
Klavikula  20, 66
Knochenmetastasen  171, 190, 193
Knochenreserve  66, 220
Knochentumore  171 ff.
Knochentumoren  171 ff.
-, Amputation  172
-, Resektionsbehandlung  171 ff.
-, -, Diagnostik  171
-, -, Indikation  171
-, -, prox. Humerus  172, 187
-, Tumorprothesen  187 ff.
Knochenzement  96, 181
Knochenzysten  194
Kontraindikationen  56, 62
Kopfnekrose  137, 144, 148, 151
Kopfprothese  151, 154, 155, 159
Korakoid  20, 21, 175
-, Muskelursprünge  175

Korakoidplatte  20
kraniale Abstützung (Fornix)  119, 121
Kugelprothese  151

Labrum glenoidale  35, 75, 116
Langzeitergebnisse  79, 95
Lig. coracoacromiale  66
Lig. coracohumerale  74, 195
Lig. glenohumerale  195
limited-goal Gruppe  110
„limited goals rehabilitation" = eingeschränkte Aussichten  57, 62, 107
Liverpool-Schulter  9, 10, 42
Lockerung  83, 84, 89, 93
Luxationen  89, 90, 132
Luxationsarthrose  57, 58
Luxationsfestigkeit  38, 43
Luxationsfrakturen  137 ff., 152
Luxationsneigung  35
Luxationssicherheit  35
Lymphom
-, malignes  177
Lyodura  87, 88

M. deltoideus  24, 30, 35, 91, 115, 116, 120, 131, 152
-, infraspinatus  114, 127, 195 s. auch Rot. Mansch.
-, latissimus dorsi  175
-, pectoralis major  115, 116, 132, 175
-, subscapularis  97, 112, 114, 115, 127, 152, 175
-, supracoracoideus  20
-, supraspinatus  30, 92, 114, 127, 195
-, teres minor  114, 175
Materialfehler  9
Mehrsegmentenluxationsfraktur  137 ff.
Metakorakoid  20
Methotrexate  178
Minimalosteosynthese  139, 140, 148
Muskelaktivitätsverhalten  28, 29
-, M. deltoideus  30, 35
-, M. serratus anterior  30
-, M. supraspinatus  30, 92
-, M. trapezius  30
Muskeln, essentielle  27, 30
Muskelsehnenmanschette
s. Rotatorenmanschette

N. axillaris  65, 66, 74, 91, 127, 131, 156, 188
-, radialis  172, 173, 188
Neuropathie  62, 97
non-constrained  85, 114, 119, 120

Oberfläche
-, Porengröße  205, 217
-, poröse  205, 218
Oligoarthritis  126
Omarthrose  57, 58, 111
onkologisch adäquate Operation  179

# Sachverzeichnis

Ossifikationen 90
Osteoarthritis (s. auch Arthrose) 79, 82, 161
Osteomyelitis 56, 62
Osteoporose 119, 126, 162
Osteoradionekrose 86
Osteosynthesen 149

Paresen 24
Pfannendachplastiken 87, 93
„patient selection" 55
Pfannenlockerungen 90
Plasmozytom 177
Polyacetalharzschulterprothesen 151 ff., 187, 192
Polychemotherapie 178
porous coated implants 205 ff.
-, Komplikationen 210, 219
Postkorakoid 20
postoperative Nachsorge 65 ff., 88, 98, 117
Primärtumoren 190, 193
Probeglenoid 67, 96
Probeimplantation 67, 116
Prothesenentwicklungen 203 ff.
Pseudarthrosen 51, 145, 148, 151, 158, 163, 165
Psoriasisarthritis 207

Radikalität
-, onkologische 171, 176, 177, 179, 187, 193
Reflexdystrophie 163
Resektionsarthroplastik 47 ff., 67, 146
-, Ergebnisse 48 ff.
-, Op.-Technik 48
-, Komplikationen 50
-, postop. Behandlung 48
-, Zugang 47 ff., 57
Retrotorsion 176
Retroversion 154, 161
Revisionsoperationen 86
rheumatoide Arthritis 47, 57, 66, 71, 75, 76, 81, 91, 97, 101 ff., 125 ff., 165
-, Komplikationen 162, 163
-, Resektionsarthroplastik 47–50
-, Synovektomie 47
-, -, Bizepsrinne 75, 115
-, Tenosynovektomie 75, 115
Riesenzelltumor 188, 194
Röntgenbefunde 207, 219
Rotationsbewegung 23, 30
Rotatorendefektarthropathie 60, 164, 165
-, Definition 166
-, Komplikationsrate 165
Rotatorenmanschette 8, 10, 24, 30, 31, 36, 66, 85, 93, 111, 114, 120, 159
-, Defekt, veraltet 60, 97
-, M.
-, -, infraspinatus 28, 66, 75, 93
-, -, subscapularis 66 ff., 73, 93, 97
-, -, supraspinatus 28, 66, 75, 93
-, -, teres minor 95

-, Rupturen 79
-, Rekonstruktion 8, 68, 81, 88, 125
Rotatorenmanschettenruptur
-, Häufigkeit 111, 125, 161
Retrotorsion 87
Retroversion 66, 67, 68, 75, 116

Schlußrotation 30
Schmerz 71, 88
Schulterarthrodese 51 ff., 59
-, Indikation 53
Schulterblatt 33, 39
Schulterendoprothese
(siehe auch totaler Schultergelenkersatz)
-, isoelastische 151 ff.
-, -, Abrieb 158
-, -, Komplikationen 156, 165
-, oberflächenstrukturiert 205 ff.
Schultergelenkersatz
-, Acropole-Prothese 9, 10
-, cavitas glenoidalis s. Glenoid
-, Defektschultern 55, 60
-, Ergebnisse 69, 88, 97, 98
-, Frakturen, veraltete 57
-, Gelenkflächendeformation 55
-, Geschichte 3 ff.
-, Hemialloplastik 59, 60, 85, 90
-, Implantatauswahl 56, 58
-, Indikationen 55 ff., 86, 97
-, Keramikprothesen 11
-, Komplikationen 82, 83, 88, 89, 99
-, Kontraindikationen 56, 62, 97
-, Kugelgelenk 6, 10, 11
-, LEEDS-Schulter 6
-, partieller; Teilprothese 79
-, Polyazetalprothese 5
-, semicontrained 6, 85
-, Skapula 43
-, STANMORE-Schulter 6
-, Titanprothese (Modul-System) 11
-, totaler 65 ff., 85
-, -, operative Technik 65 ff., 87
-, Trauma 55, 61
-, Tumoren 58, 59, 62, 86
-, Vitallium 4, 104
Schultergelenkteilersatz 126
Schultergürtel
-, Einstellphase 26, 30
-, Frontalebene 23
-, Gleichgewichtslage 23 ff., 30
-, Ruhetonus 24
-, Sagittalebene 23
Schultermuskeln
-, essentielle 27, 30
Schultertotalprothese 82
semi-constrained 119
Serratus-anterior-Parese 24
Skapula 17 ff, 24, 43
Skapulaebene 23, 27
Skapulaplatte 21

Skapularotation  24, 25, 27
Skapulektomie  172, 173, 197
Spätsynovektomie  123
Spannungsoptik  39
Spina scapulae  20, 21, 23, 24, 42
Spondylitis
-, ankylosierende  113
St. Georg Endoprothese  85 ff., 93, 114, 119
Stanmore-Endoprothese  103 ff.
Stereophotogrammetrie  23, 25
Strahlenschäden  62
Subluxationen  90
Sulcus deltoideopectoralis  115, 152, 155
Surgical Staging System  177, 184
Synovektomie  113, 116, 125
Synovitis villonodularis  207
Syringomyelie  56, 62

Totalarthroplastik  126
totaler Schultergelenkersatz  126
-, Bewertung nach Neer  163
-, Indikation  145
-, Komplikationen  163
-, Prognose  161 ff.
-, Stellenwert  125
Teilprothese  80

Translationsbewegung  23, 30
Trapeziusparese  24
Trauma
-, Schultergelenkersatz  55, 61
Traumafolgen  131 ff., 163
Trümmerfrakturen  137, 144, 152
Tuberculum majus  80, 81
Tuberkulose  56, 62
Tumorchirurgie  11, 58, 59, 62, 86, 171 ff., 202
Tumoren  58, 59, 86, 87, 91
Tumorendoprothesen  85, 86, 103, 151, 155, 187 ff.
-, Komplikationen  151, 156, 191
Tumorresektionen  196

unconstrained  33, 35, 38, 41, 61, 83
Unfallfolgen  131 ff., 163

V. cephalica  74, 152
Verankerungsfestigkeit  43
Verkalkungen  157
Vierfragmentklassifikation  79

zementfreie Fixation  120, 193, 205, 217 ff.
Zuggurtungsosteosynthese  140 ff.

# Hallux Valgus

Herausgeber: **W. Blauth**

1986. 52 Abbildungen, 26 Tabellen
X, 149 Seiten. Gebunden DM 98,–
ISBN 3-540-16231-3

**Inhaltsübersicht:** Zum Hallux valgus in der Antike. – Einleitung. – Zur funktionellen und topographischen Anatomie des Vorfußes. – Biomechanik des Vorfußes unter besonderer Berücksichtigung des Hallux valgus. – Ätiologie und Pathogenese des Hallux valgus. – Der Hallux valgus: Klinisches und röntgenologisches Bild. – Diskussion: Der Hallux valgus. – Der rheumatische Hallux valgus. – Der angeborene Hallux valgus. – Der Hallux valgus bei Zerebralparese. – Prophylaxe und konservative Behandlung des Hallux valgus. – Diskussion: Der rheumatische Hallux valgus. – Die operative Behandlung des Hallux valgus. – Fehlschläge nach Hallux-valgus-Operationen und ihre Behandlung. – Der Hallux valgus aus der Sicht des niedergelassenen Orthopäden. – Diskussion: Operative Verfahren, Fehler und Gefahren.

# Spätergebnisse in der Orthopädie

Herausgeber: **W. Blauth. H.-W. Ulrich**

1986. 270 Abbildungen, 365 Tabellen. Etwa 750 Seiten. Gebunden DM 198,–. ISBN 3-540-16279-8

**Inhaltsübersicht:** Schiefhals. – Habituelle Schulterluxation. – Arthrolyse und Arthroplastik. – Wirbelsäule. – Endoprothesen des Hüft- und Schultergelenkes. – Hüftgelenkdysplasie und - luxation. – Azetabulumfrakturen, Hüftarthordese, Koxarthrose. – Oberschenkel, Kniegelenk. – Fußdeformitäten.

**Springer-Verlag**
Berlin Heidelberg New York
London Paris Tokyo

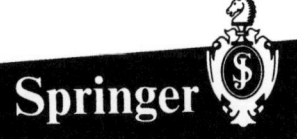

**B. Regnauld**

# The Foot

**Pathology, Aetiology, Semiology, Clinical Investigation and Therapy**

Edited and translated from the French by R. Elson

1986. 266 figures in 2617 separate illustrations, some in color. XXII, 633 pages. Hard cover DM 392,-
ISBN 3-540-13222-8

**Contents:** Functional Structure, Diagnosis, and Cutaneous Infections. – Functional and Structural Disorders of the Forefoot. – Trauma and Arthrosis. – Congenital Abnormalities. – Trophic Disorders. – Entrapment Syndromes. – Rheumatic Diseases. – Treatment. – Historical Bibliography. – References. – Subject Index.

This volume is aimed not only at specialist surgeons, but at all those studying and practising podology. Rather than including acute traumatic conditions, it studies the pathogenesis, semiology, clinical investigation and therapy of conditions observed in the course of the author's work.

The book is divided into eight sections. After initial chapters on functional structure, diagnosis and mycoses, attention is focused in turn on functional and structural disorders of the forefoot, traumatic and iatrogenic arthrosis, congenital abnormalities, trophic disorders, entrapment syndromes, rheumatic diseases, and finally conservative and operative treatment. The text is lucidly illustrated by numerous outline drawings, sets of slides, some in colour, and plates of radiographs, which constitute an integral element of the book. The foreword is contributed by Professor J. Judet with an epilogue by Dr. H. Courriades. In addition to a comprehensive reference list there is a historical bibliography of the most significant works in the development of podology.

**Springer-Verlag**
Berlin Heidelberg New York
London Paris Tokyo

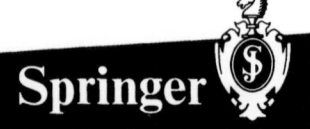

MIX
Papier aus verantwortungsvollen Quellen
Paper from responsible sources
FSC® C105338

If you have any concerns about our products,
you can contact us on
**ProductSafety@springernature.com**

In case Publisher is established outside the EU,
the EU authorized representative is:
**Springer Nature Customer Service Center GmbH
Europaplatz 3, 69115 Heidelberg, Germany**

Printed by Libri Plureos GmbH
in Hamburg, Germany